D1729231

Hunger auf Erfolg

Bissige Mitarbeiter sind erfolgreicher

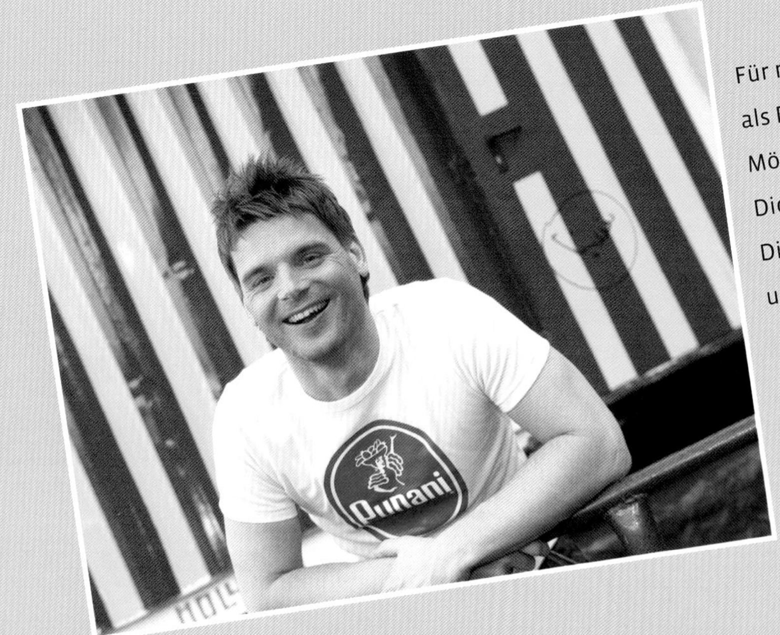

Für meine Tochter Elisa –
als Dank für Deine Geduld.
Möge dieses Buch
Dich begleiten und
Dir Glück, Gesundheit
und Erfolg bescheren.

Mit Fotos von Martin Stickler

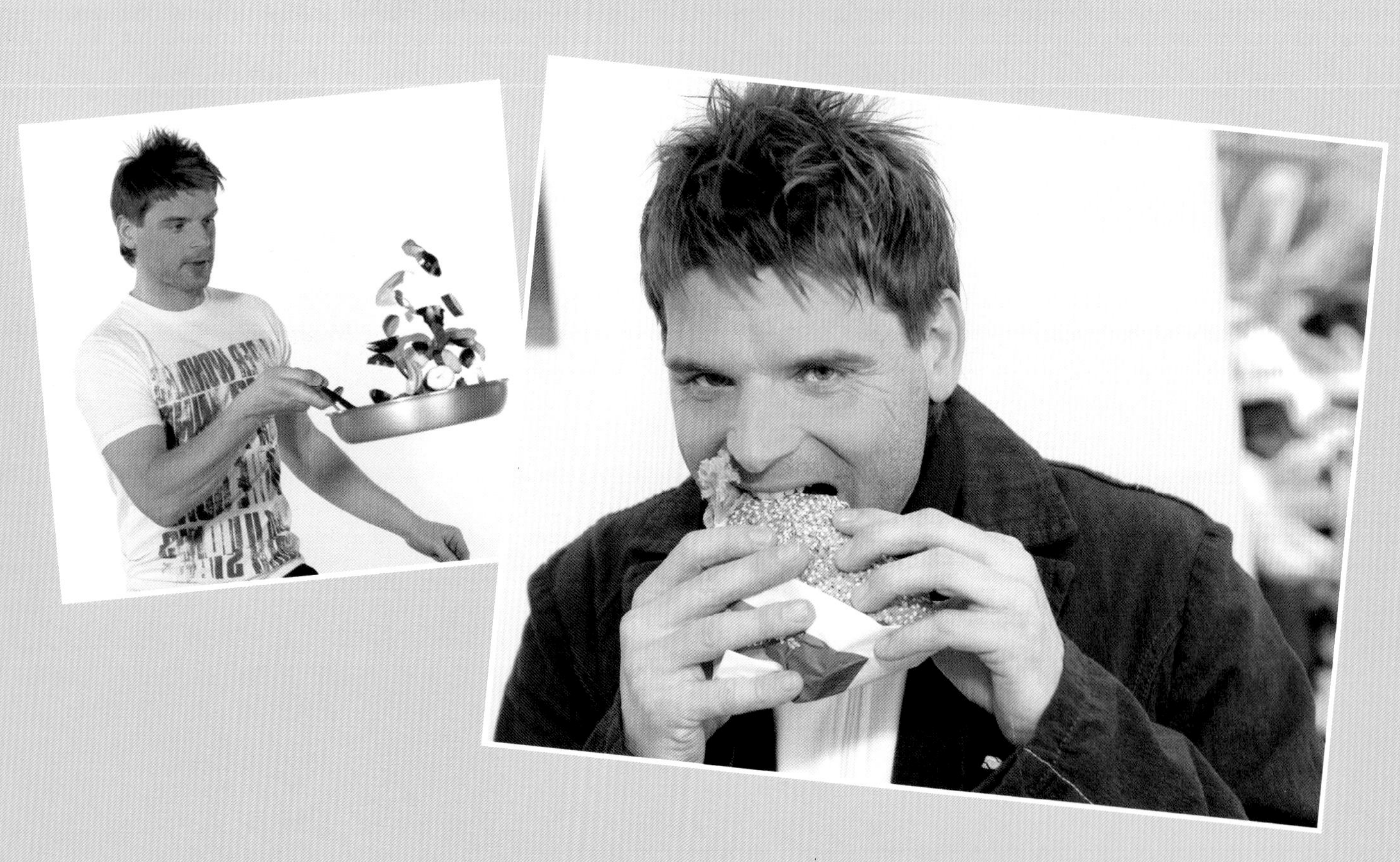

Ernährungscoach Reinhard-Karl Üblacker

Hunger auf Erfolg

Bewusst essen bei der Arbeit und unterwegs

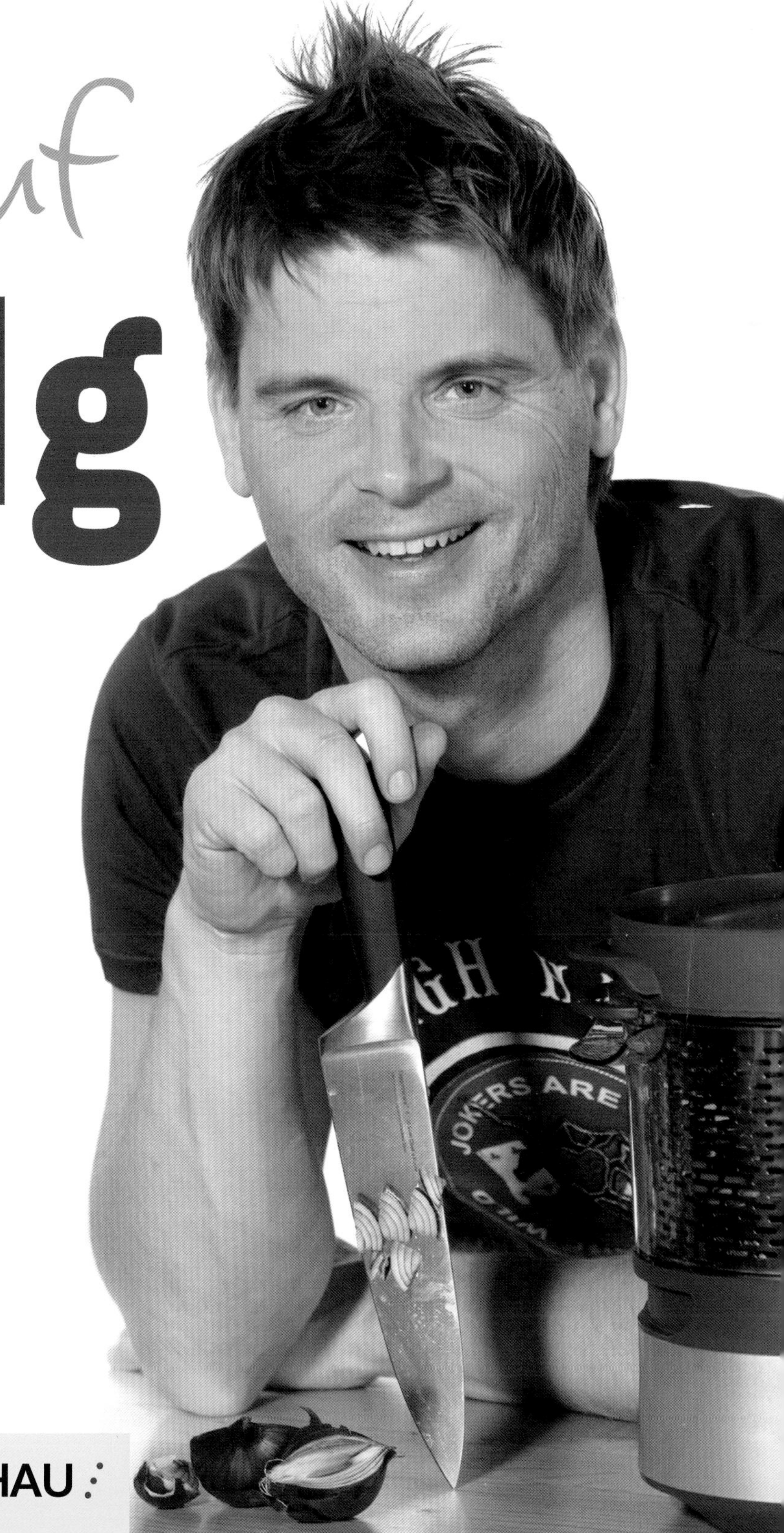

UMSCHAU

© 2007 Neuer Umschau Buchverlag GmbH, Neustadt an der Weinstraße
3. Auflage 2008

Alle Rechte der Verbreitung in deutscher Sprache, auch durch Film, Funk, Fernsehen, fotomechanische Wiedergabe, Tonträger jeder Art, auszugsweisen Nachdruck oder Einspeicherung und Rückgewinnung in Datenverarbeitungsanlagen aller Art, sind vorbehalten.

Gestaltung, Satz und Lithografie
komplus GmbH, Heidelberg

Umschlaggestaltung
Verena Böning, München

Lektorat
Ilka Grunenberg, Neustadt an der Weinstraße

Druck
Druckkollektiv, Gießen

Printed in Germany
ISBN 978-3-86528-618-5

Besuchen Sie uns im Internet:
www.umschau-buchverlag.de

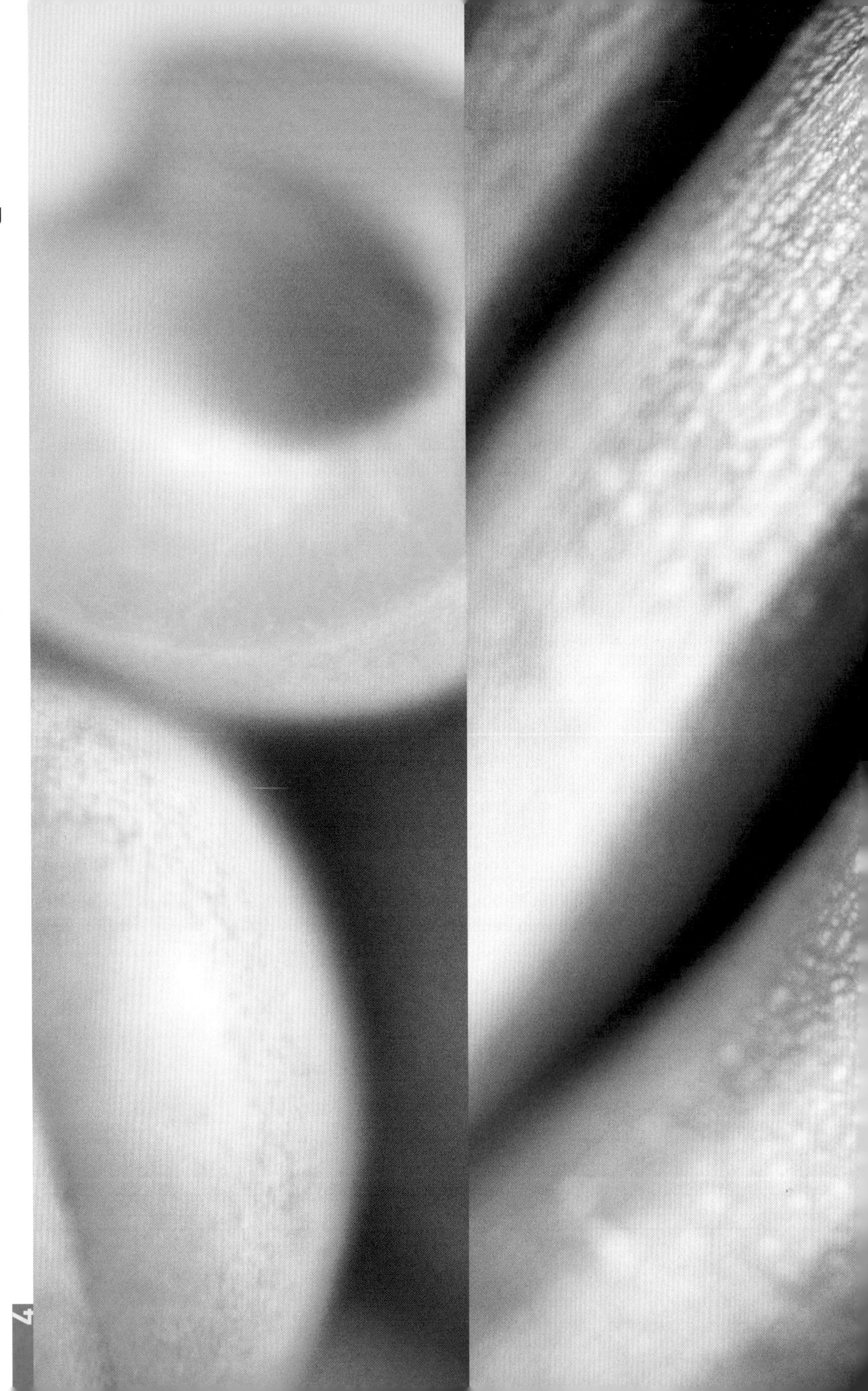

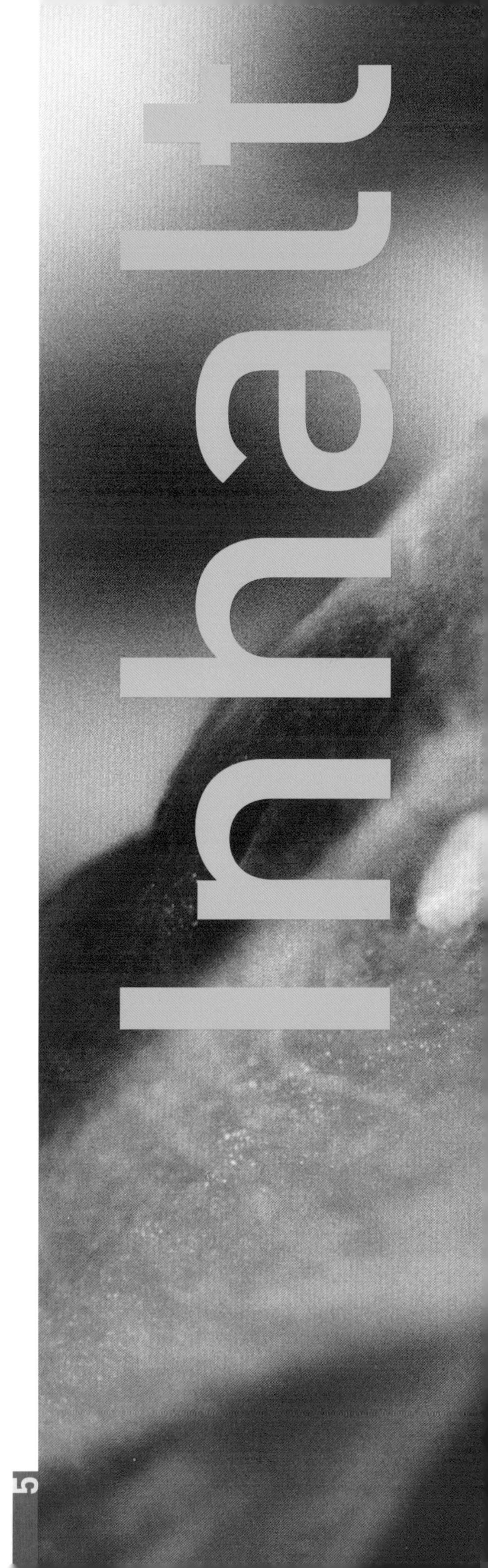
Inhalt

Ein Vorwort von
Prof. Hademar Bankhofer

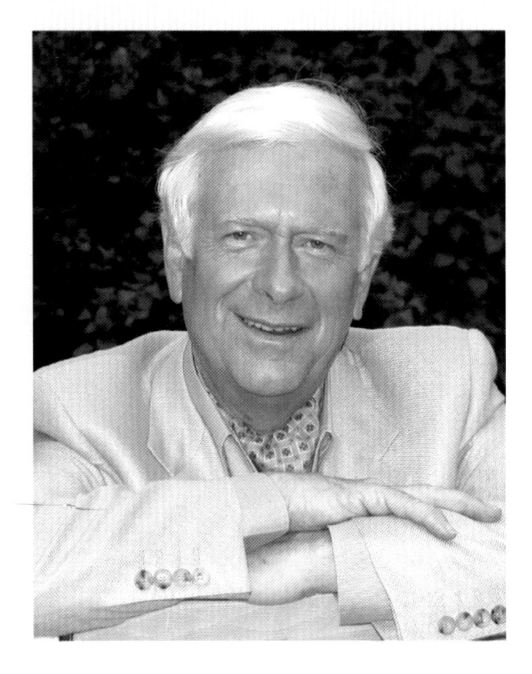

»Gesund essen: Das kann man doch nur zu Hause!«

Ganz ehrlich: Ich kann es nicht mehr hören. Wo immer und wann immer ich Anregungen und Empfehlungen zur gesunden, bewussten Ernährung gebe, höre ich den Einwand: „Ihre Tipps sind ja super, aber die kann doch ein berufstätiger Mensch nicht jeden Tag umsetzen. Gesund essen: Das kann man doch nur zu Hause!"

Das ist eine ganz, ganz billige Ausrede. Abgesehen davon, dass Hunderttausende Menschen sich zu Hause erschreckend ungesund ernähren, braucht man für unterwegs nur gute Ideen und ein wenig Kreativität, um den Organismus mit wertvollen Vitalstoffen zu versorgen. Man muss in erster Linie das Leitprinzip vor Augen haben: nicht zu viel, nicht zu süß, nicht zu fett und reichlich Wasser trinken. Wenn man sich daran hält, ist es im Grunde genommen egal, ob man sich von zu Hause etwas mitnimmt oder in der Kantine oder im Restaurant einfach überlegt auswählt und die richtige Reihenfolge von Speisen einhält.

Heutzutage haben viele Firmen keine Kantine mehr. Zahllose Berufstätige essen in einem nahe gelegenen gastronomischen Betrieb. Und auch da höre ich immer wieder: „Da gibt es doch nur Kalorienbomben, die dick machen!" Auch das stimmt nicht. Man muss einfach ein wenig darüber nachdenken, was man bestellt und isst.

Am besten allerdings ist es, wenn man am Arbeitsplatz eine Essenspause einlegt, sich selbst versorgt und danach die Zeit für Bewegung im Freien, nämlich für einen Spaziergang, nützt. Das setzt aber voraus, dass man die Tricks und Geheimnisse einer schnellen, bewussten Küche kennt, die man am Arbeitsplatz umsetzen kann. Und wer wäre besser geeignet, uns darüber aufzuklären, uns sein profundes Wissen weiterzugeben: natürlich der Ernährungsfachmann Reinhard-Karl Üblacker. Er ist einfach Spitze, wenn er uns leicht verständlich klarmacht, wie wir uns gesünder ernähren können, damit wir schlank bleiben, schlank werden und voll Energie und Leistungskraft mit guter Laune durch den Alltag gehen.

In diesem Buch zeigt er uns einen klaren Weg, wie man auch als berufstätiger Mensch den Wunsch nach wertvoller, gesunder Ernährung in die Realität umsetzen kann. Liebe Freunde: Mit diesem Buch gibt es keine Ausrede mehr, dass man nur zu Hause gesund essen kann und dass man unterwegs diese Chance nicht hat.

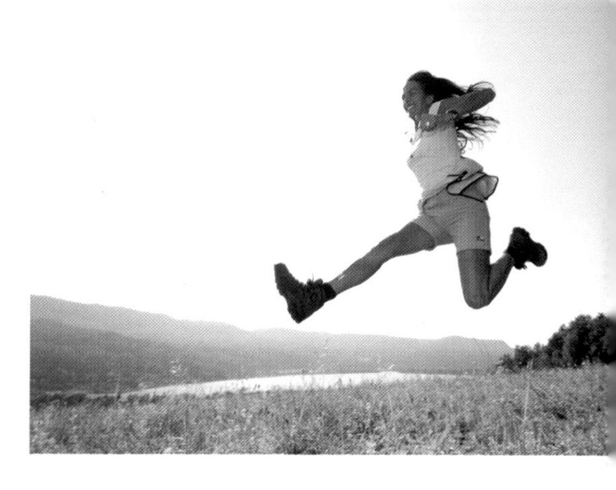

Viel Spaß beim Lesen von Reinhard-Karl Üblackers neuem Buch, viel Freude bei der Umsetzung und beim Genuss der vielen Anregungen und Rezepte. Das wüscht Ihnen

Ihr
Hademar Bankhofer

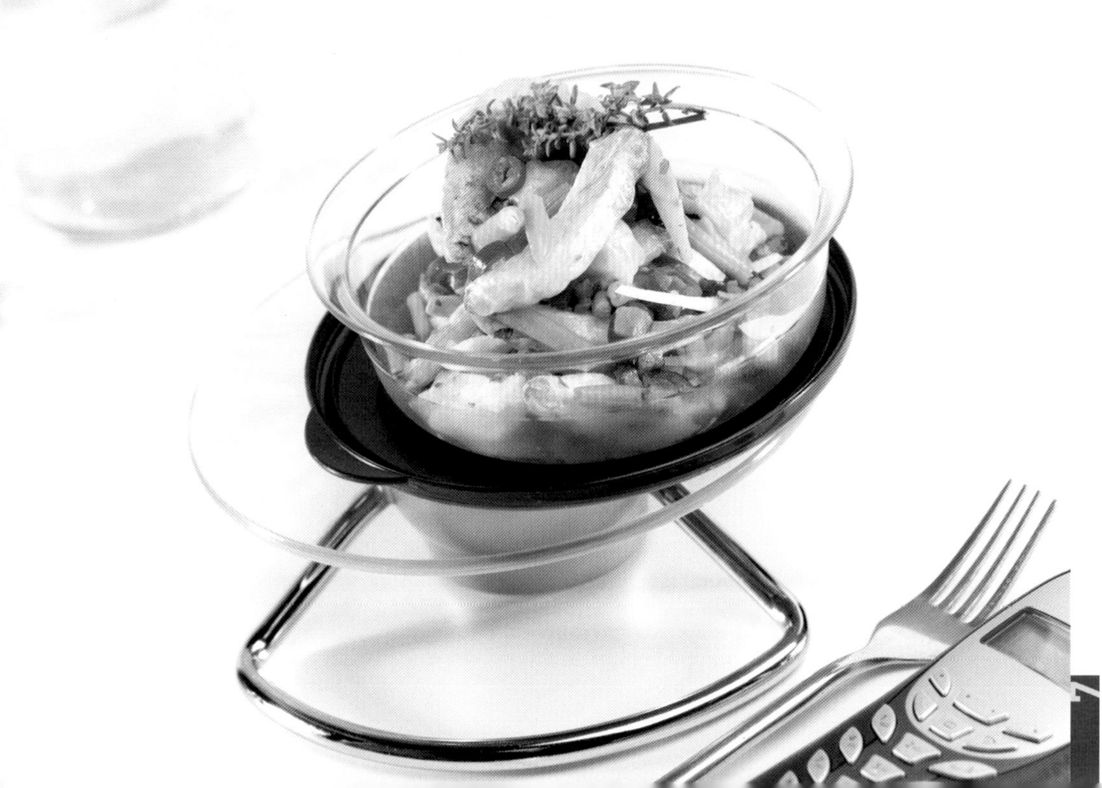

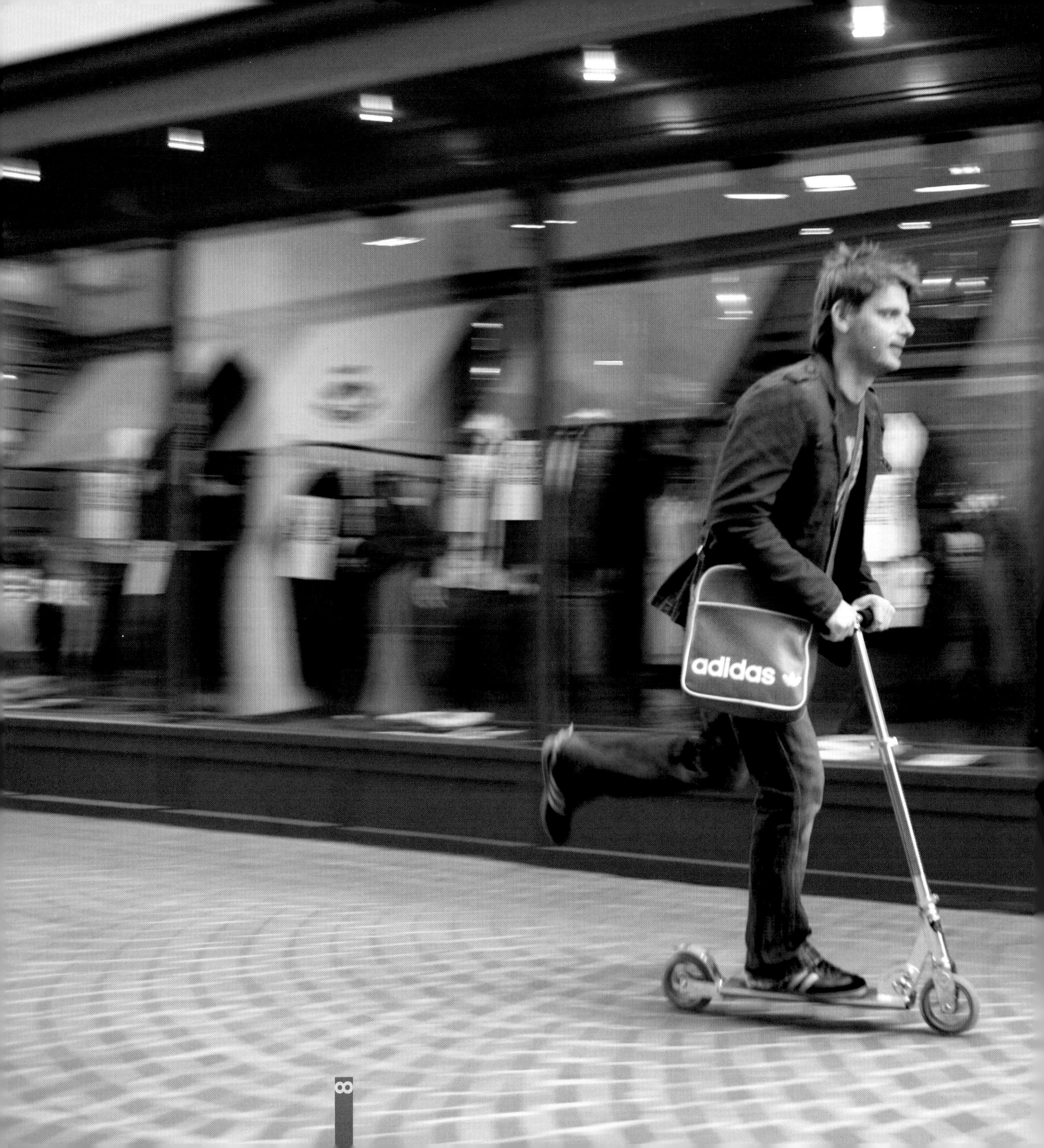
adidas

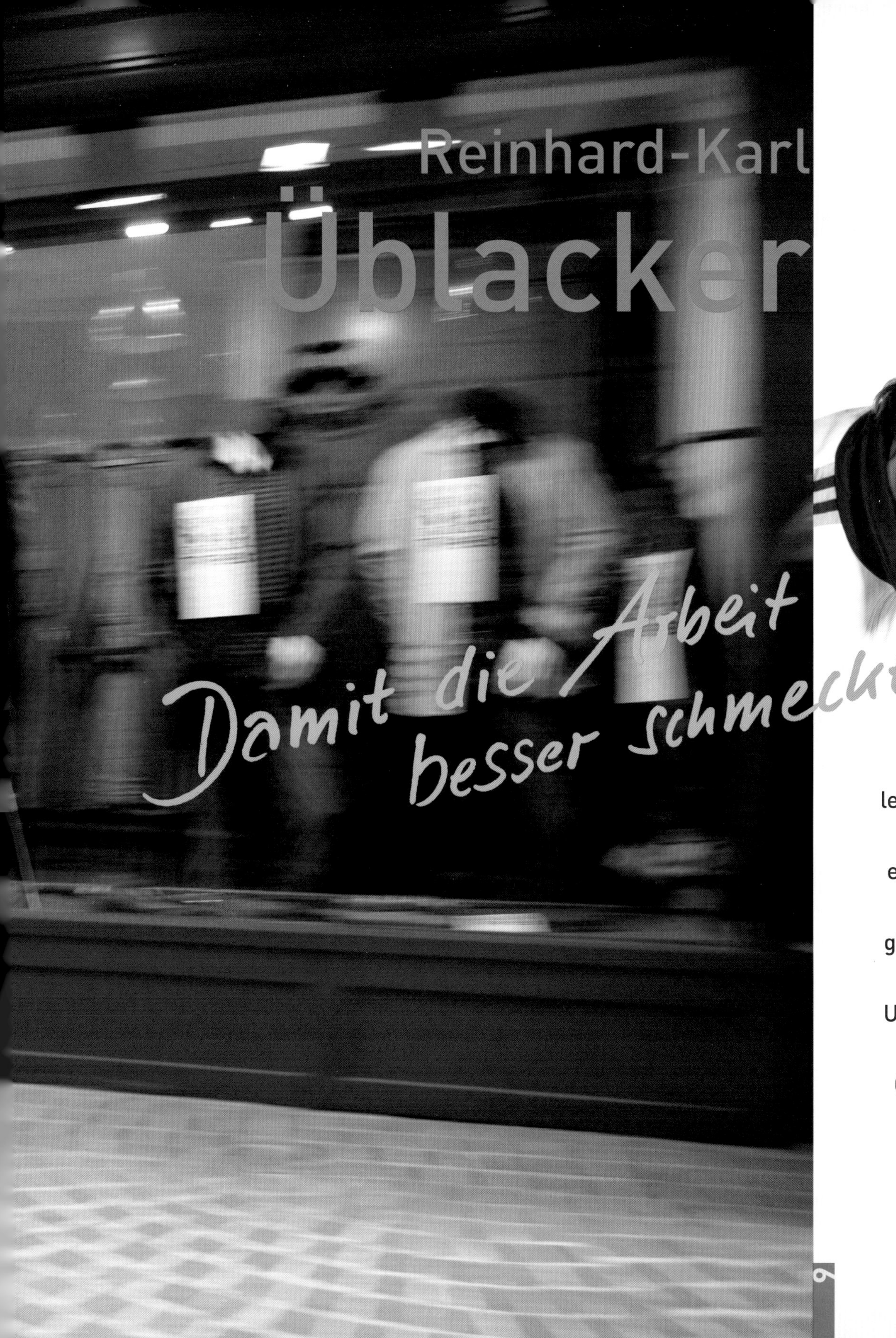

Reinhard-Karl Üblacker

Damit die Arbeit besser schmeckt!

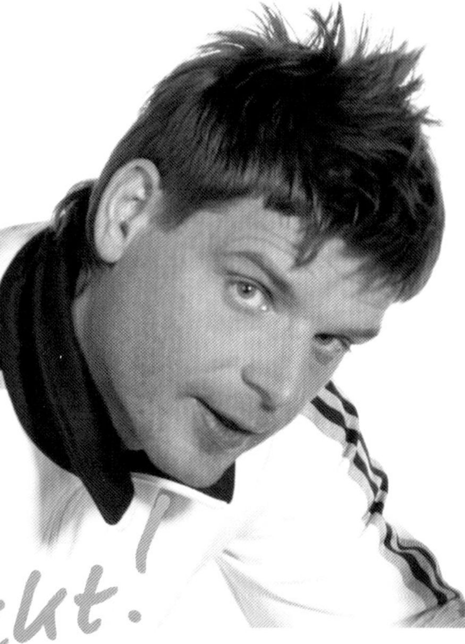

Gesunde Ernährung kann ganz einfach ins Berufsleben integriert werden, da ist sich der Ernährungsexperte sicher. Denn alles, was er an Wissen weitergibt, hat er selbst probiert.

Und so tourt er seit Jahren durch die Büros und Chefetagen, als Missionar der guten und bewussten Ernährung.

Nahrung fürs Gehirn

Wer so richtig auf Leistung setzt, sollte sich auch eine entsprechende Ernährung gönnen, die Körper und Geist mit allen notwendigen Nährstoffen versorgt. Über 80.000 Stunden unseres Lebens verbringen wir am Arbeitsplatz und genau deshalb sind wir gerade in dieser Zeit auf eine ausgewogene und genussvolle Ernährung angewiesen. Für viele Berufstätige stellt Essen und Trinken am Arbeitsplatz eine große Herausforderung dar. Besprechungen, ein vollgepackter Terminkalender und ein mit Akten überladener Schreibtisch lassen Pausen oft in Vergessenheit geraten. Wichtige Aufgaben werden noch schnell erledigt und dadurch wird auch die Pause für einen vitalen Snack elendig lang hinausgeschoben. Während E-Mails gecheckt oder im Internet Recherchen durchführt werden, wird nebenbei das Pausenbrot oder ein Schokoriegel hinuntergeschlungen. Oder vergessen Sie Ihre Mahlzeiten vor lauter Stress komplett, um dann abends erstaunt festzustellen, dass Sie außer einem Marmeladebrot und Kaffee zum Frühstück noch nichts gegessen haben? Kein Wunder, dass Ihre Leistungsfähigkeit nachlässt und Sie sich schlapp und müde fühlen. Also bewusste Ernährung. Nichts einfacher als das, oder?

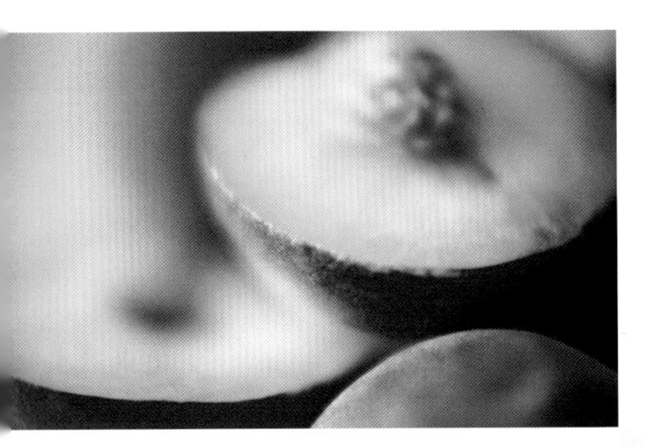

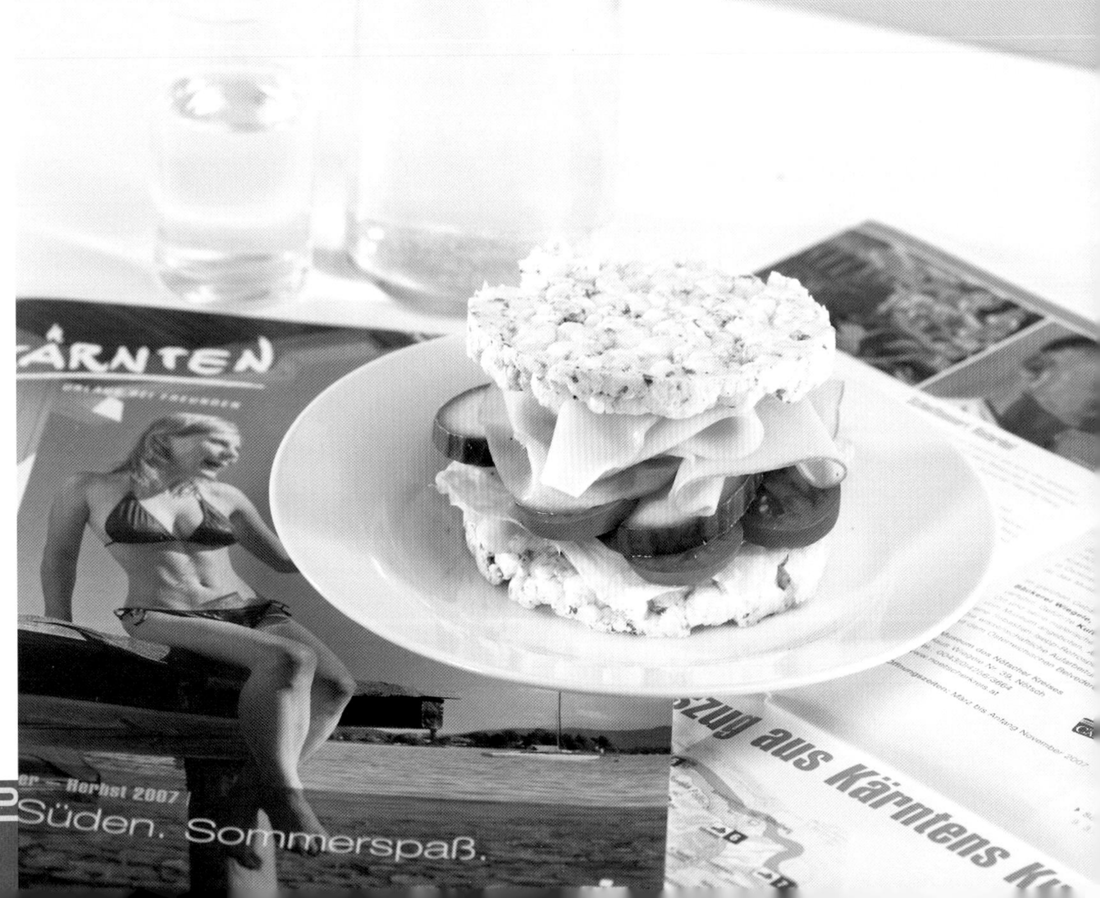

Werden Sie hungrig auf Erfolg

Doch warum fällt es uns so schwer, eine gesunde Ernährung im Alltag umzusetzen? Schon der Gedanke an bewusstes Essen bringt bei vielen Menschen die Schlussfolgerung hervor: „Das muss mit viel Arbeit verbunden sein". Lesen Sie sich nachfolgend die Punkte durch, die mit Seminarteilnehmern erarbeitet wurden. Denn tatsächlich gibt es viele Faktoren, die uns an einem routinierten Umgang mit gesundem Essen hindern. Gewiss finden auch Sie den einen oder anderen Anhaltspunkt, wie es im täglichen Leben tatsächlich aussieht.

- **Große Unsicherheit durch die Medien**
- **Mangelndes Wissen über gesunde Ernährung**
- **Gewohnheiten hindern Neues ins Leben zu integrieren**
- **Keine gute Organisation der Mahlzeitenzubereitung**
- **Faktor Zeit – Stress in Beruf und Freizeit**
- **Das Durchhaltevermögen ist zu schwach**
- **Verführerisches Marktangebot – Manipulation**
- **Bioprodukte werden nicht erkannt**
- **Preis von Bioprodukten**
- **Traditionen will man nicht ablegen**
- **Einfluss der Gesellschaft**
- **Bewusstsein zur Gesundheit fehlt**
- **Bequemlichkeit – Schnell und wenig Arbeit**
- **Kein Interesse im Leben etwas zu verändern**

Na, kennen Sie einige dieser Aussagen oder sogar mehrere? Kein Grund sich zu schämen. Glauben Sie mir, der Kollegin oder dem Kollegen neben Ihnen geht es nicht anders. Das Wichtigste ist es also, eine Lösung herbeizuschaffen, die Sie letztendlich zum Erfolg bringt und bewusste und nährstoffreiche Ernährung auf Ihren Schreibtisch zaubert. Schnell, mit wenig Aufwand und hochwertig soll es sein, damit das Gehirn das nötige Denkbenzin bekommt. Denn schließlich braucht das Gehirn ausreichend Kraftstoff, um selbst die kompliziertesten Aufgaben mit hervorragenden Ergebnissen zu bewältigen.

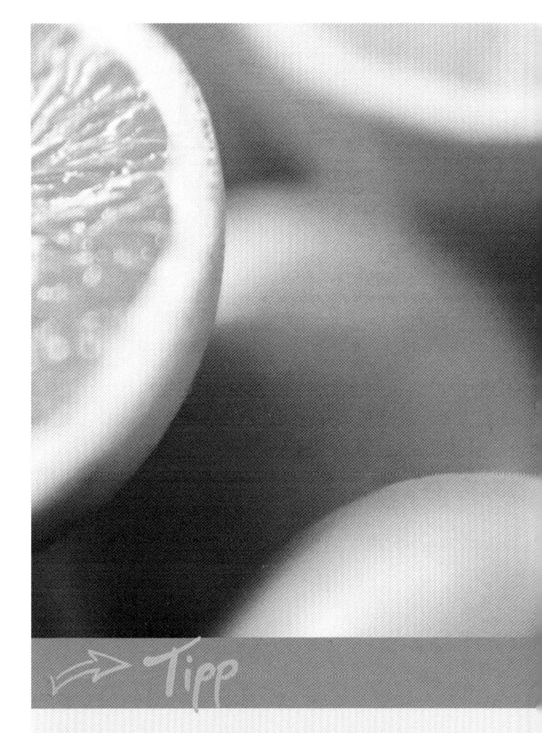

Do it yourself – Nur wer selbst seine Ernährung in die Hand nimmt, weiß, was er isst.

Machen Sie das Thema Ernährung zu einem Projekt

Neues Jahr – neues Glück

Jedes Jahr aufs Neue werden gute Vorsätze gefasst: Ich bewege mich mehr, ich achte auf meine schlanke Linie, ich esse weniger Süßigkeiten. Diesen hehren Gedanken folgt sogleich die Umsetzung, oder? Nun, zwei, drei Wochen hat schon so mancher durchgehalten. Aber danach?

Mmmmh, wie das wieder duftet! Ein knuspriger Schweinebraten, eine Leberkäsesemmel oder ein frisch gebackener Kuchen lassen uns das Wasser im Munde zusammenlaufen. Wie schwer fällt es da doch, all den kulinarischen Verlockungen zu widerstehen und unsere Neujahrsvorsätze wirklich umzusetzen.

Doch mit der richtigen Strategie können Sie es schaffen:

1. Formulieren Sie konkrete Ziele

Stellen Sie sich vor, Sie würden in einem Café zu dem Kellner sagen: „Ich habe Durst!" Nun, mit dieser Aussage werden Sie nicht weit kommen. Wie viel besser wäre es doch gewesen, dem Kellner konkret eine große Apfelsaftschorle in Auftrag zu geben. Und nur so geht's auch mit den guten Vorsätzen fürs neue Jahr: Statt „weniger Fett essen" kommen Sie mit dem Vorsatz „Ich esse mageren Käse" viel weiter. Statt „mehr Obst essen" nehmen Sie sich vor „jeden Tag eine Portion Obst mehr als bisher" zu essen.

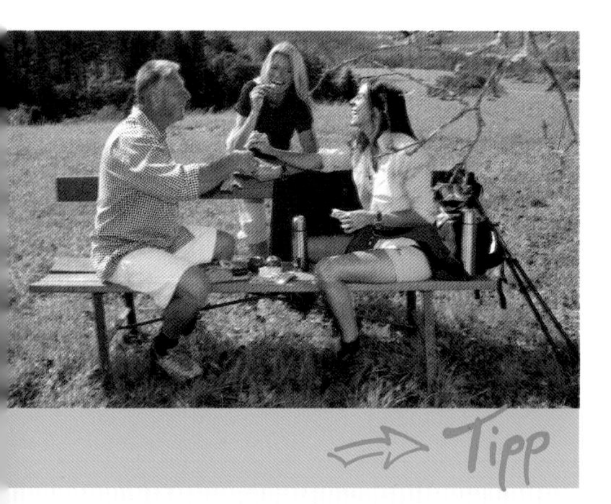

Tipp

Erzählen Sie Familie und Freunden von Ihren Plänen. Die Wahrscheinlichkeit, dass Sie Ihr Ziel erreichen, steigt dadurch um 95 Prozent, so eine Studie der Uni Pittsburgh.

2. Bleiben Sie realistisch

„10 Kilo in 4 Wochen", nie mehr Süßigkeiten essen, jeden Tag Sport treiben – eines haben diese Vorsätze gemeinsam: Sie sind unrealistisch und damit zum Scheitern verurteilt. Bleiben Sie also realistisch. Wenn Sie gut und dauerhaft schlank werden wollen, setzen Sie sich machbare Etappenziele. „Halbieren" oder „vierteln" Sie das ursprüngliche Ziel. Statt „Ich gehe jeden Tag joggen" nehmen Sie sich vor „Ich gehe zweimal in der Woche joggen". Dieses Ziel können Sie leicht erreichen. Und dann, aber auch wirklich erst dann, steigern Sie sich!

3. Fangen Sie an

Bringen Sie Ihren guten Vorsatz sofort zu Papier: Alleine diese Handlung trägt schon zum Gelingen bei. Wer etwas notiert, verleiht dieser Sache Gewicht. Das Ziel ist nicht mehr nur ein „Spruch", sondern ein konkretes Vorhaben.

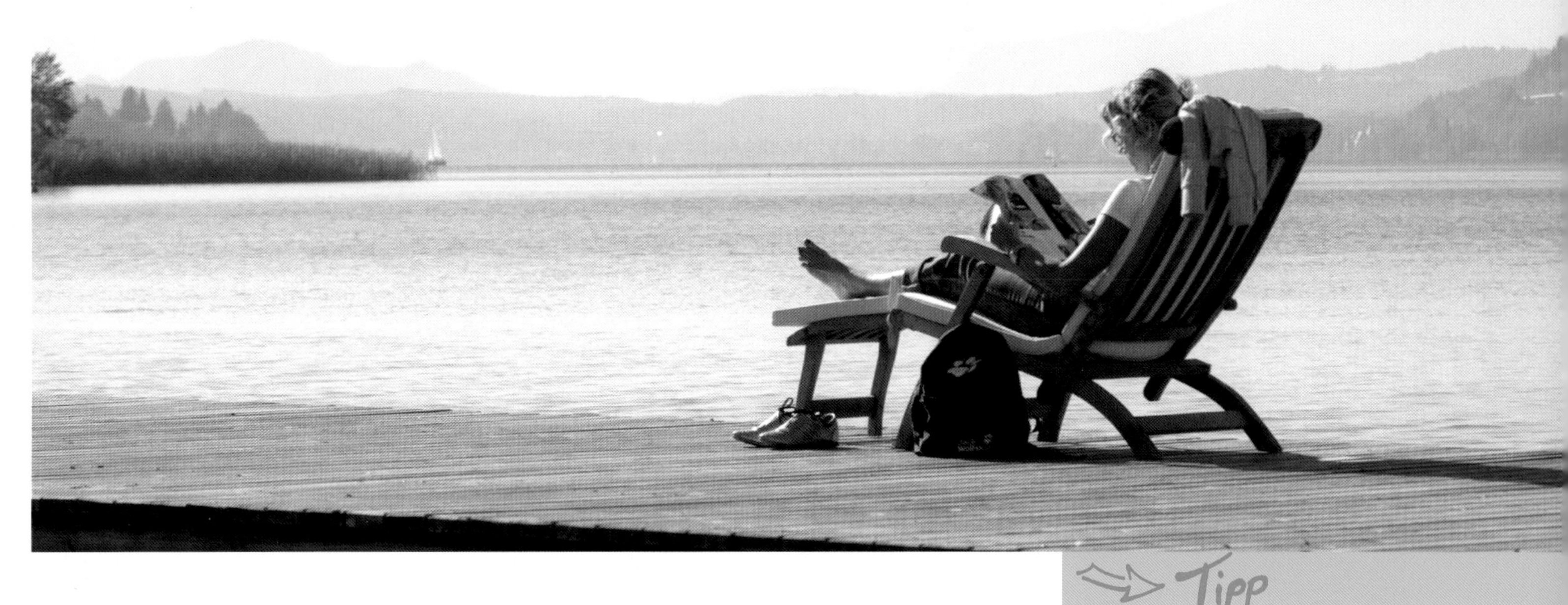

4. Keine Verbote

Sobald Sie sich die leckeren Süßigkeiten komplett verbieten, werden sich Ihre Gedanken fortan nur noch um Kuchen, Schokoriegel und Pudding drehen. Finden Sie auch hier ein realistisches Ziel: z. B. „Ich esse statt 7-mal die Woche nur noch 5-mal die Woche Kuchen".

5. Belohnen Sie sich

Auch wenn sich das für Sie vielleicht nicht so anfühlt: Gewohnheiten zu verändern ist Schwerstarbeit – für Körper und Seele. Jeder kleine Schritt ist ein Erfolg und jeder Erfolg wirkt nachhaltiger, wenn Sie für Ihren Einsatz belohnt werden. Wie wär's mit einem Kinobesuch oder sogar einem neuen Kleid, das Ihre Erfolge so richtig schön sichtbar macht?

Machen Sie aus Ihrem formulierten Ziel ein Projekt, sammeln Sie alles, was Ihnen helfen kann, Ihrem Ziel näher zu kommen.

- Tipps, wie man bewusst einkauft
- Ernährungs-Tipps von Experten
- Nach und nach Ernährungswissen aneignen
- Erfolgsberichte von Menschen, die große Ziele erreicht haben
- Tipps zum Fettsparen
- Zeitungsausschnitte zu Ihrer Belohnung: z. B. ein Wellness-Urlaub
- Einfach alles, was Sie unterstützt, Ihr Ziel zu erreichen

Wichtig: Setzen Sie sich nur ein Ziel. Erst wenn Sie das erreicht haben, gehen Sie zum nächsten!

Tipp

Stecken Sie jeden Euro, den Sie am Kiosk, in der Pizzeria oder am Cola-Automaten ausgeben wollten, ins Sparschwein. Damit finanzieren Sie sich ein trendiges Outfit, sobald Sie Ihr geplantes Wunschgewicht erreicht haben.

Termine mit Ihrer Gesundheit

Nicht verschiebbar (Arbeit, ...)

....

....

....

Liegt mir am Herzen (Vereinstätigkeit, ...)

....

....

....

Nicht wichtig (jeden Abend vorm Computer sitzen, ...)

....

....

....

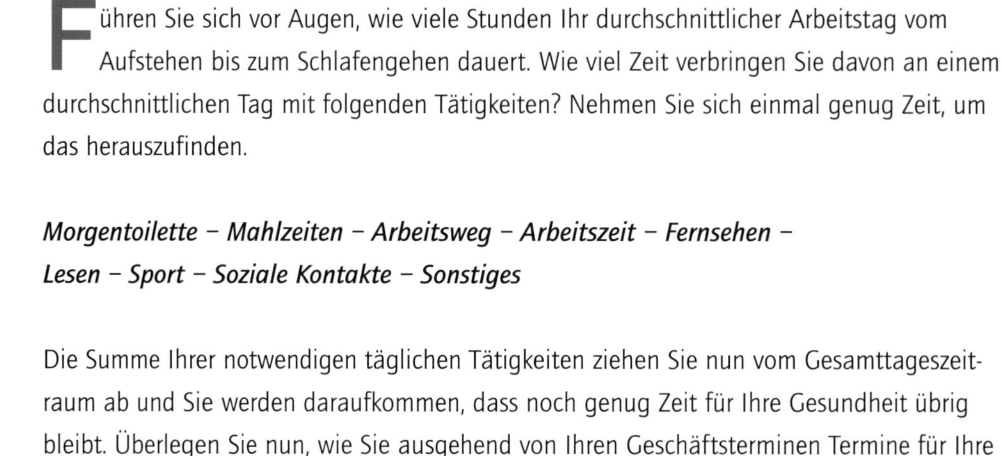

Führen Sie sich vor Augen, wie viele Stunden Ihr durchschnittlicher Arbeitstag vom Aufstehen bis zum Schlafengehen dauert. Wie viel Zeit verbringen Sie davon an einem durchschnittlichen Tag mit folgenden Tätigkeiten? Nehmen Sie sich einmal genug Zeit, um das herauszufinden.

Morgentoilette – Mahlzeiten – Arbeitsweg – Arbeitszeit – Fernsehen – Lesen – Sport – Soziale Kontakte – Sonstiges

Die Summe Ihrer notwendigen täglichen Tätigkeiten ziehen Sie nun vom Gesamttageszeitraum ab und Sie werden daraufkommen, dass noch genug Zeit für Ihre Gesundheit übrig bleibt. Überlegen Sie nun, wie Sie ausgehend von Ihren Geschäftsterminen Termine für Ihre Gesundheit schaffen können.

Wo sind Leerzeiten?
Wo gibt es Zeitreserven?
Welche Zeiten möchten und können Sie anders nutzen?
Welche Tagesabläufe sind mit Bewegung in Verbindung zu bringen?
(z. B. Fernsehen, Wegezeiten etc. ...)

Gestalten Sie Ihren Tagesablauf so, dass Ihre Ernährung über den gesamten Tag keinesfalls zu kurz kommt.

Es gilt Lebensgewohnheiten nach Prioritäten zu ordnen. Überlegen Sie, was für Sie am wichtigsten ist, was Sie auf keinen Fall auslassen dürfen bzw. was Sie vielleicht hinten anstellen können.
Gehen Sie nun wie folgt vor:
Tragen Sie Ihre Angelegenheiten in den Coaching Plan (s. S. 16) ein. Der Plan darf keinesfalls zu vollgepackt sein! Daraus wird ersichtlich, dass noch genügend Freiräume für die schönen Dinge des Lebens bleiben! Verwenden Sie beim Eintragen verschiedene Farben, damit Sie sofort klar erkennen können, was ansteht.
Nehmen Sie Ihren Terminkalender zur Hand und beleuchten Sie Ihre anstehenden Termine.

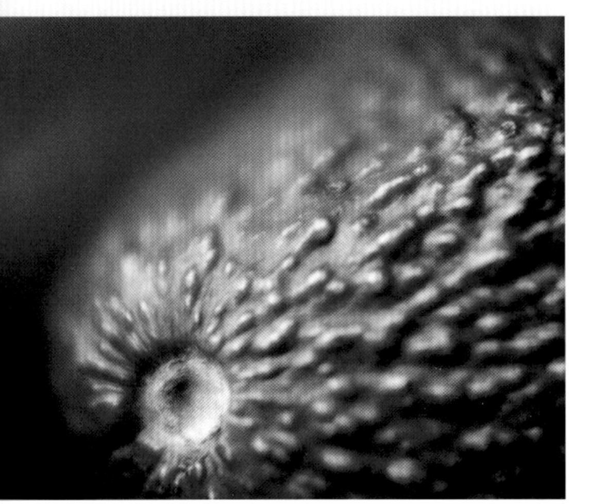

Mit einem blauen Stift definieren Sie klar Ihre Fixzeiten, an denen Sie garantiert Wasser, Tee usw. zu sich nehmen. Am besten kreisen Sie dazu die Uhrzeiten in Ihrem Terminkalender ein. Nächste Priorität – Ernährung ins Spiel bringen. Überlegen Sie sich nun genau anhand Ihres Stundenplans ein System der Mahlzeitenverteilung. Planen Sie Snacks, Mittagessen oder auch nur mal Nüsse usw. konkret zwischen oder während Ihrer Termine ein. Tragen Sie diese Termine mit einem grünen Stift in Ihren Timer.
Mit dem roten Stift schreiben Sie alle sonstigen Strategien ein, die Sie unterstützend brauchen, z. B. welche Lebensmittel Sie einkaufen müssen etc., aber auch mal Zeiten der Belohnung – eine kleine Schokolade, ...
Bewegung kennzeichnen Sie mit einem schwarzen Stift – Nordic Walking, Radfahren, Schwimmen, Jogging, ... sicherlich findet sich auch dafür noch etwas Zeit.

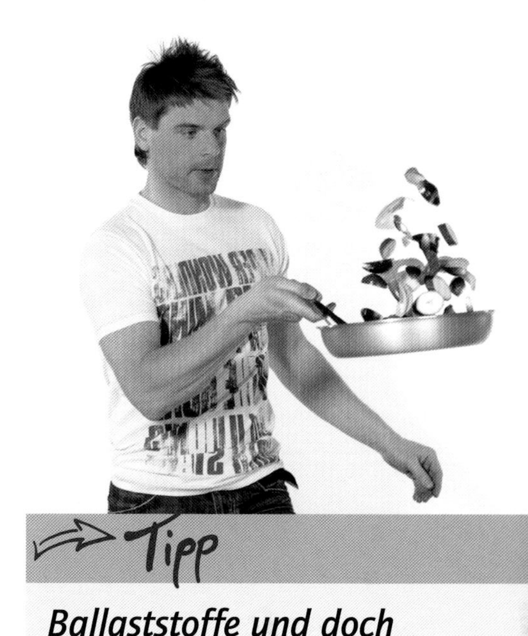

Tipp

Ballaststoffe und doch kein Ballast.
Zu Vollkornprodukten immer viel trinken. Sie quellen dadurch auf und sättigen schneller und länger.

Tipps zur gesunden Ernährung

Wir alle wünschen uns leistungsorientiert arbeiten zu können und gesunde Mitarbeiter. Daher ist eine Versorgung mit Vitaminen, Mineralstoffen, Eiweiß und verdauungsfördernden Enzymen von großer Wichtigkeit, um die im Körper befindlichen Nährstoffdepots zu füllen. Die Konzentration gehört neben Intelligenz und Kreativität sicherlich zu den wichtigsten Voraussetzungen des geistigen Arbeitens. Opulente Nahrungsmittel, die viel Fett und Eiweiß enthalten, beanspruchen den Verdauungsapparat. Das vegetative Nervensystem reagiert darauf mit einer Blutumleitung vom Gehirn in Richtung Magen und Darm. Eine denkbar ungünstige Voraussetzung zum konzentrierten Arbeiten. Wer lange konzentriert arbeiten will, sollte daher auf natürliche Nahrungsmittel großen Wert legen. Der tägliche Mineralstoff- und Vitaminverlust durch geistige wie auch körperliche Anstrengungen kann durch richtige Ernährung somit schon im Büro ausgeglichen werden.

Öfter aber kleiner

Für die Verdauung und die Leistungsfähigkeit ist es besser, fünf bis sechs kleinere Mahlzeiten über den Tag verteilt zu essen. Hungern Sie nicht untertags, um dann am Abend voll zuzuschlagen.

Die Ernährung sollte einen hohen Kohlenhydratanteil besitzen. Essen Sie ausreichend Brot, Getreideprodukte (vor allem Vollkornprodukte), Kartoffeln, Gemüse, Salat und Obst.

Zeit	Montag	Dienstag	Mittwoch	Donnerstag	Freitag	Samstag	Sonntag
06.30							
07.00							
07.30							
08.00							
08.30							
09.00							
09.30							
10.00							
10.30							
11.00							
11.30							
12.00							
12.30							
13.00							
13.30							
14.00							
14.30							
15.00							
15.30							
16.00							
16.30							
17.00							
17.30							
18.00							
18.30							
19.00							
19.30							
20.00							
20.30							
21.00							
21.30							

→ Viel Obst und Gemüse

Täglich drei Portionen Gemüse oder Salat und zwei Stück Obst liefern die für den Körper wichtigen Vitamine und Mineralstoffe. Obst und Gemüse eignen sich auch gut als Snack für zwischendurch.
Vergessen Sie Milch und Milchprodukte nicht, achten Sie aber auf den Fettgehalt. Bevorzugen Sie Produkte mit niedrigem Fettanteil wie Magermilch, Buttermilch, Joghurt, Magertopfen (Magerquark).

→ Tierische Eiweiße reduzieren

Fleisch und Wurst sollten höchstens dreimal pro Woche auf den Tisch kommen. Bevorzugen Sie fettarme Wurstsorten, mageres Fleisch und fettarme Zubereitungsmethoden.
Fette und Öle nur sparsam verwenden. Vermeiden Sie Zubereitungsmethoden, die viel Fett brauchen, wie Ausbacken und Frittieren. Günstiger sind Grillen, Dünsten, Anbraten. Strecken Sie üppige Saucen mit leichtem Joghurt.

→ Süßes reduzieren

Mehlspeisen und Süßigkeiten bewusst reduzieren. Auch bei Süßigkeiten zahlt sich ein Vergleich aus. Es muss nicht immer Buttercreme und Schlagobers (Sahne) sein, auch mit Magertopfen (Magerquark) und Magerjoghurt lassen sich hervorragende Cremes zaubern.

→ Ausreichend trinken

Auf ausreichende Flüssigkeitszufuhr achten (2 Liter pro Tag). Trinken Sie Wasser, ungezuckerten Tee, verdünnte Säfte anstelle von Limonaden, Cola, Alkohol. Trinken Sie vor dem Essen ein Glas Wasser, das füllt den Magen. Milch sollte nicht zur Deckung des Flüssigkeitsbedarfs getrunken werden.

→ Öfter Fisch

Fisch sollte zweimal pro Woche auf dem Speiseplan stehen. Achten Sie aber auch hier auf eine fettarme Zubereitung.

→ Gezielt einkaufen

Gehen Sie nicht hungrig einkaufen. Schreiben Sie, wenn möglich, eine Einkaufsliste. Kaufen Sie Süßigkeiten und Knabbereien nicht auf Vorrat.

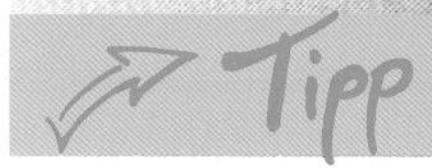

Milchprodukte mit wenig Fett

Magertopfen (Magerquark) ist eine gute Alternative zu Butter und Margarine.

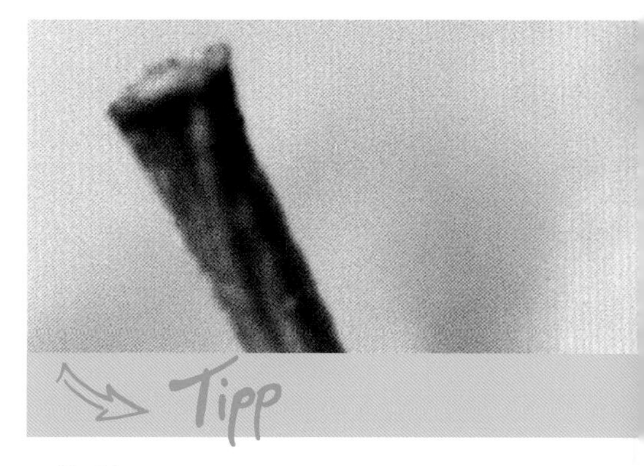

Tipp

Fettsparen

Beim Schmoren von Fleisch das Fett, das sich an der Oberfläche bildet, immer abschöpfen. Dann erst weitere Zutaten (z. B. Gemüse) in den Schmortopf geben. Sonst saugt sich das Gemüse mit Fett voll.

Was der Körper braucht

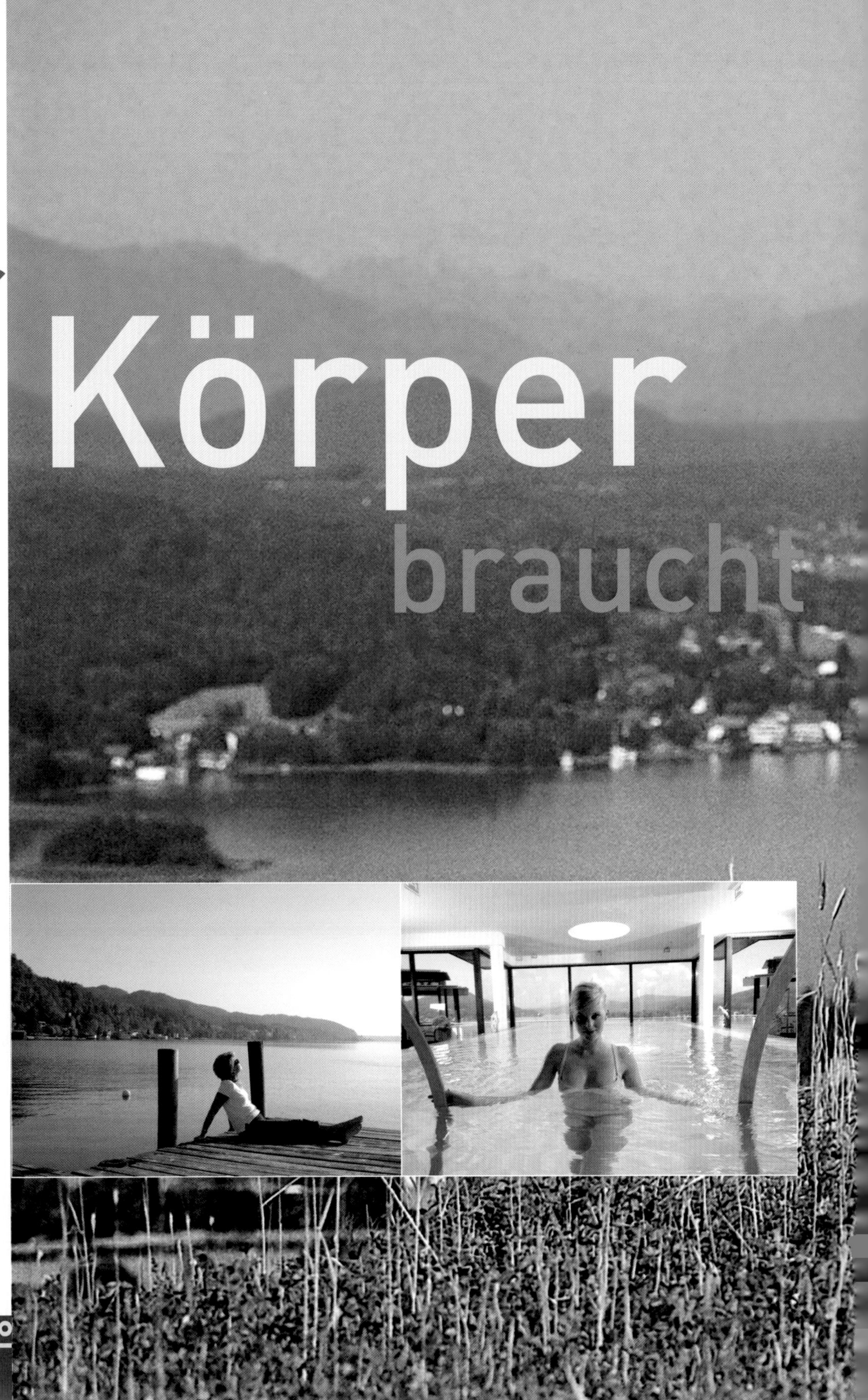

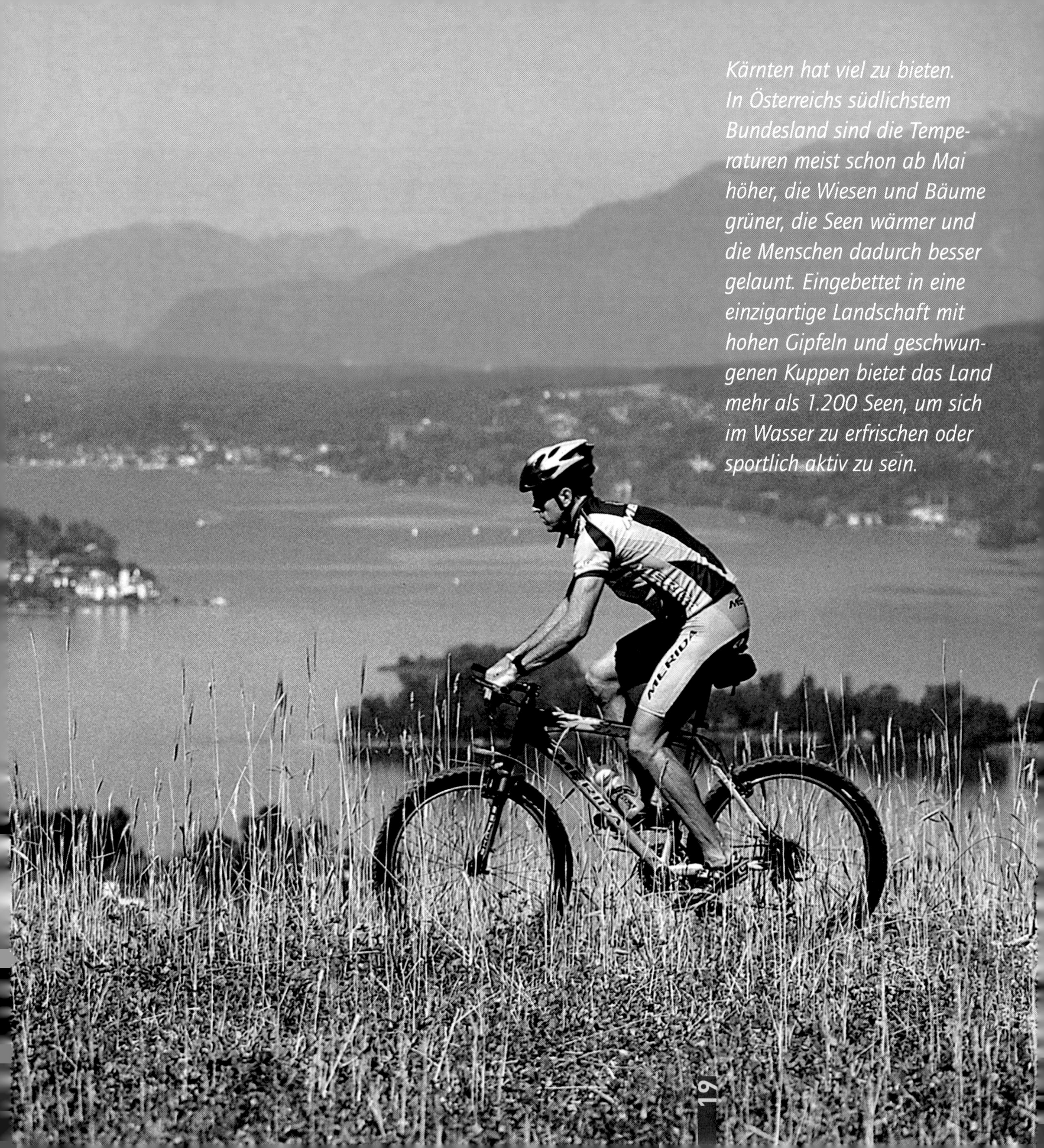

Kärnten hat viel zu bieten. In Österreichs südlichstem Bundesland sind die Temperaturen meist schon ab Mai höher, die Wiesen und Bäume grüner, die Seen wärmer und die Menschen dadurch besser gelaunt. Eingebettet in eine einzigartige Landschaft mit hohen Gipfeln und geschwungenen Kuppen bietet das Land mehr als 1.200 Seen, um sich im Wasser zu erfrischen oder sportlich aktiv zu sein.

Was der Körper braucht

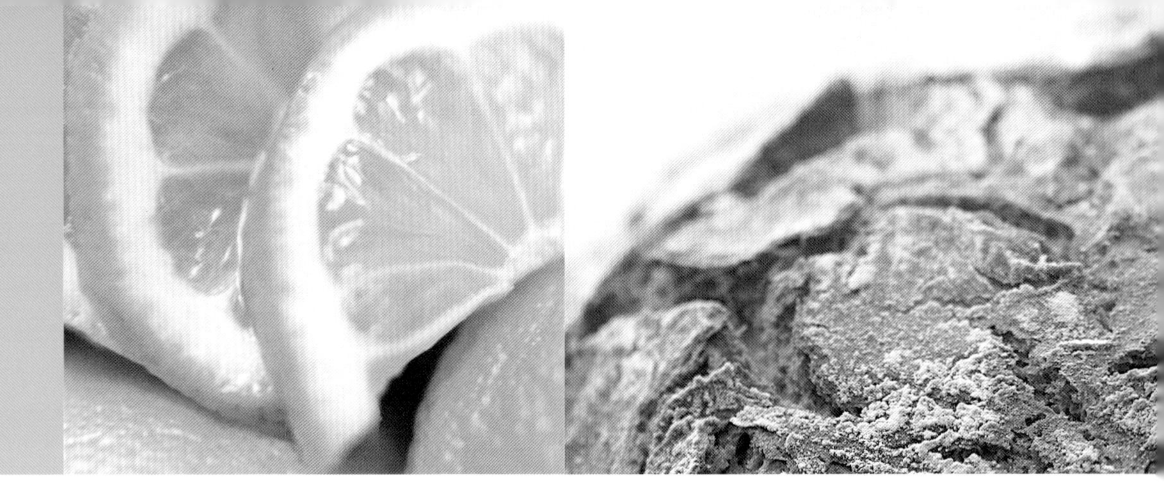

Kohlenhydrate

Kohlenhydrate gehören neben Fett und Eiweiß zu den Grundnährstoffen und sind unsere wichtigsten Energielieferanten. Das Gehirn gewinnt seine Energie fast ausschließlich aus Kohlenhydraten. Sie sind schnell verfügbar und so ein beliebter Kraftspender. Kohlenhydrate sind aus verschiedenartigen Zuckermolekülen aufgebaut, die man nach einfachen und komplexen Kohlenhydraten unterscheidet. Durch die hohe Aufnahme von einfachen Kohlenhydraten, wie sie z. B. in weißem Zucker oder weißen Mehlen enthalten sind, wird verstärkt Insulin ausgeschüttet, das den Zucker schnellstmöglich in die Zellen verfrachtet. Doch wenn im Blut keine Glukose ist, wird dem Essenszentrum Hunger gemeldet und sofortiger Nachschub angefordert! Schnell wird ein Schokoriegel in den Magen befördert, der Insulinspiegel steigt wieder, der Zucker wird in die Zelle abtransportiert und wieder haben wir Hunger: ein Kreislauf, der einfach geknackt werden kann: durch die komplexen Kohlenhydrate, wie sie in Vollkornbrot, Obst und Gemüse stecken. Sie werden langsamer verstoffwechselt, nach und nach wird die Glukose ins Blut abgegeben, der Blutzucker bleibt konstant und wir bleiben leistungsfähig!

Ballaststoffe

Ballaststoffe sind pflanzliche Faserstoffe in Obst, Gemüse, Hülsenfrüchten und Getreide. Sie gehören hauptsächlich zu den Kohlenhydraten. Trotz ihres irreführenden Namens sind die Ballaststoffe in keinster Weise Ballast für uns: Man kaut länger und besser, schlingt das Essen nicht hinunter, der Magen wird nachhaltiger gefüllt, er entleert sich zögernder und der Blutzucker steigt langsamer und nicht so rapide an. Außerdem halten sie uns länger satt und fördern ausgezeichnet die Verdauung.

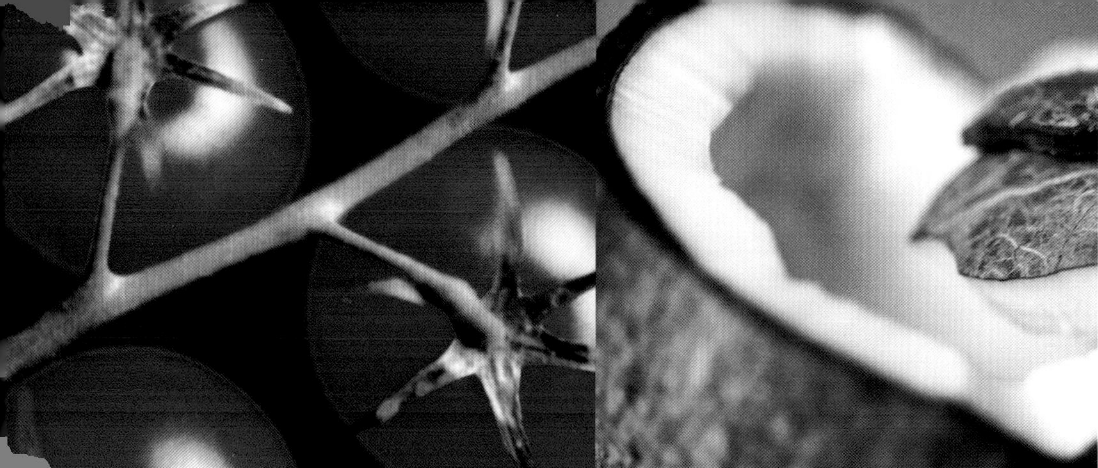

Eiweiß

Eiweiß ist wichtig für den Aufbau von Muskeln, Organen, Knorpeln, Knochen, Haut, Haaren und Nägeln. Eiweißverbindungen fungieren als Hormone und Enzyme und steuern so wichtige Stoffwechselvorgänge. Während der Verdauung wird das Eiweiß in kleinste Bausteine zerlegt, die Aminosäuren. Aus ihnen wird unser körpereigenes Eiweiß aufgebaut. Da wir nicht alle benötigten Eiweiße selbst aufbauen können, müssen wir einige unbedingt mit der Nahrung aufnehmen. Dazu eignen sich besonders fettreduzierte Milch und Milchprodukte in Kombination mit Kartoffeln oder Brot, Fisch, Sojaprodukten und tierischen Produkten. Allerdings sollten Fleisch und Wurst nicht öfter als dreimal die Woche auf den Tisch kommen.

Fett

Für unsere Vorfahren war Fett als Energiespeicher besonders wichtig. Der Körper hortete alles, was er kriegen konnte, für schlechte Zeiten. Und das tut er leider auch heute noch ... Was früher sinnvoll war, erweist sich heute als großes Problem. Hauptfettquellen sind neben Ölen und Speisefetten vor allem versteckte Fette in Wurst- und Fleischwaren, Milch und Milchprodukten und in so mancher Backware. Trotzdem: Unser Körper braucht Fett, als Träger von Geschmackstoffen, als Lieferant und zur Aufnahme fettlöslicher Vitamine und zur Versorgung mit lebensnotwendigen Fettsäuren. Also: weniger Fett und vor allem das richtige! Lassen Sie die Finger von gesättigten Fettsäuren (z. B. in Butter, Fleisch, Gebäck, Käsen mit Vollfettstufe) und nutzen Sie stattdessen Oliven-, Raps- und Distelöl, fettreduzierte Milchprodukte und essen Sie zweimal die Woche Fisch.

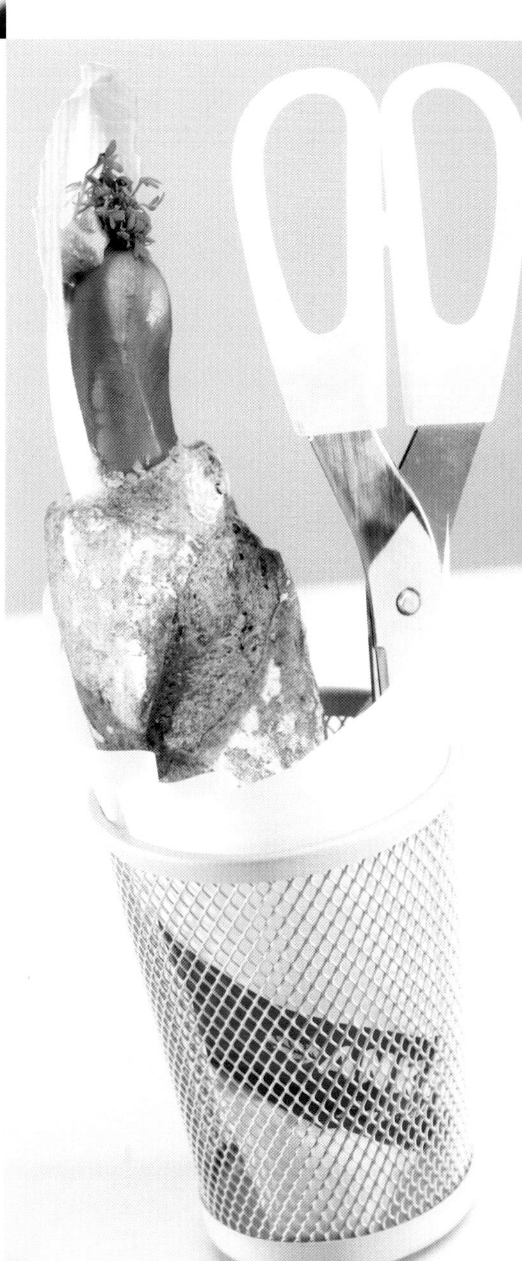

OHNE WASSER KEINE LEISTUNG

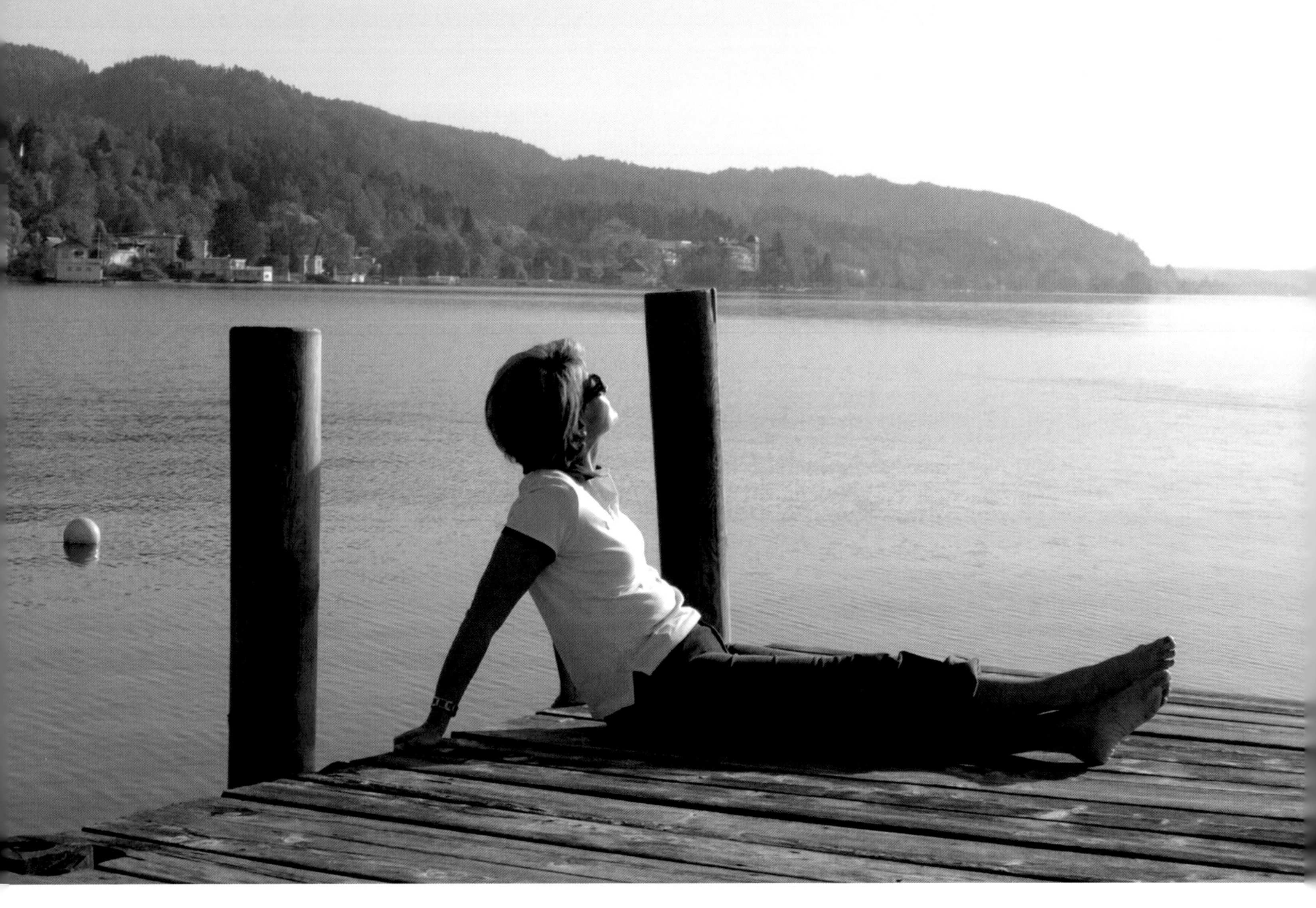

Nicht ohne Grund suchen wir gerne am Wasser Erholung, denn nichts braucht unser Körper dringender als Wasser. Ohne Nahrung können wir viele Tage überleben, doch ohne Wasser schaffen wir gerade mal vier Tage.
Nicht nur körperliche Beanspruchung, die einen zum Schwitzen bringt, braucht Wasser, auch Hirnarbeiter müssen entsprechend viel trinken, um den Wasserhaushalt im Körper aufrechtzuerhalten, nicht nur bei heißen Temperaturen. Der Mensch besteht bis zu 60 Prozent aus Wasser. Wasser bedeutet also Leben: Lebenswichtige Nährstoffe können nur in gelöster Form von der Zelle aufgenommen werden. Es ist daher lebensnotwendig, den natürlichen Flüssigkeitsverlust mit der entsprechenden Trinkmenge wieder auszugleichen.
Der tägliche Flüssigkeitsbedarf liegt bei 2–2,5 Litern. Einen großen Anteil davon, ca. 1 Liter, nehmen wir auch schon in fester Form auf – sprich durch Obst, Gemüse, Fisch oder Fleisch –, den Rest müssen wir zusätzlich als Getränk zu uns nehmen. Bei heißen Temperaturen und als Sportler sollte die tägliche Trinkmenge entsprechend angepasst werden! Bevorzugen Sie, vorausgesetzt Ihre Wasserqualität ist in Ordnung, Leitungswasser! Als Alternative empfiehlt sich natriumarmes Mineralwasser ohne Kohlensäure. Wer dies nicht schafft, wird leistungsschwächer, unkonzentrierter, antriebsschwach – Kopfschmerzen können die Folge sein.

Und Wasser kann noch viel mehr: Als Grüner Tee ist es ein echter Schlankmacher.
Der Tee-Extrakt beschleunigt die Stoffwechselrate und die Fettverbrennung. Verantwortlich dafür sind spezielle Pflanzenwirkstoffe, die sogenannten Katechine. Sie erhöhen den Gesamtenergieverbrauch. Damit die fettschmelzenden Stoffe wirksam werden, sollten Sie über den Tag verteilt mindestens drei bis vier Tassen grünen Tee trinken. Tipp: Schmeckt auch eisgekühlt.

Sonne. Süden. Strandvergnügen.
Die Nähe zum Mittelmeer schafft in Kärnten ein fast mediterranes Klima und bringt ungewöhnlich viele Sonnenstunden. Was gibt es da schöneres als an einem der vielen Seen seine Seele baumeln zu lassen?

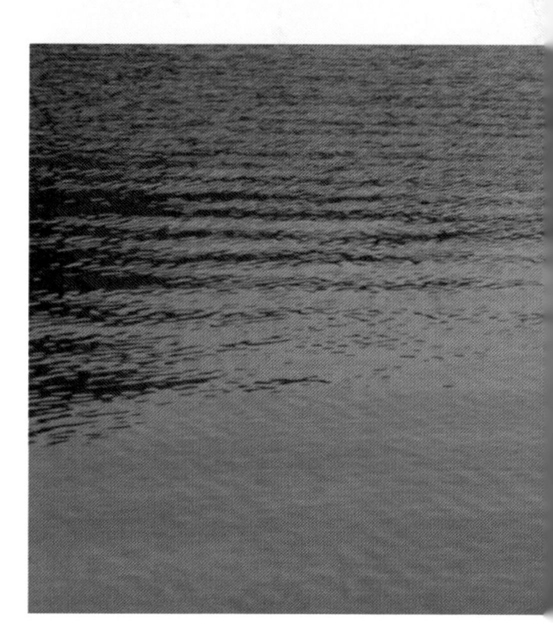

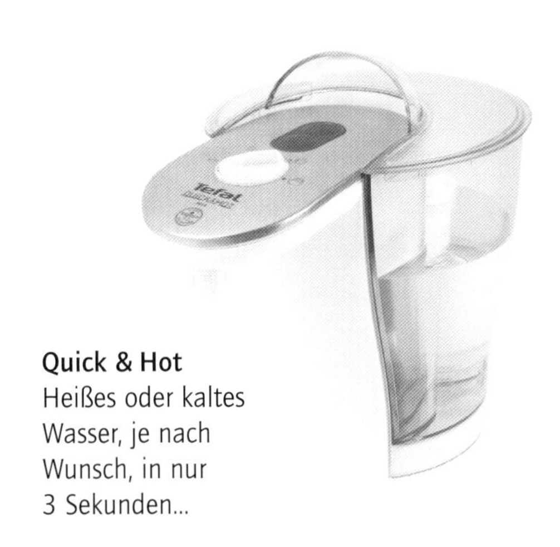

Quick & Hot
Heißes oder kaltes Wasser, je nach Wunsch, in nur 3 Sekunden...

Tipp

„Büro-Bowle"
Bereiten Sie sich von Ihrem Lieblingskräutertee 1–2 Liter zu. Danach geben Sie Zitronenscheiben und frische Minzeblätter dazu. Über Nacht in den Kühlschrank stellen.
Am Morgen geben sie auf ¼ Liter Tee ⅛ Liter Mineralwasser sowie ⅛ Liter 100%igen Apfelsaft.
Es erfrischt Ihre Gedanken und heiße Besprechungen werden zu kreativen Meetings.

Doch es muss nicht immer Wasser sein

- Die tägliche Trinkmenge sollte bei etwa 2 Litern Flüssigkeit liegen. Wer dies nicht schafft, wird leistungsschwächer, unkonzentrierter, antriebsschwach – Kopfschmerzen können die Folge sein.

- Bevorzugen Sie, vorausgesetzt Ihre Wasserqualität ist in Ordnung, Leitungswasser! Als Alternative kann natriumarmes Mineralwasser ohne Kohlensäure getrunken werden.

- Gemüsesäfte sind reich an Mineralstoffen und sorgen somit auch für neue Energie. Achten Sie darauf, dass die Säfte ungezuckert sind!

- Kräutertee, kalt oder warm mit Zitronen- oder Orangenscheiben als leckerer Durstlöscher für Zwischendurch, bietet eine optimale Abwechslung.

- Verzichten Sie auf Limonadengetränke. Sie enthalten große Mengen an weißem Zucker und sind daher wahre Kalorienbomben. Sie machen Sie noch durstiger und sind für den Arbeitsalltag nicht vorteilhaft.

- Fruchtsäfte ja, aber richtig! Gesunde Durstlöscher sind Obstsäfte ohne Zuckerzusatz. Sie sind die ideale Quelle für Vitamin C, B-Vitamine, Kalium und Fruchtsäuren. Bei gekauften Fruchtsäften muss beachtet werden, dass sie aus 100%igem Fruchtsaft oder Fruchtsaftkonzentrat hergestellt sind. Sie enthalten keinen Zucker! Bei Fruchtsäften mit einem geringeren Fruchtanteil ist der Rest Wasser und Zucker! Im Optimalfall pressen Sie sich, wenn die Zeit es zulässt, Ihre Säfte selbst.

Optimale Konzentration

Das Gehirn bezieht seine Energie ausschließlich aus Glukose, ein erwachsenes Gehirn benötigt etwa 180 g Glukose täglich, bei geistiger Arbeit liegt der Bedarf deutlich über 200 g. Dies bedeutet, dass es nur dann länger auf hohem Niveau konzentriert arbeiten kann, wenn es gelingt, den Blutzuckerspiegel dauerhaft hoch zu halten.
Die Lösung liefern die komplexen Kohlenhydrate aus Pflanzen. Denn im Unterschied zum Einfachzucker aus Süßigkeiten, Kuchen, Limonade und Cola-Getränken erhöhen sie den Zuckerspiegel nicht nur kurzfristig, sondern für längere Zeit. Komplexe Kohlenhydrate befinden sich in Obst, Rohkost, Gemüse, Kartoffeln und Vollkornprodukten.

Leicht verdauliche und konzentrationsfördernde Lebensmittel:
Getreideflocken, Obst, Kürbiskerne, Sonnenblumenkerne, Naturreis, Sojaprodukte, Joghurt, Vollwert-Müsli

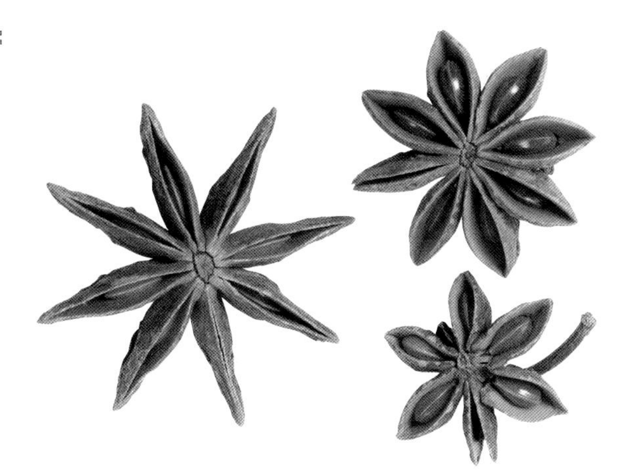

Die Nahrung muss reichlich Biostoffe zur Unterstützung der Hirnarbeit liefern, d. h.: so natürlich wie möglich, schonende Zubereitung und keinesfalls zu scharf gewürzt.

Konzentrationsfördernde Gewürze:
Anis, Galgant, Honig, Koriander, Kreuzkümmel, Lorbeer, Oregano, Pfeffer, Rosmarin, Selleriegrün, Zimt

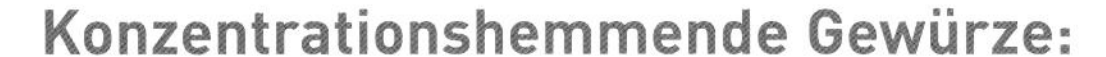

Konzentrationshemmende Gewürze:
Paprika, Salz und Wacholder

Es gibt verschiedene Wege, die Konzentration zu fördern – und zwar so viele verschiedene, dass man sich bei seiner Nahrungsauswahl auch auf ganz spezielle Bedürfnisse in ganz speziellen Situationen einstellen kann.

Muntermacher Vitamin C:
Vitamin C z. B. unterstützt die Bildung von wichtigen Neurotransmittern. Dadurch wirkt es in höheren Dosierungen als ausgesprochener Muntermacher. Vitamin C befindet sich in großem Umfang in Petersilie, Paprika, reifen Wildbeeren und Meerrettich.

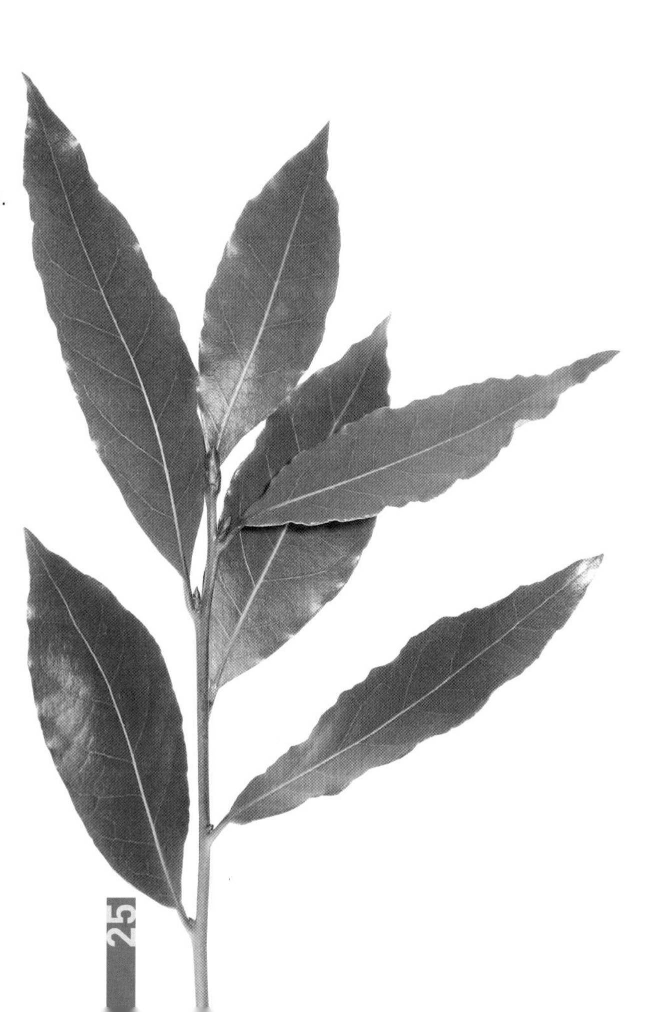

Stresshemmer Magnesium:
Dieses Mineral hemmt alle Erregungsvorgänge. Durch Dämpfung der Erregbarkeit von Nerven und Muskeln ist es genau das richtige Mittel gegen Stress, Gereiztheit und Aggressionen, die ja bekanntlich zu den größten Konzentrationshindernissen gehören. Magnesium befindet sich reichlich in Nüssen, Samen, Hülsenfrüchten, Grünalgen und Vollkornprodukten.

Denkmeister Vitamin B12:
Spielt eine große Rolle bei der Lern- und Merkfähigkeit. Es befindet sich vor allem reichlich in Bierhefe, Grünalgen, Eiern, Käse, Fischen, Fleisch, Milchprodukten, Nüssen, Samen, Vollkornprodukten und Hülsenfrüchten.

Die besten Lebensmittel fürs Gehirn

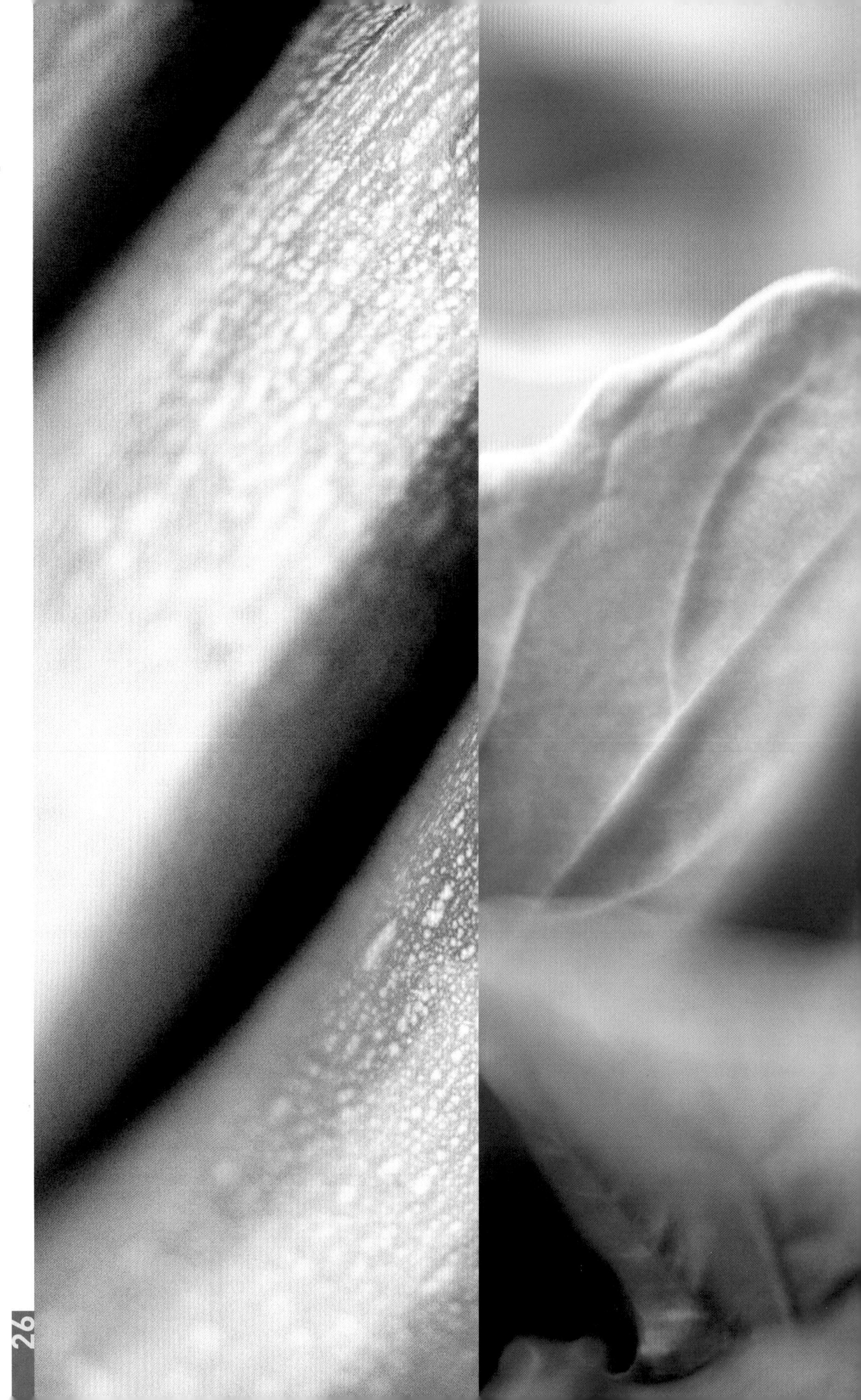

Kohlenhydrate

- Alle Vollkorngetreide: Vollreis, Vollkornteigwaren, Hirse, Mais, Roggen, Weizen, Dinkel, Hafer und Haferkleie, Buchweizen, Gerste, ...
- Alle Hülsenfrüchte: Linsen, Erbsen, Bohnen, ...
- Vollkornbrot, Knäckebrot, Vollkornreiswaffeln
- Kartoffeln und Süßkartoffeln
- Maiskolben
- Kochbananen
- Edelkastanien
- Alle Gemüsearten: von Auberginen über Karotten bis Zucchini
- Alle Obst und Beerensorten: von Ananas über Heidelbeeren zu Zitronen
- Keime und Sprossen

Eiweiß

- Fettreduzierte Milchprodukte: Joghurt, Kefir, Buttermilch, Sauermilch, Topfen (Quark), Frischkäse, Weichkäse, fettreduzierter Hartkäse
- Fisch und Meeresfrüchte
- Geflügel: Huhn, Truthahn
- Wild
- Rind (mager), Kalbfleisch
- Soja-Produkte (Tofu) mit Vollkorngetreide
- Reis mit Bohnen
- Hülsenfrüchte mit Vollkorngetreide

Fette

- Kaltgepresste Öle und Fette: Distelöl, Maiskeimöl, Hasel-, Wal- und Nussöl, Weizenkeimöl, Sonnenblumenöl, Olivenöl, Leinöl, Sojaöl
- Nüsse und Samen (speziell Leinsamen)
- Fette Fischarten (speziell Kaltwasserfische wie Lachs, Hering, Makrele, ...)

Ungünstig für die Konzentration sind schwer verdauliche Nahrungsmittel wie Schweinefleisch, Rindfleisch, Sahnesaucen, Dosengerichte, Fast Food, Schlagobers und Kuchen. Auch blähungsfördernde Nahrungsmittel sind Konzentrationskiller, schränken Sie deshalb Haferkleie, Hafermehl, Gerstenkleie, Rote Bete, Rettich, Radieschen, Sellerie, Schwarzwurzeln, Zwiebeln und Knoblauch, Hülsenfrüchte und Rosenkohl ein.

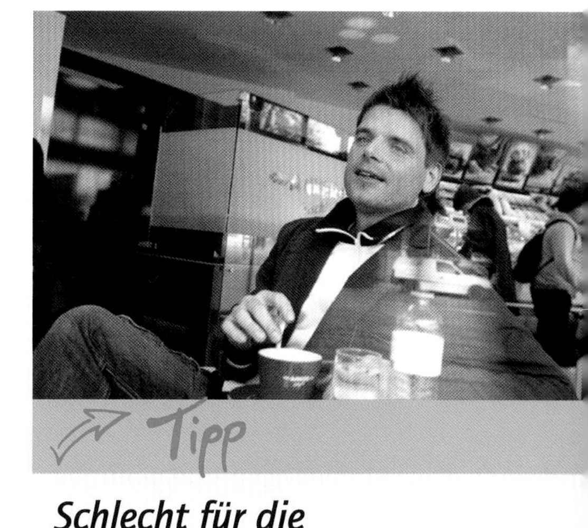

Tipp

Schlecht für die Konzentration

Zucker im Kaffee beeinträchtigt den Wachmacher-Effekt. Zu starke Blutzuckerschwankungen machen schnell wieder müde.

Glykämischer Index von Lebensmitteln

Mit Hilfe der GI-Methode werden die Lebensmittel nach ihrer Wirkung auf den Blutzucker bewertet; je schneller sie aufgenommen und verarbeitet werden, desto schneller und höher steigt der Blutzucker und desto höher ist der GI. Der glykämische Index ist jedoch ein Maß dafür, wie schnell die Kohlenhydrate eines bestimmten Lebensmittels blutzuckersteigernd wirken, er sagt aber nichts über die in dem Lebensmittel enthaltene Menge an Kohlenhydraten aus. Und die Menge, die an Insulin produziert wird, hängt ebenso von der Menge an Kohlenhydraten ab, wie von der Geschwindigkeit, mit der sie in Blutzucker umgewandelt wird. Um beide Punkte zu berücksichtigen wurde die glykämische Last eingeführt. Die GL berücksichtigt neben dem GI auch die Menge der in 100 g Lebensmittel enthaltenen Kohlenhydrate, die GL ist somit in der Lage die Wirkung bestimmter Essensmengen auf den Blutzucker abzubilden. Zum Beispiel würde aufgrund des hohen GIs davon abgeraten werden, Wassermelone zu essen (GI von 72), wird aber die Verzehrsmenge mit einbezogen, ergibt sich für 100 g des Lebensmittels eine glykämische Last von 5, also ein super empfehlenswertes Lebensmittel! Wählen Sie bevorzugt Lebensmittel mit einer niedrigen GL bis 10.

	Glykämischer Index	Glykämische Last
Niedrig	bis 55	bis 10
Mittel	56–69	11–19
Hoch	ab 70	ab 20

Lebensmittel	GI	GL pro 100 g
Apfel	38	5
Apfelsaft	41	5
Aprikosen (Marillen)	57	4
Aprikosen aus der Dose	64	10
Aprikosen, getrocknet	31	14
Backpflaumen	29	16
Baguette	95	48
Banane	60	10
Bier	110	3
Birne	37	3
Biskuit	70	56
Bohnen grün, gekocht	31	2
Brötchen, Semmeln	73	38
Buchweizen	55	11
Chips	90	40
Cornflakes	81	70
Croissants	67	31
Eiscreme	37	7
Erbsen, frisch	48	4
Erbsen, getrocknet	22	9
Fruchtjoghurt, fettarm	14	1
Fruktose	19	19
Gerste	25	18

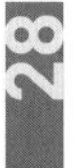

Lebensmittel	GI	GL pro 100 g
Glukose	100	100
Grapefruit	25	2
Grapefruitsaft	48	4
Grünes Gemüse	≈ 5	≈ 0,5–1
Hafer	55	5
Haferkleiebrot	48	30
Hirse, gekocht	71	17
Honig	55	40
Honigmelone	65	8
Karotten, gekocht	58	4
Karotten, roh	16	2
Karottensaft	45	4
Kartoffeln, gekocht und geschält	88	11
Kartoffeln, Pellkartoffeln	80	10
Kartoffelpüree, Pulver	90	12
Kidneybohnen	29	8
Kirschen	22	2
Kiwi	53	5
Kürbis, gekocht	75	4
Limonaden, Coca Cola	70	8
Linsen aus der Dose	52	6
Linsen, getrocknet	29	3
Mais	53	11
Mandarine	45	4
Mango	56	7
Milch, Buttermilch	11	0
Milch, fettarm 1,5 %	32	1
Milch, Vollmilch	27	1
Muffin mit Zucker	62	28

Lebensmittel	GI	GL pro 100 g
Orange	44	4
Orangensaft	52	5
Papaya	58	8
Pasta, Fettuccine, gekocht	40	10
Pasta, Spaghetti al dente	39	10
Pasta, Spaghetti 10–15 Min. gekocht	43	11
Pasta, Vollkorn	37	9
Pfirsich	42	4
Pfirsich aus der Dose	38	3
Pflaumen	39	4
Pommes frites	95	33
Popcorn	72	40
Pumpernickel	50	20
Reis, geschält, weiß	47	11
Reis, Wildreis	57	12
Roggen	34	26
Roggenbrot	58	27
Rosinen	64	47
Rote Bete	64	6
Sandgebäck	55	29
Schokolade (>70 % Kakao)	22	7
Schokolade, Milchschokolade	43	24
Steckrübe	72	7
Süßkartoffel, gekocht	61	11
Wassermelone	72	5
Weintrauben	46	7
Weißbrot	80	36
Weizen	41	28
Weizenbrot, hell	71	30

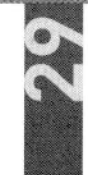

Fit am Arbeitspl

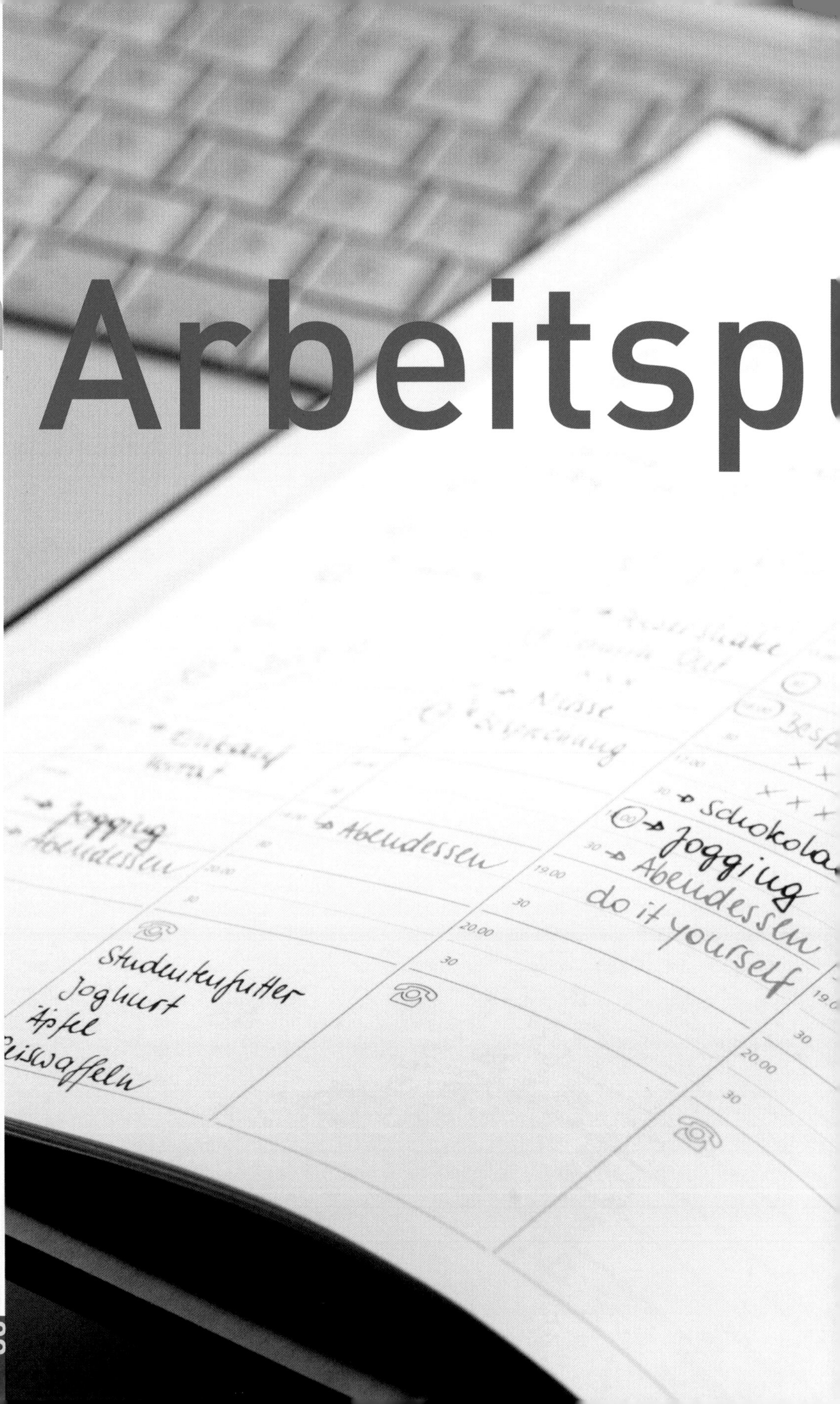

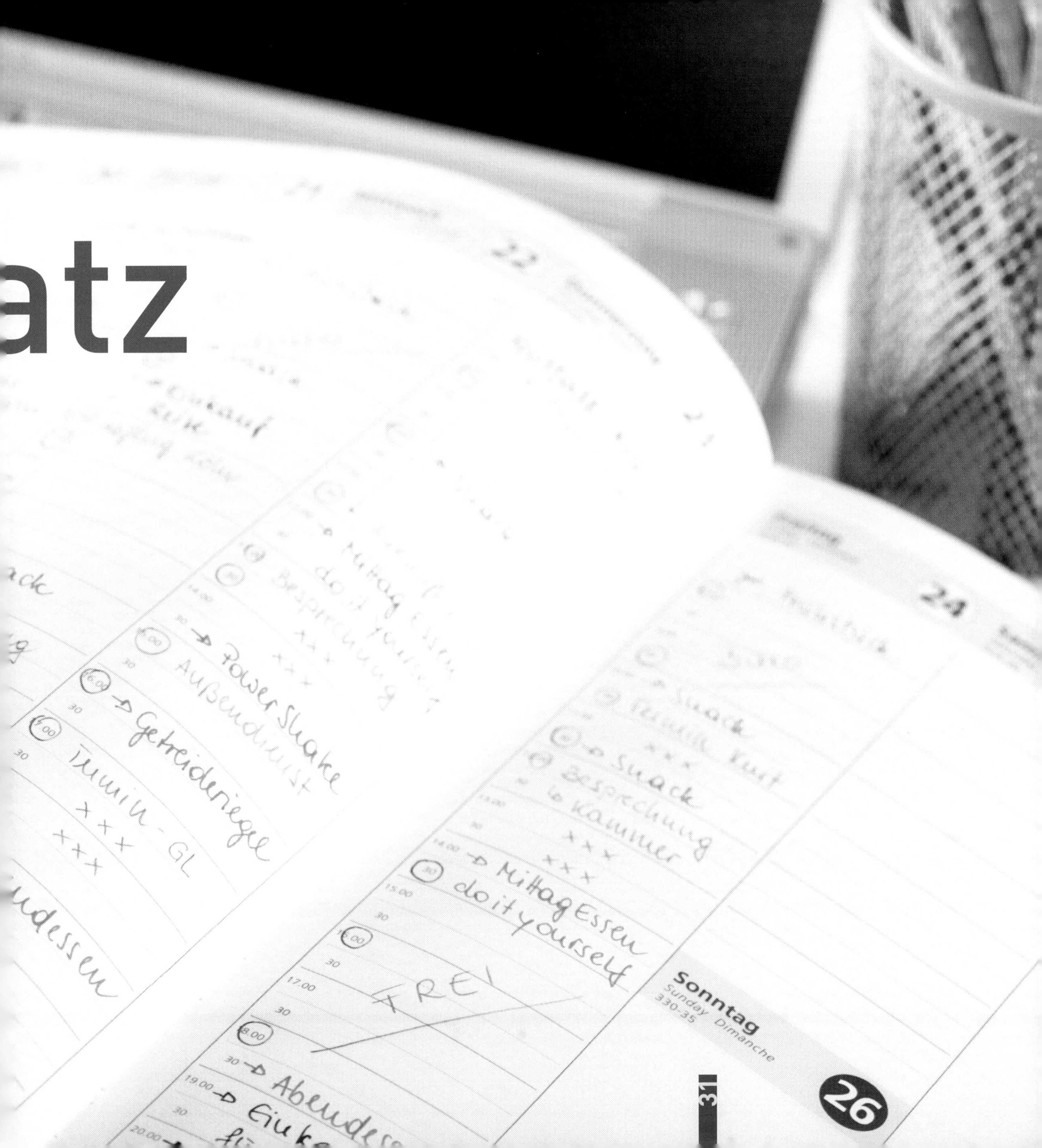
atz
Sonntag
Sunday Dimanche
330-35
26
24
PowerShake
Außendienst
Getreideriegel
Termin - GL
Besprechung
Kammer
Mittagessen
doityourself
FREI

Management der Nahrungsaufnahme

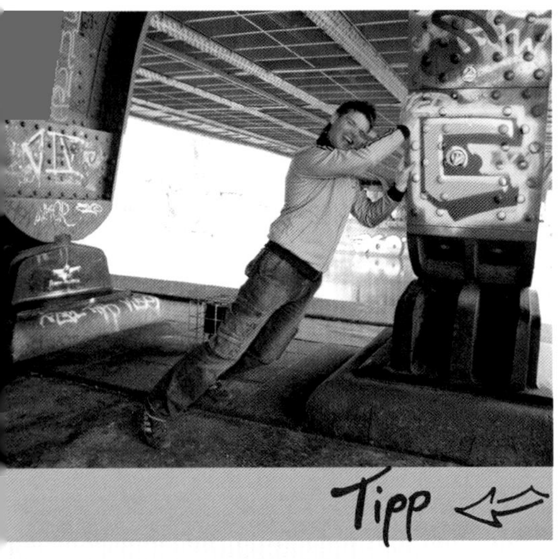

Starkes Morgen-Müsli
4–5 EL Bio-Cornflakes
ohne Zucker oder Früchtemüsli
ohne Zucker
1 EL Brombeeren
1 EL Himbeeren
1 EL Erdbeeren
⅛ l Buttermilch
1 TL Birnendicksaft oder
Ahornsirup
1 Grapefruit
gehackte Walnüsse

Die Beeren gut waschen. Cornflakes, Beeren und gehackte Walnüsse in eine Schüssel geben. Mit Buttermilch, Birnendicksaft und frisch gepresstem Grapefruitsaft vermischen.

Morgens wie ein König – mittags wie ein Bürger – abends wie ein Bettler. Diese althergebrachte Weisheit hat durchaus ihre Berechtigung. Doch leider sieht diese Theorie im wahren Berufsalltag meist sehr viel anders aus.

Die Hauptmahlzeit des Tages ist sehr oft das Abendessen und von einem Frühstück ist meist gar nicht erst die Rede. Diese Gewohnheiten sollten Sie ab sofort ändern, denn durch eine Umverteilung der Nahrungsaufnahme erreichen Sie eine weitaus höhere Leistungsstärke. Verteilen Sie einen großen Teil vom Zuviel des Abendessens auf das Frühstück. Einen kleineren Anteil können Sie ohne weiteres fürs Mittagessen einsetzen.

Umverteilung der Speisenaufnahme

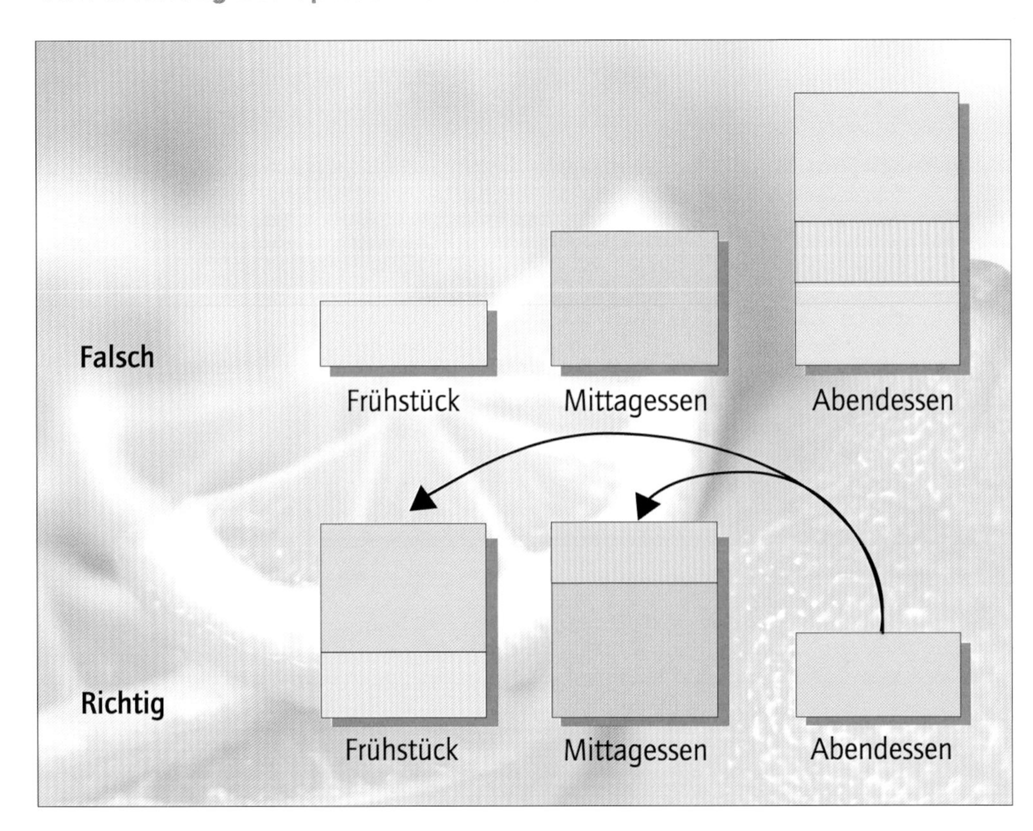

Außerdem ist der Körper am Abend ohnehin schon auf Regeneration eingestellt und nicht auf Höchstleistung für Verdauungsarbeiten. Das Zuviel, das an Kalorien aufgenommen wird, kann nicht mehr verbraucht werden und setzt sich somit auch noch als Depotfett an!

Öfter aber kleiner

Hungern Sie nicht untertags, um dann am Abend voll zuzuschlagen. Um eine gleichbleibende Leistungsfähigkeit über den gesamten Arbeitstag zu erreichen ist es wichtig, mehrere Mahlzeiten über den Tag verteilt zu sich zu nehmen. Höhere Konzentrationsfähigkeit, mehr Leistung sowie Vitalität durch einen gleichbleibenden Blutzuckerspiegel ist die Folge. Je nach Stundenanzahl des Arbeitstages können 5–7 Snack-Mahlzeiten ohne weiteres eingenommen werden. Und Sie werden bald merken, dass Sie sich besser und viel wohler fühlen, während Sie auch noch viel konzentrierter arbeiten können. Auch Heißhungerattacken gehören schon bald der Vergangenheit an! Und keine Angst – Sie werden deswegen nicht zunehmen! Denn durch den zusätzlichen Einsatz der optimalen Gehirnnahrung über den gesamten Arbeitstag hinweg, erreichen Sie einen konstanten Blutzuckerspiegel.

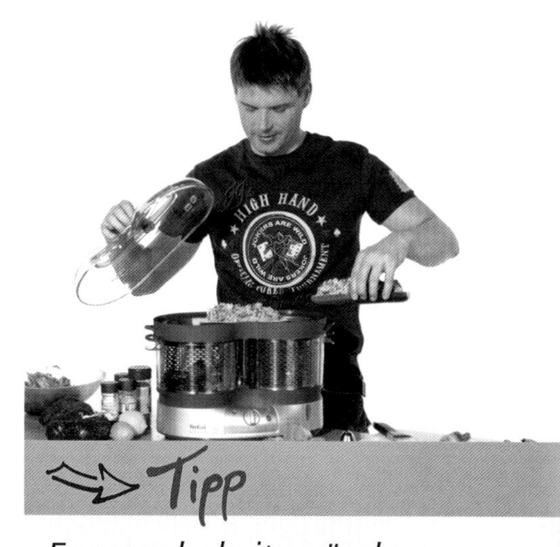

Tipp

Essgewohnheiten ändern – und zwar dauerhaft. Lifestyle-Change nennen US-Forscher die Erfolgsformel für langfristiges Schlanksein. Nur wer sich fett- und kalorienarm ernährt, kann sein Wunschgewicht auf Dauer stabilisieren.

Richtige Aufteilung der Mahlzeiten am Arbeitsplatz

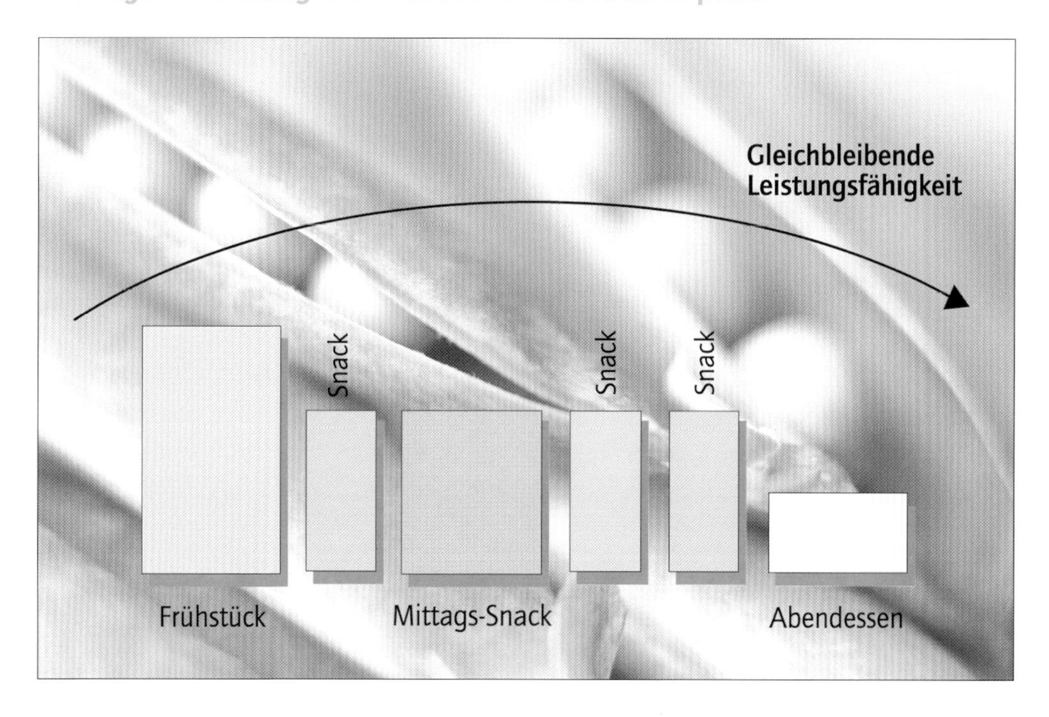

Es mag vielleicht etwas komisch klingen, aber regelmäßiges Essen sollte am Arbeitsplatz zur Gewohnheit werden. Ich werde auch manchmal von Seminarteilnehmern ausgelacht, wenn ich mit sämtlichen Jausenboxen bei meinen Seminaren aufmarschiere. Doch niemand, der es selbst ausprobiert und den gravierenden Unterschied in der Leistungsfähigkeit bzw. im Wohlfühlen selbst erfahren und verspürt hat, wird jemals wieder auf regelmäßige Mahlzeiten am Arbeitsplatz verzichten wollen.

Tipp

Beginnen Sie bei der Zubereitung Ihres Pausen-Snacks immer mit einem Salatblatt, Gurken- und Tomatenscheiben. Erst dann kommt der Belag.

Der Arbeitstag beginnt mit einem ausgiebigen Frühstück

Das Frühstück ist die Basis und die wichtigste Mahlzeit mit höchster Wertigkeit. Nach der Regeneration durch Schlaf ist Ihr Körper am Morgen hungrig nach Energie. Der Stoffwechsel des Menschen ist zwischen 6.00 und 9.00 Uhr morgens am aktivsten: Ein hochwertiges vitalstoffreiches Frühstück macht geistig fit und munter und garantiert einen hervorragenden Start in den Tag. Viele Menschen essen morgens aber gar nichts, wie ein Motor, der nur auf einem Zylinder läuft. Durch den bewussten Einsatz der richtigen Nahrungsmittel nimmt die Leistungskurve ihren Aufschwung. Sie haben die Karten ab heute in der Hand: Starten Sie von nun an mit viel Elan und Ausdauer in einen neuen guten Tag!

Zwischendurch am Vormittag

Der Vormittags-Snack sollte spätestens um zehn Uhr verzehrt werden, damit die Nahrung noch rechtzeitig vor dem Mittagessen den Magen passieren kann. Nicht zu üppig, damit kein zu voller Bauch und Völlegefühl entsteht. Kohlenhydratreich (Vollkornbrot oder Weckerl), fettarm (Käse, Hüttenkäse ...) und nährstoffhaltig (Salatblatt, Gurkenscheiben ...) sind die Grundbausteine für einen sinnvollen Zwischendurchhappen. Es kann aber auch mal ein Powershake aus Soja-Eiweißpulver mit fettarmer Milch und frischen Früchten sein.

Mit dem Mittagessen den Körper nicht belasten!

Nehmen Sie sich die Zeit, sich nach dem Essen für 10 Minuten die Beine zu vertreten.
Sie werden sehen, dass Sie rundum erfrischt sein werden!

Wenn Sie Ihren Beruf überwiegend am Schreibtisch ausüben, brauchen Sie mittags vor allem leichte Kost. Diese Mahlzeit sollte schnell verdaulich sein, d. h. nicht zu fette Speisen (keine in Fett gebackenen Lebensmittel), keine Hülsenfrüchte, nicht zu scharf gewürzte Mahlzeiten, denn sie belasten den Körper beim Denken. Optimal sind Putensteak mit Reis, Fisch mit Kartoffeln – nämlich eine Kombination aus Eiweiß und Kohlenhydraten. Dazu eine Portion Vitamine in Form von Salat oder Gemüse.
Es ist besonders wichtig, dass das Frühstück und die Zwischenmahlzeit am Vormittag eingehalten werden, damit noch genug Energie für Ihre kreative Tätigkeit vorhanden ist. Wenn Sie nicht die Möglichkeit haben, ein warmes Mittagessen zu sich zu nehmen, dann bleibt nur das Mitbringen eines eigenen Lunchpakets. Oftmals bleibt vom Vorabend etwas übrig.
In einem geeigneten Behälter lässt sich dies meist unkompliziert zur Arbeit mitnehmen.
Ideen für schnelle Mittagsmahlzeiten, die sich schon abends vorbereiten und gut zur Arbeit mitnehmen lassen, finden Sie folgend.

→ Salate:

Am Vorabend waschen, putzen und in einer Frischhaltebox im Kühlschrank aufbewahren; mit Essig-und-Öl-Dressing am nächsten Tag im Büro zubereiten. Kann auch mal ein fertiges Joghurtdressing sein, dazu ein belegtes Vollkornbrötchen.

→ Suppen, Eintöpfe:

Abends vorkochen, im Kühlschrank aufbewahren und am nächsten Tag in einem gut verschließbaren Behälter mitnehmen; dazu passt Vollkornbrot und zum Nachtisch ein Stück Obst oder ein Joghurt.

→ Zum Einfrieren gut geeignet:

Suppen, Eintopfgerichte, Fisch- und Fleischspeisen, Nudel- und Reisaufläufe. Zum Aufwärmen am Arbeitsplatz eignet sich für diese Speisen hervorragend ein Dampfgarer.

Power am Nachmittag

Die regelmäßige Nahrungszufuhr hält den Blutzuckerspiegel konstant und sorgt damit für eine relativ gleichmäßige Leistungsfähigkeit. Sorgen Sie deshalb auch nachmittags für den nötigen Nachschub. Leckeres Obst können Sie beispielsweise sofort von der Hand essen oder auch rasch klein schneiden und zum Joghurt oder Topfen (Quark) geben. Natürlich sind auch Frühstücksideen als Energiespritze am Nachmittag geeignet: z. B. 10-Früchte-Müsli mit einem 100%igen Fruchtsaft. Wenn es schnell gehen muss: Buttermilch mit verschiedenen Fruchtsäften gemischt.

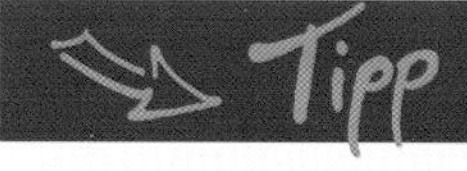

Die Wertigkeit von Eiweiß wird durch die richtige Kombination von tierischen und pflanzlichen Eiweißen stark erhöht: Kombinieren Sie z. B. Eier und Kartoffeln, Getreide und Milch, Fisch und Bohnen.

Mit dem Abendessen in die Regeneration!

Wenigstens eine Mahlzeit am Tag sollten Sie ganz in Ruhe genießen. Meist bietet sich der Abend für ein leckeres Genießer-Menü an. Das Abendmahl sollte jedoch etwas kleiner ausfallen und sich aus leicht verdaulichen Speisen zusammensetzen, um Ihr Verdauungssystem so wenig wie möglich zu belasten. Leichte Gerichte wie Suppen ohne Sahne und ungebunden – eventuell püriert –, Vollwertnudeln mit Gemüseragouts bzw. Salate mit natur gebratenem Fleisch (Pute, Huhn, Fisch) sind optimal. Es empfiehlt sich auch mal ein Bananenshake, Vollkornbrot leicht belegt, Knäckebrot oder Joghurt mit Marmelade.

Frühstück

Mit dem Frühstück in die Startlöcher

Es ist wohl überflüssig festzustellen, wie verschieden Menschen sind. Während die/der eine sich bereits abends auf Kaffee und Frühstück am nächsten Morgen freut, wird die/der andere erst am Nachmittag so richtig munter. Oftmals vergeht ein Tag und man stellt fest: „Eigentlich habe ich heute noch gar nichts gegessen!"
Am Morgen können wir es uns leisten, uns so richtig den Bauch vollzuschlagen. Doch gerade da tun es die meisten nicht. Verzichten Sie nicht auf die königliche Chance! Man kann es Schritt für Schritt lernen, sich am Morgen Zeit zu nehmen, um ein vitalstoffreiches Frühstück zu genießen. Innere Fröhlichkeit und Ausgeglichenheit folgen als Belohnung!

Tipp

Frühstücken Sie gesund und ausgiebig: Das minimiert das Risiko dick zu werden. Damit es morgens schnell geht, können Sie am Vorabend schon Ihren Frühstückstisch herrichten. Kaffee oder Tee vorbereiten, Müsli in die Schüssel, Tisch decken.

Wie sinnvoll ist ein Frühstück überhaupt?

Das, was Sie beim Frühstück versäumen, können Sie im Laufe des Tages nicht mehr nachholen! Sie befinden sich mit Ihrer Leistungsfähigkeit immer hinten dran! Damit wir Leistung bringen können, benötigt unser Körper einerseits Energie, aber auch Vitamine, Mineralstoffe und Flüssigkeit sowie Eiweiß als Baustoff. In der Nacht wird (meist) nichts gegessen, das heißt, der Körper zehrt von den Reserven des Tages. Und es ist keine unbeträchtliche Energiemenge, die der Körper beim Schlafen zur Aufrechterhaltung der Lebensfunktionen (Herzschlag, Stoffwechsel) und Körpertemperatur benötigt.
Am Morgen sind vor allem die Kohlenhydratspeicher aufgebraucht und Nachschub wird erforderlich. Auch benötigt der Körper B-Vitamine, die sogenannten „Nervenvitamine", welche konzentriertes Arbeiten fördern.

Der Antriebsstoff ist ausschlaggebend

Würden Sie warten, bis bei Ihrem Auto der Benzintank leer ist? Niemals, denn die Leistung zählt. Meist wird jedoch unser eigener Tank mit „minderwertigem" Antriebsstoff, z. B. nur mit Kaffee, gefüllt. Unser Motor stottert oder läuft nicht auf Hochtouren. Nützen Sie doch das vielfältige Nahrungsangebot für ein gutes reichhaltiges Frühstück! Ihrem Motor zuliebe!

Das optimale Frühstück

Das Wichtigste ist, morgens überhaupt etwas zu essen. Denn nach acht Stunden Fasten ist der Blutzuckerspiegel im Keller. Ihrem Gehirn steht dann keine schnell umsetzbare Energie zum logischen Denken, für optimale Konzentration, ... zur Verfügung. Viel Zeit dafür einplanen und nicht verschlingen, denn das belastet Ihren Körper unnötig und kann auch zu Bauchschmerzen führen.

Vollkornbrot
Sorgt lange Zeit für gleichmäßigen Glykogen-Nachschub (Glykogen ist der Baustein, in dem Zucker im Körper gespeichert wird). Das bedeutet, Sie werden über einen gewissen Zeitraum optimal versorgt und haben dadurch auch keinen Leistungsabfall.

Eiweißreich
Fettreduzierter Käse, magerer Schinken (nicht sehr dick belegen – belastet ansonsten den Körper) verursacht keine Blutzuckerspitzen, hält lange satt und liefert Bausteine für wichtige Nervenbotenstoffe. Das kann sich sehr positiv auf ein gutes Betriebsklima auswirken.

Wasser
Für Top-Leistungen muss das Gehirn gewässert sein. Daher gleich nach dem Aufstehen ein Glas Wasser. Beim Frühstück liefern Tee oder Milch und Joghurt genug Flüssiges. Wenn Fruchtsäfte, dann am besten ohne Zuckerzusatz – z. B. naturtrüber Apfelsaft oder noch besser: frisch gepresster.

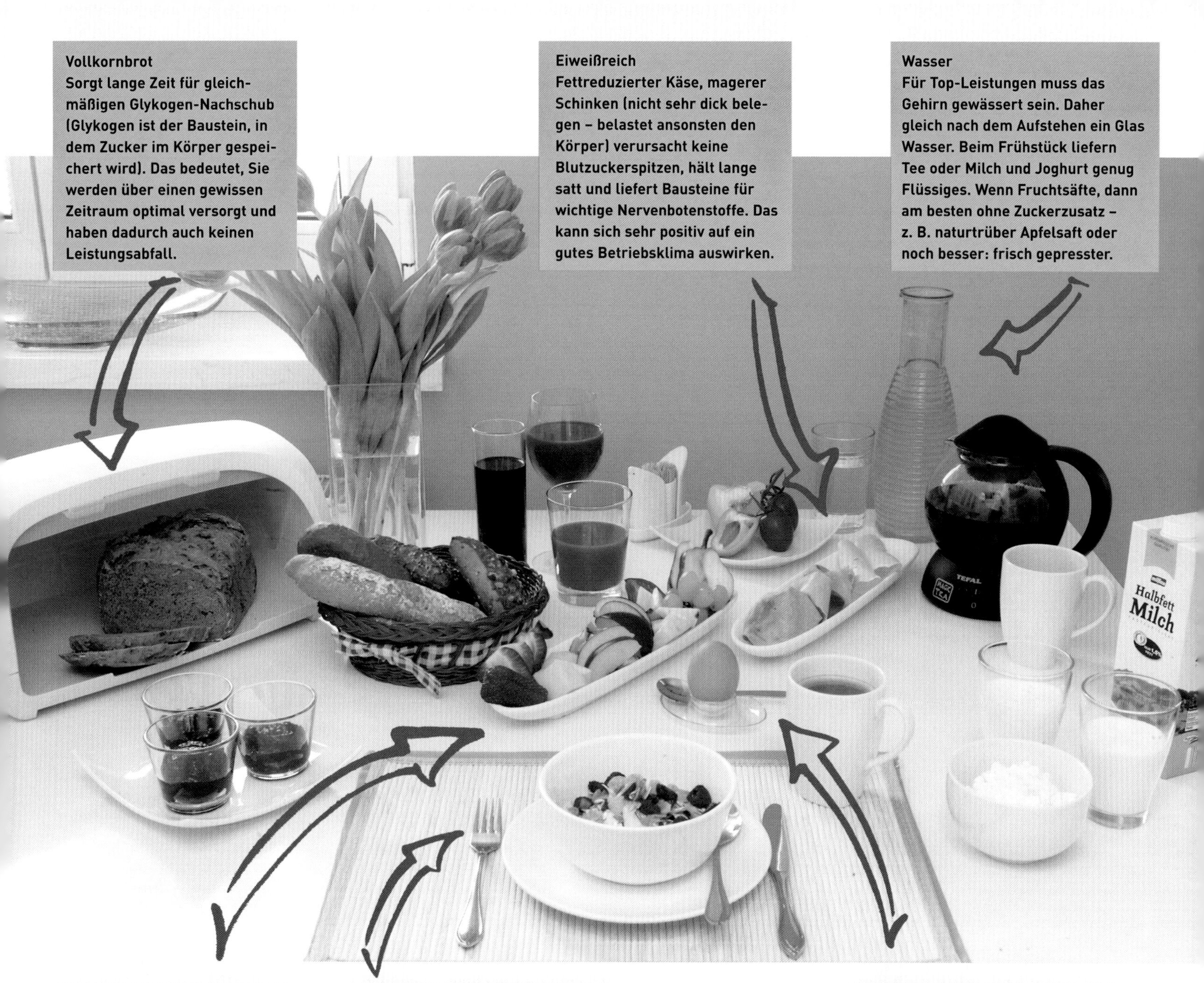

Obst
Etwas vorsichtig damit umgehen! Für die Verdauung am Morgen ist es optimal, allerdings bekommt man sehr schnell wieder Hunger. Wenn, dann empfehlen sich Bananen – sie enthalten außerdem Magnesium für die Denkfabrik.

Zerealien
Ohne Zuckerzusatz!! Mit einem hohen Anteil an Nüssen und Trockenobst, auf Vollkornbasis, zusammengestellt aus verschiedenen Flocken. Nicht zu empfehlen sind Pops, Flakes usw. Zubereitet mit Halbfettmilch oder einem hochwertigen probiotischen Joghurt.

Eierspeisen
Eier enthalten Aminosäuren und sind somit eine gute Quelle, um Erinnerungen in Fahrt zu bringen. Eier regen die Denkleistung an. Eierspeisen zubereiten mit frischen Kräutern und Gemüse oder auch mal als Omelette. Keinesfalls mit fettem Speck oder Salami. Und achten Sie darauf, nicht öfter als 2- bis 3-mal die Woche Eierspeisen zu essen.

Mit einem Frühstück sind Sie immer um eine Nasenlänge vorn

Spätestens am Vormittag macht der Körper bei mangelnder Energiezufuhr dann auch spürbar schlapp. Ein fehlendes Frühstück kann zu Einschränkungen der Leistungsfähigkeit, zu Konzentrationsschwäche und Müdigkeit führen.
Wenn das Frühstück häufig versäumt wird, dann sollte also spätestens am Vormittag eine Essenspause eingeplant werden, um „Sprit" zu tanken.
Den Tag mit einem entspannten Frühstück zu beginnen fördert auch die Gewichtsreduktion, da kein übergroßes Abendessen erforderlich wird. Ein Luxus, den sich jeder leisten sollte!

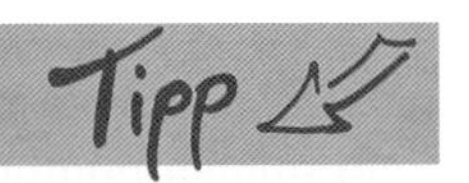

Tipps für Frühstücksmuffel

Frühstücksköder: ein automatischer Brotback-automat. Programmieren Sie die Backzeit so, dass das Brot zur Zeit des Aufstehens fertig ist. Alleine der Geruch macht Lust auf Essen.

Was kann man also tun, wenn man einfach kein Frühstück runterbringt? Dann beginnen Sie mit frischen Früchten auf nüchternen Magen. Am besten eignen sich dazu frische, reife Beeren oder auch anderes Obst nach Belieben. Sie werden merken, dass Sie binnen kurzer Zeit Hunger bekommen. Spätestens dann müssen Sie auch mit Nahrung gerüstet sein.
D. h. Ihre Jausenbox (Brotzeitbox) fürs Büro muss gefüllt sein oder Sie setzen auf ein leckeres Müsli mit Halbfettmilch an Ihrem Schreibtisch. Auf keinen Fall sollte man den Körper auch noch „dursten" lassen. Das heißt, ein Glas Wasser zum Kaffee ist ein weiterer Schritt zu besserem Wohlbefinden. Sind Zeitmangel und Stress in der Früh ein Grund, um das Frühstück wegzulassen, so könnte man schon am Abend ein Müsli vorbereiten und dann morgens in Ruhe genießen. Ein flüssiges Frühstück „rutscht" leichter. 100%ige Fruchtsäfte oder auch das durch zahlreiche Handelsketten angebotene Trinkfrühstück (meist Obst und Getreide – doch achten Sie auf den Zuckergehalt!) sind ein erster Schritt zu mehr Energie für den Tag.

Gut Ding braucht Weile – Schritt für Schritt und planmäßig vorgehen

Versuchen Sie nicht von heute auf morgen ihre gesamten Gewohnheiten umzukrempeln! Erst dann, wenn es für Sie überzeugend genug und passend ist, schreiten Sie Schritt für Schritt zur Tat. Nur keinen Stress und bedenken Sie, dass Ihr Körper Zeit braucht, sich auf neue Ernährungsmaßnahmen umzustellen. Die Umstellung zur Vollwerternährung muss überhaupt sachte vor sich gehen und sollte mindestens sechs bis acht Monate in Anspruch nehmen, damit keine Verdauungsprobleme oder körperlichen Unstimmigkeiten auftreten.

Zu Hause haben Sie nur zwischen Tür und Angel gefrühstückt und jetzt quält Sie der Hunger? Gleichen Sie beim zweiten Frühstück aus, was Sie daheim versäumt haben. Vergessen Sie nicht: Am Morgen benötigen wir dringend Nachschub, um voll leistungsfähig zu sein. Denn Langschläfer können zumindest den Weg zur Arbeitsstätte voll auskosten und mit offenen Augen in das Reich von Essen und Trinken eintauchen.

Tankstellenfrühstück

Eine ausreichende Zufuhr von Flüssigkeit ist extrem wichtig. Am besten holen Sie sich gleich eine Flasche stilles Mineralwasser und eine Flasche 100%igen Frucht- oder Gemüsesaft von der nächsten Tankstelle und mischen diese im Verhältnis 2:1 in Ihre Trinkflasche. Dazu gucken Sie, ob Sie einen Getreideriegel mit wenig Zucker im Regal finden. Dann schaffen Sie es vorerst mal bis ins Büro.

Frühstück in Café und Bäckerei

Eine Tasse Kaffee darf es schon sein. Bestellen Sie aber zeitgleich ein Glas stilles Wasser dazu. Wenn Sie meinen, sich der französischen Tradition mit einem Croissant anschließen zu müssen, dann können Sie gleich einpacken. Viel zu fett, macht nur kurz satt und bereitet garantiert die nächste Heißhungerattacke vor. Bestellen Sie lieber ein Marmeladebrot mit dünner Butterschicht oder ein Stück trockenen Kuchen. Bevor Sie gehen, nehmen Sie sich Vollkorngebäck mit an den Arbeitsplatz.

Frühstück vom Fleischer

Meiden Sie fette Speisen: Fett macht träge. Fett ist zwar ein guter Geschmacksträger und sättigt gut, setzt aber eindeutig Leistungsfähigkeit und Ausdauer herab. Keinesfalls eine Wurstsemmel mit Extrawurst – der Fettgehalt ist zu hoch, es fehlen Vitamine und Mineralstoffe. Der Kaloriengehalt entspricht fast einem kleinen Mittagessen. Besser: Vollkorngebäck mit magerem Kochschinken, Salatblatt und Gurkenscheiben gleich zum Mitnehmen ins Büro.

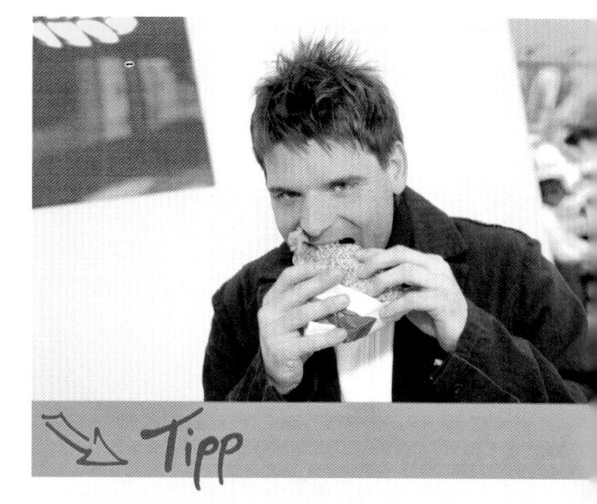

Tipp

Frühstücks-Rallye zum Büro

Wenn Sie das Frühstück meiden, dann trinken Sie wenigstens zu Hause einen 100%igen Frucht- oder Gemüsesaft. Dann können Sie sich im Büro in Ruhe den Kaffee gönnen.

Topfenbaguette

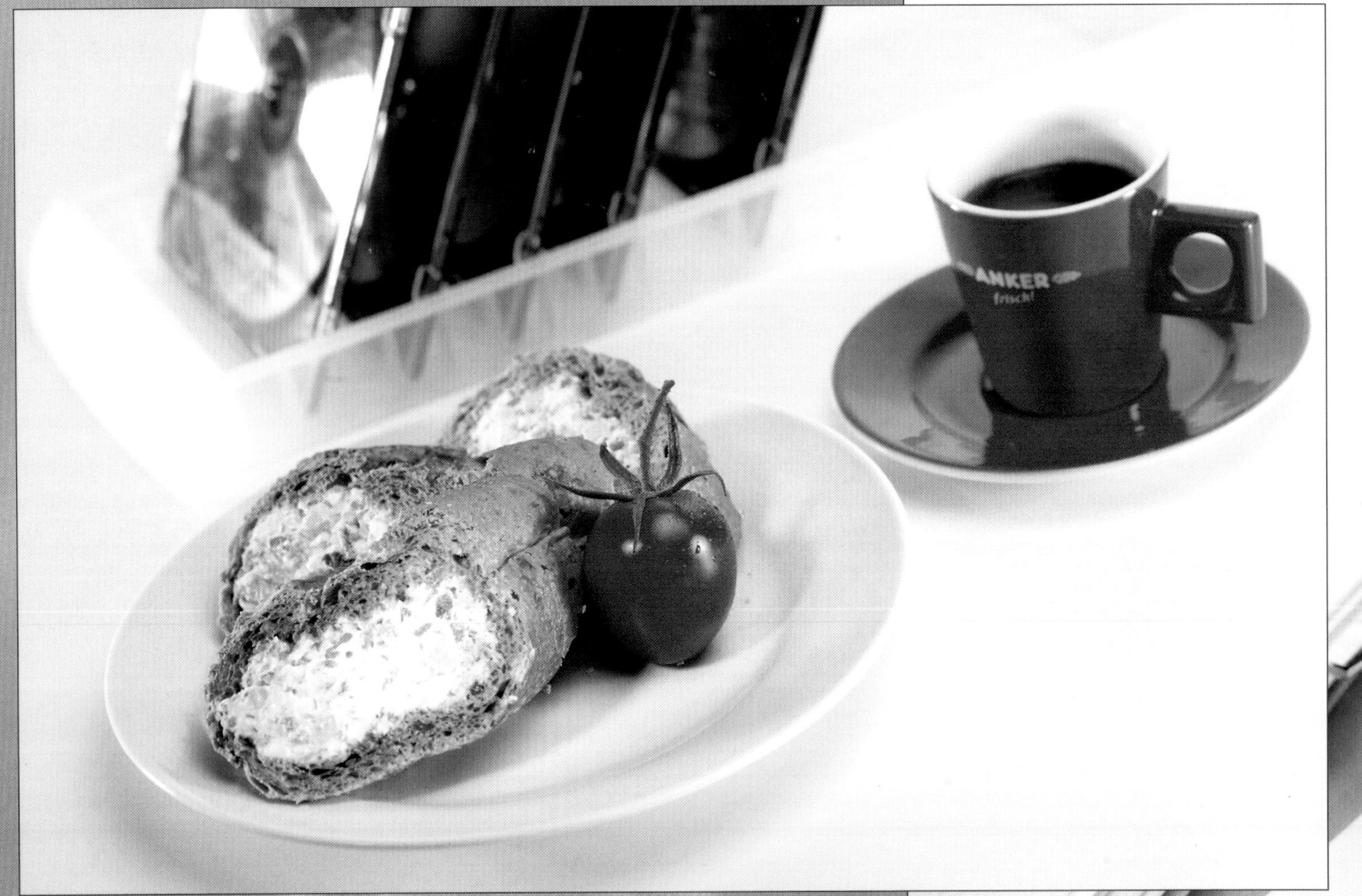

Topfen (Quark) ist eine leichte Alternative zu Frischkäse. Das Rezept für dieses leckere Vollkornbaguette mit Topfenfüllung finden Sie auf Seite 119.

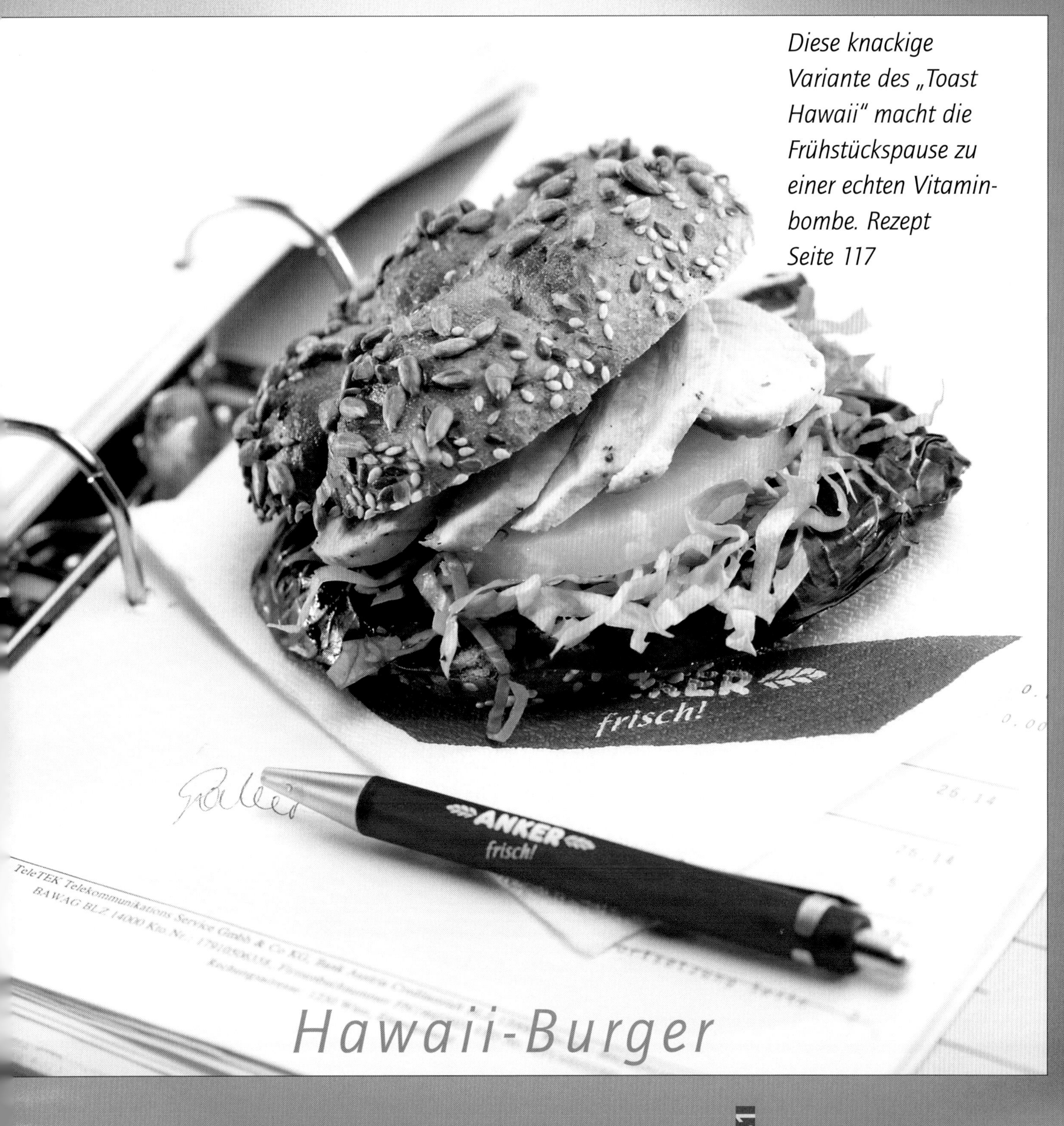

Diese knackige Variante des „Toast Hawaii“ macht die Frühstückspause zu einer echten Vitaminbombe. Rezept *Seite 117*

Hawaii-Burger

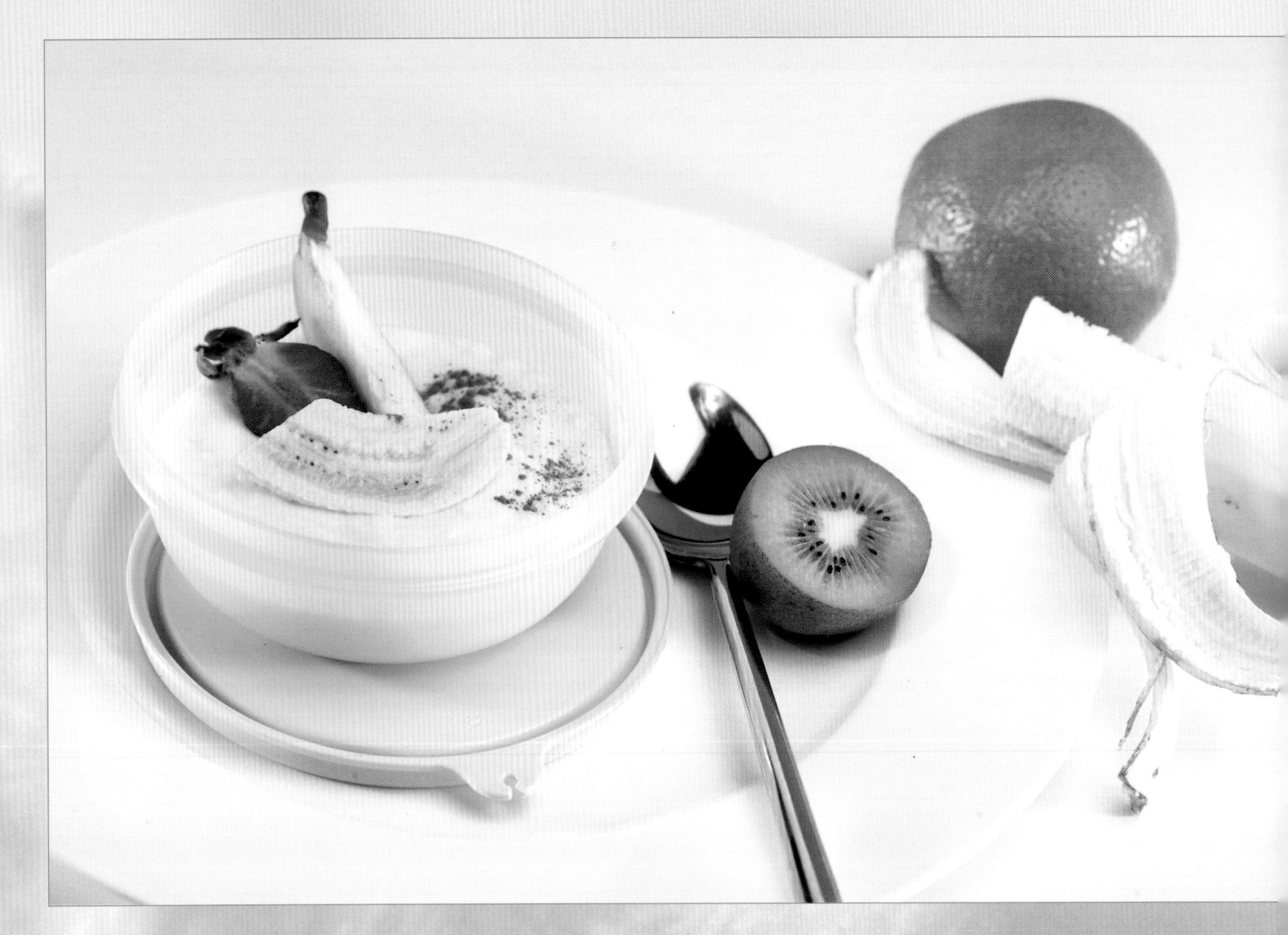

Milchreis

Köstliches für den kleinen Süßhunger! Den Milchreis mit Früchten finden Sie auf Seite 124.

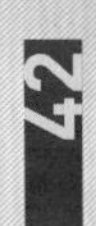

Joghurt ist eine ausgezeichnete Quelle für Kalzium, Magnesium und Phosphor. Genießen Sie dieses schnelle Müsli also im Bewusstsein, sich etwas richtig Gutes zu tun. *Rezept Seite 125*

Schnelles Müsli

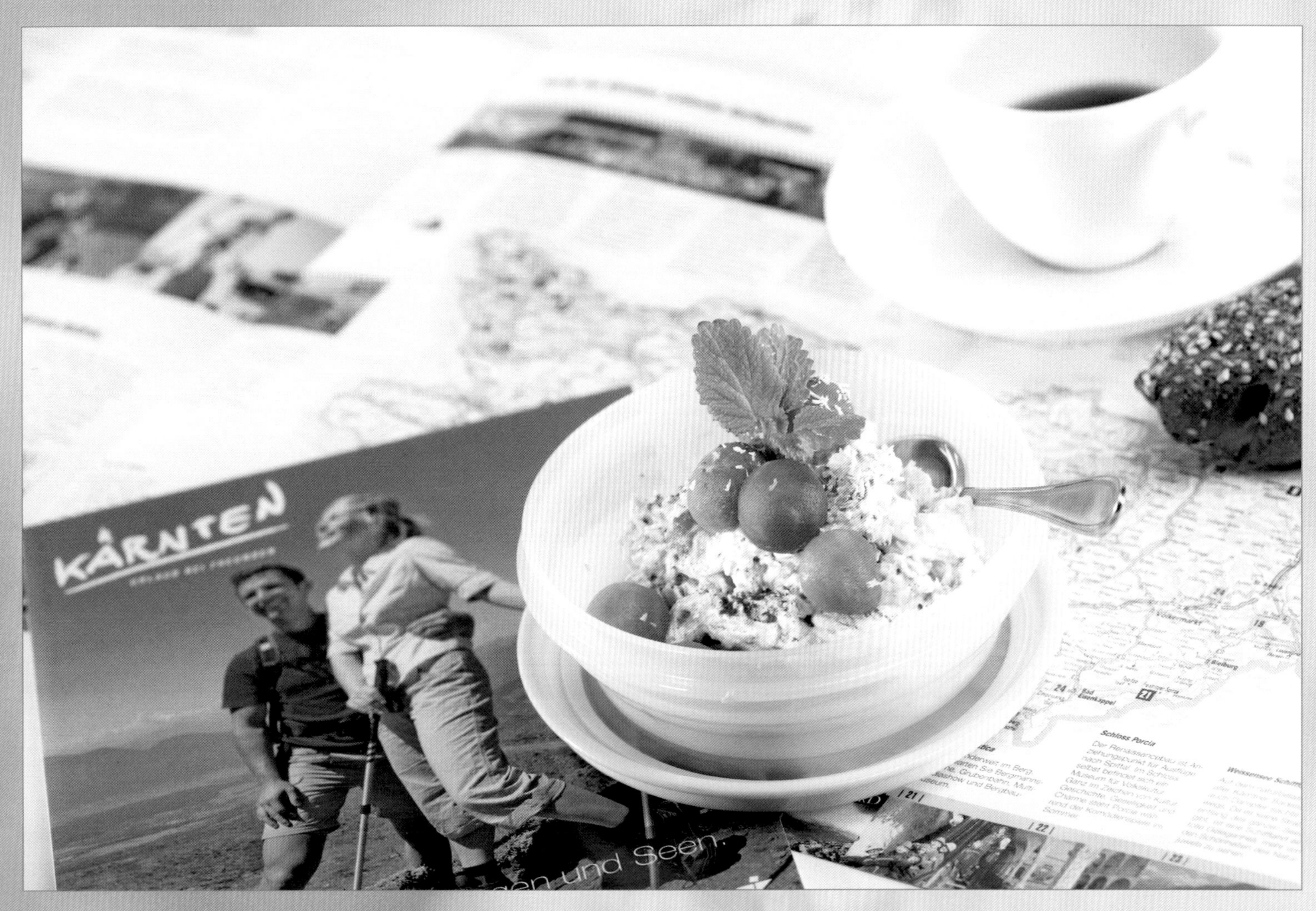

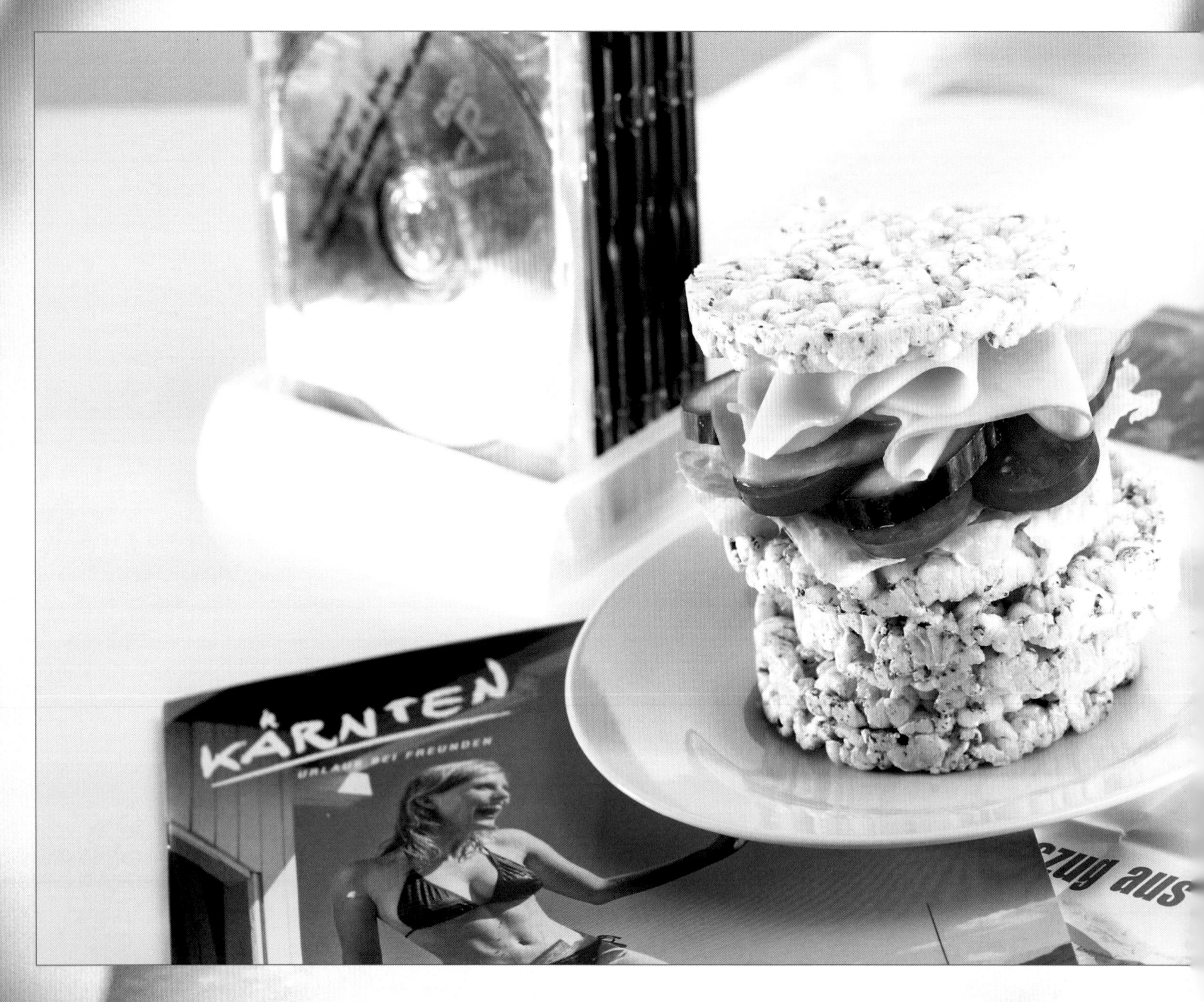

Frische Gurken und Tomaten zwischen lockerleichten Reiswaffeln – so knuspern Sie sich durch den Büroalltag. Der Office-Toast (Rezept Seite 124) ist rasend schnell zubereitet.

Office-Toast

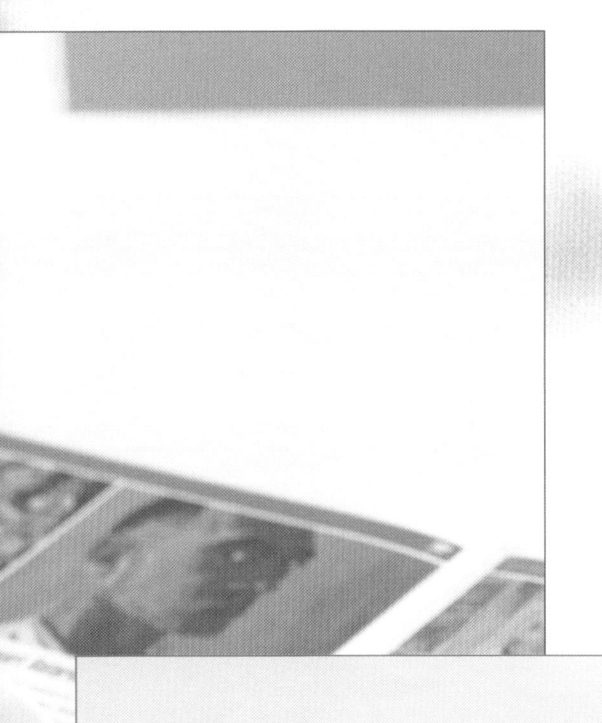

Haferflöckchen

Hafer für gestresste Geister und Mägen, mit Obst und Zimt natürlich auch richtig lecker. Rezept Seite 121

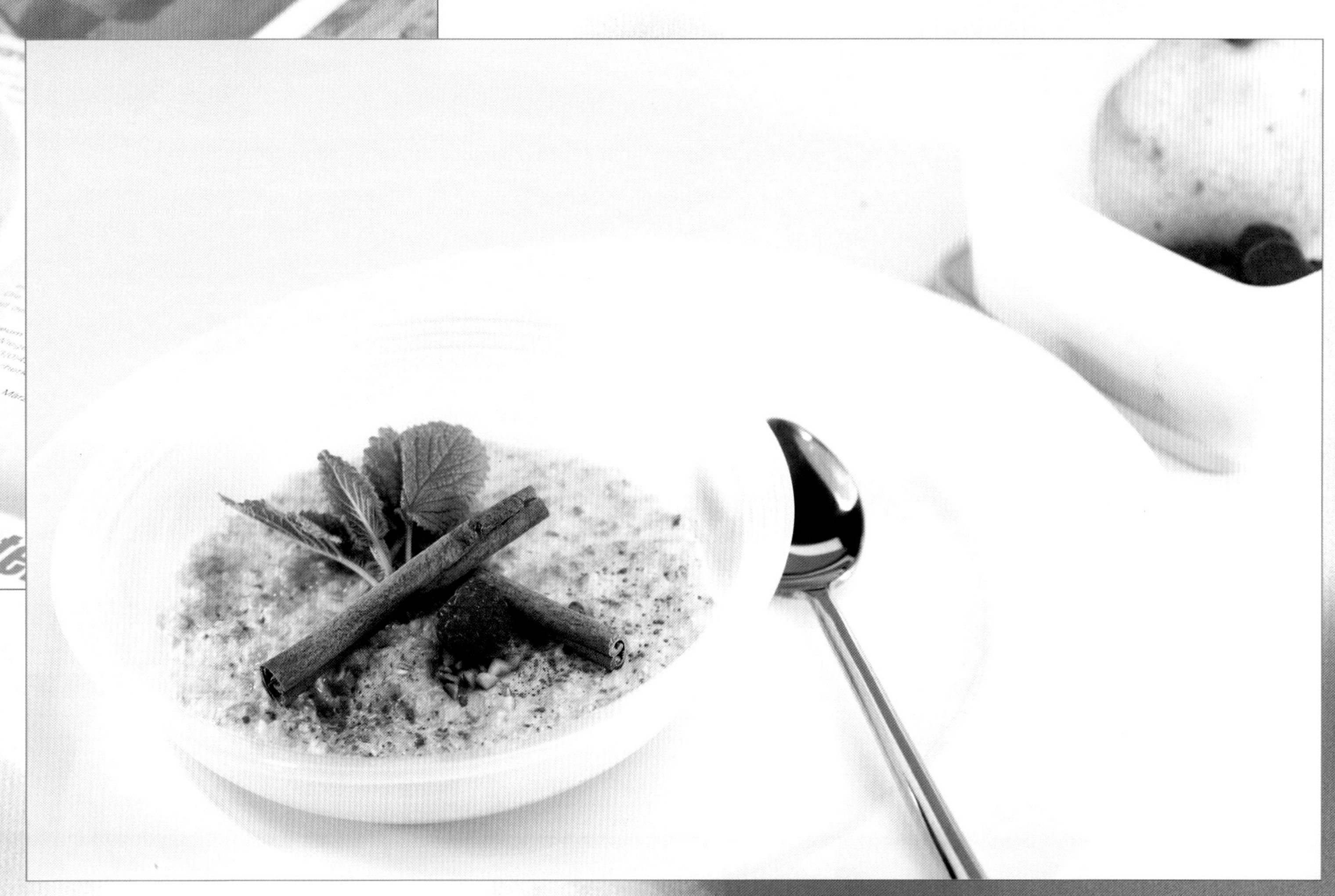

Frühstück aus der Imbissbude

Wer glaubt, sich mit einem obligaten Schinken-Käse-Toast etwas Gutes zu tun, hat sich getäuscht. Zu viele „leere Kalorien" im Toastbrot und meist zu hoher Fettgehalt im Käse. Außerdem fehlt es an Vitaminen und Mineralstoffen. Toastbrot macht nicht satt, fetter Käse dafür dick. Besser: Vollkorntoast mit fettreduziertem Käse und Putenschinken. Wer mag mit geschnittenen Paprikastreifen.

Frühstück aus dem Kühlregal

Zwischendurch einen Fruchtjoghurt. Achtung! Sorten mit Fruchtzubereitung enthalten meist viel Zucker und Fett und sind daher wahre Kalorienbomben. Besser: Kaufen Sie fettreduzierten Naturjoghurt und essen Sie ganze frische Früchte dazu. Wenn Sie schon im Supermarkt sind, dann kaufen Sie auch gleich frische Kräuter, Salat und Gemüse für Ihren Snack am Vormittag. Auch Obst, fettarme Milchprodukte und Halbfettmilch für das zweite Frühstück im Büro nicht vergessen!

Zeitsparendes Frühstück im Büro

Vollkornbrot oder -brötchen können Sie auf dem Weg zur Arbeit besorgen. Den Belag, z. B. fettarmen Käse oder magere Wurst, haben Sie im betriebseigenen Kühlschrank vorrätig oder Sie bringen ihn, in einer Kunststoffdose verpackt, von zu Hause mit.

Frische Kräuter, Salatblätter oder Gemüse bekommen Sie bei jedem Lebensmittelgeschäft um die Ecke. Das können Sie ebenfalls zur Arbeit mitnehmen. Noch besser: Salatblätter, Kräuter und Gemüsestreifen am Vorabend zubereiten und über Nacht in einer Kunststoffbox im Kühlschrank aufbewahren.

Obst und fettarme Milchprodukte wie Joghurt, Topfen (Quark), Kefir, Molke oder Buttermilch sind rasch eingekauft und im Betriebskühlschrank stets griffbereit.

Lecker und schnell: Obststückchen vermischt mit Müsli, das Sie im Büro auf Vorrat haben, und Milch.

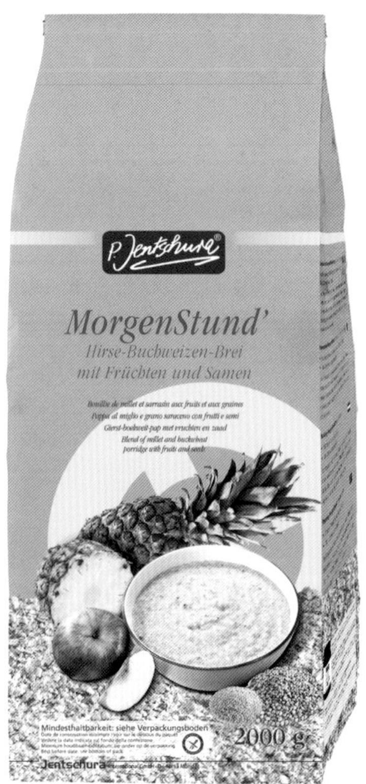

Tipp

Beim Frühstück ist eine Kombination von schnellen und langsamen Kohlenhydraten von Vorteil. Schnelle Kohlenhydrate bringen den müden Körper schnell wieder auf Touren. Langsame Kohlenhydrate versorgen den Körper am Vormittag mit Zucker und stabilisieren somit den Blutzuckerspiegel.

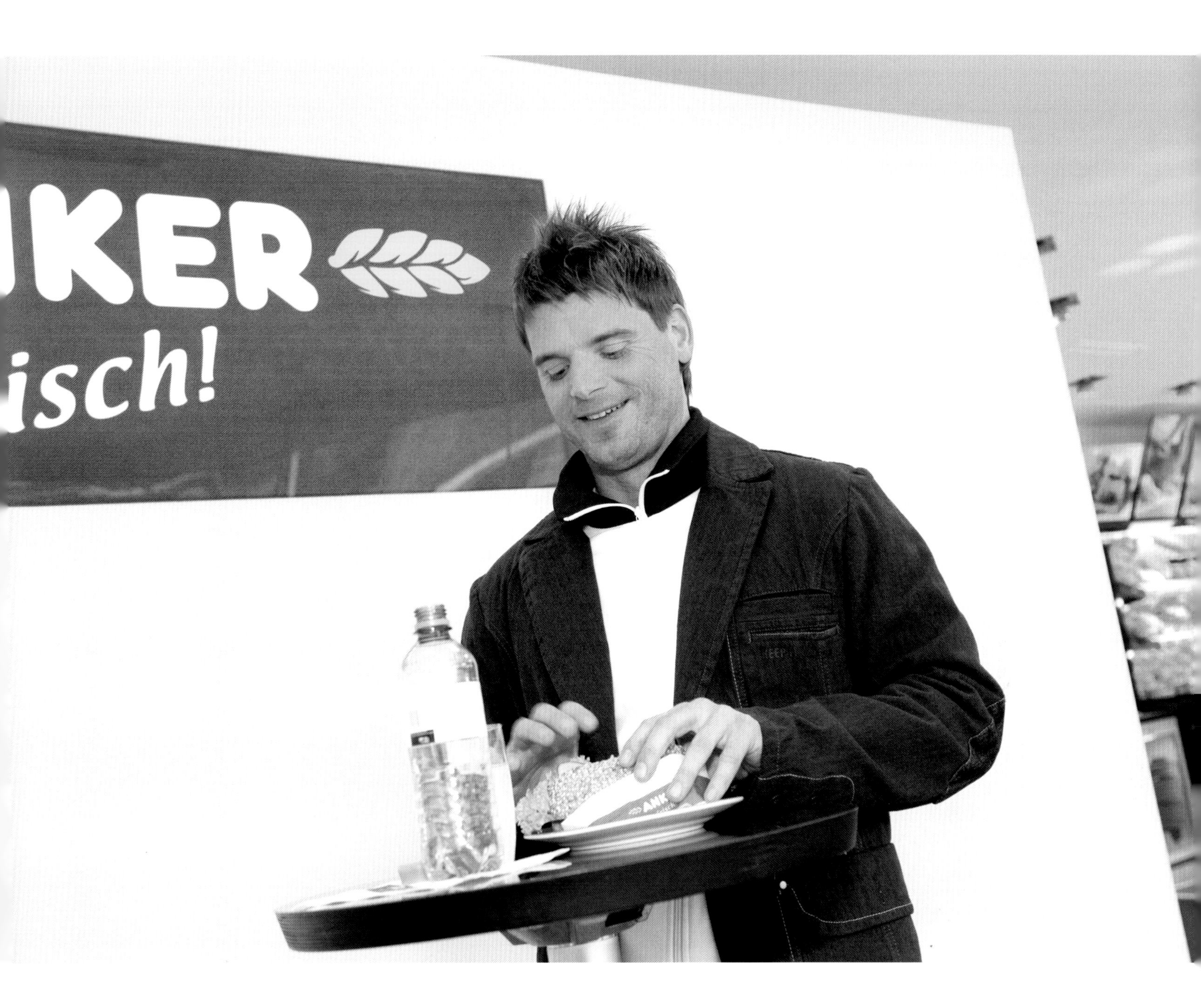
KER
isch!

Mittag

Planen Sie schon am Wochenende ihre Mahlzeiten: Montag bringen Sie das Essen von zu Hause mit, am Dienstag geht's in die Kantine, Mittwoch und Donnerstag kochen Sie in der Teeküche und am Freitag gehen Sie ins Restaurant.

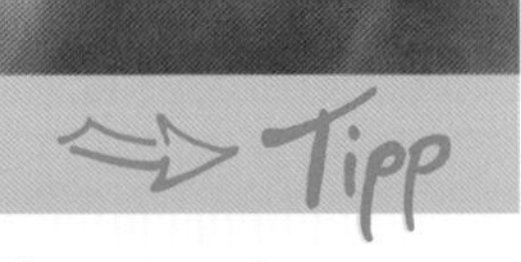

Essen Sie in der Kantine nach den Ampelfarben. Treiben Sie es richtig bunt, dann wird auch die Nährstoffaufnahme optimiert.

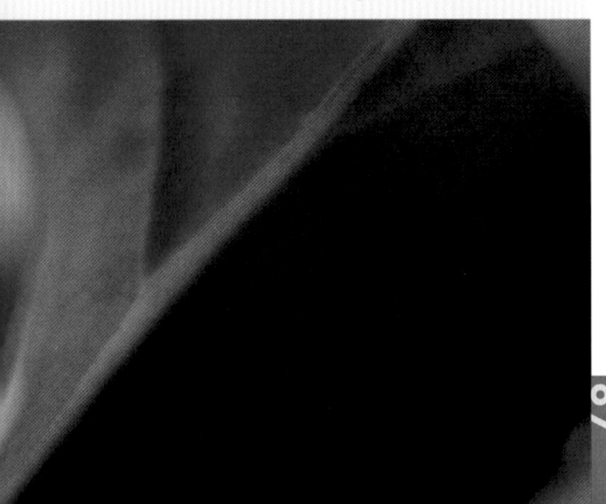

Essen am Arbeitsplatz

Viele Arbeitgeber wissen mittlerweile von der Wichtigkeit einer ausgewogenen Ernährung. Und so gibt es vielerorts Küchen, in denen Herd und Mikrowelle das Zubereiten kleiner Mahlzeiten möglich machen. Noch einfacher wird das Ganze durch die Einführung eines Dampfgarers (s. S. 101–103): Er erledigt die Arbeit quasi von selbst. Ohne Umzurühren oder gelegentliches Wenden können Sie weiterarbeiten und die ganze Mittagspause für das Essen verwenden. Und das Beste ist: Nahezu alle lebenswichtigen Vitamine bleiben auf diese Art erhalten. Gesünder geht es nicht.

Essen in der Kantine

Mittagspause. Jetzt wird in die Kantine gehetzt. Was wird heute wieder auf den Teller gepappt? Verkochte Kartoffeln, farbloses Gemüse, zähes Fleisch – die meisten Arbeitnehmer verbinden mit dem Essen der Kantine keine kulinarischen Genüsse. Kantinen und Betriebsküchen haben dennoch viele Vorzüge: Es geht schnell, es kostet weniger als im Restaurant und man kann sich abseits beruflicher Gespräche auch mal privat mit Kolleginnen und Kollegen austauschen.

Lassen Sie sich durch das Mahlzeitenangebot in Großküchen nicht verunsichern oder womöglich abschrecken von Ihrem Vorhaben, einem bewussten Leben entgegenzuschreiten. Kantinen sind meist sehr unterschiedlich ausgestattet und das Angebot variiert sehr stark. Zudem hat sich das Gesundheitsbewusstsein in den letzten Jahren auch in der Gemeinschaftsverpflegung gewandelt. Schonende Zubereitung und gesunde Lebensmittel stehen immer stärker im Fokus, auch von Kantine & Co. Dennoch sollten Sie gezielt mit offenen Augen die Kantinenküche betreten, denn dann und wann können immer noch versteckte Fette lauern.

Hier ein paar schnelle Tipps für „Schnellrestaurant-Esser"

- Viel Gemüse
- Wenig Überbackenes oder Frittiertes
- Gegrilltes helles Fleisch bevorzugen
- Viel Wasser trinken

- Obst als Nachtisch
- Augen auf! Achten Sie auf Frische – Salat knackig, Gemüse appetitlich
- Mindestens die Hälfte sollte aus Rohkost bestehen
- Gehen Sie so früh wie möglich zum Essen – denn dann sind die Speisen noch frischer und die Auswahl größer.
- Trinken Sie vor dem Essen einen Kräutertee oder ein Glas Wasser – der Magen ist schon etwas gefüllt und nimmt Ihnen etwas den Heißhunger auf Essen.
- Essen Sie besonders langsam – gut gekaut ist halb verdaut, das Sättigungsgefühl setzt dadurch früher ein.

Meistens gibt es in der Kantine ein vegetarisches Gericht. In dieser Abteilung sind Sie schon mal gut aufgehoben. Frischer Salat oder Gemüse – das ist schon ein Hinweis darauf, dass man sich hier um ernährungsphysiologische Bedürfnisse kümmert. Dressings nur mit Joghurt oder Essig/Öl, dann sind Sie auf der sicheren Seite.

Von üppigen Fleischportionen und fetten Saucen lassen Sie die Finger! Versteckte Fette sind aber leider für den Laien oft kaum zu entdecken. Wie viel Fett im Essen ist, hängt weitgehend vom Koch ab. Um auf Nummer sicher zu gehen, sollten Sie deshalb vor allem das sichtbare Fett weglassen, sprich Fettränder wegschneiden, auf Saucen verzichten, ebenfalls auf Mayonnaise, auch die mit dem Siegel „light". Pommes „rot-weiß" oder den Nudelsalat mit Mayo lieber stehen lassen. Wenn Sauce, dann extra in einem Schälchen ordern.

Nehmen Sie sich eine gehörige Portion Beilagen, Hülsenfrüchte, Kartoffeln, Vollkornbrot, Gemüse und Obst – durch den langsamen Anstieg des Blutzuckerspiegels verhindert es rasche Ermüdung nach dem Mittagessen und sorgt auch für eine lang anhaltende Sättigung.

Auch wenn die Sachertorte, das Tiramisu oder die Portion Eis noch so verlockend aussehen, greifen Sie nicht jeden Tag zum Nachtisch. Wenn, dann sollten Sie lieber zu einem Stück Obst oder einer fettarmen Topfenspeise (Quarkspeise) oder einem Pudding greifen.

Beim genaueren Hinschauen ist die Kantine gar nicht so schlecht wie ihr Ruf. Die Industrie macht es heutzutage möglich, dass auch im Großverpflegungsbereich Geräte für schonende Zubereitungsformen, wie Dampfgarer, zum Einsatz kommen. Dennoch sollten Sie die Fühler ausstrecken, um nicht ins „Fett-Näpfchen" zu treten.

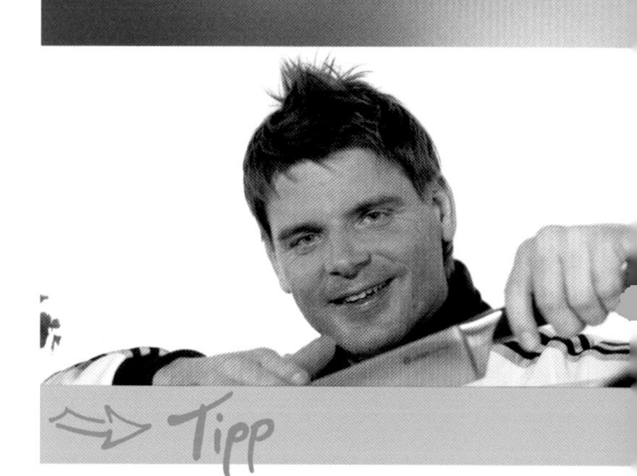

Tipp

Werten Sie Ihre Speisen mit Kresse auf. Diese Nährstoffbomben liefern die nötigen Vitamine, Mineralstoffe und Spurenelemente. Darüber hinaus noch viel Eiweiß.

Tipp

Viele verwechseln Hunger mit Durst. Trinken Sie also bei Hungergefühl immer erst ein Glas Wasser, oft ist der Hunger damit gegessen.

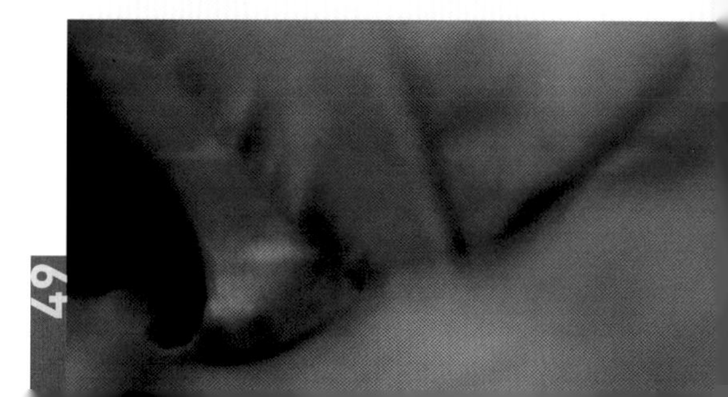

Fisch • Spinat • Paprika

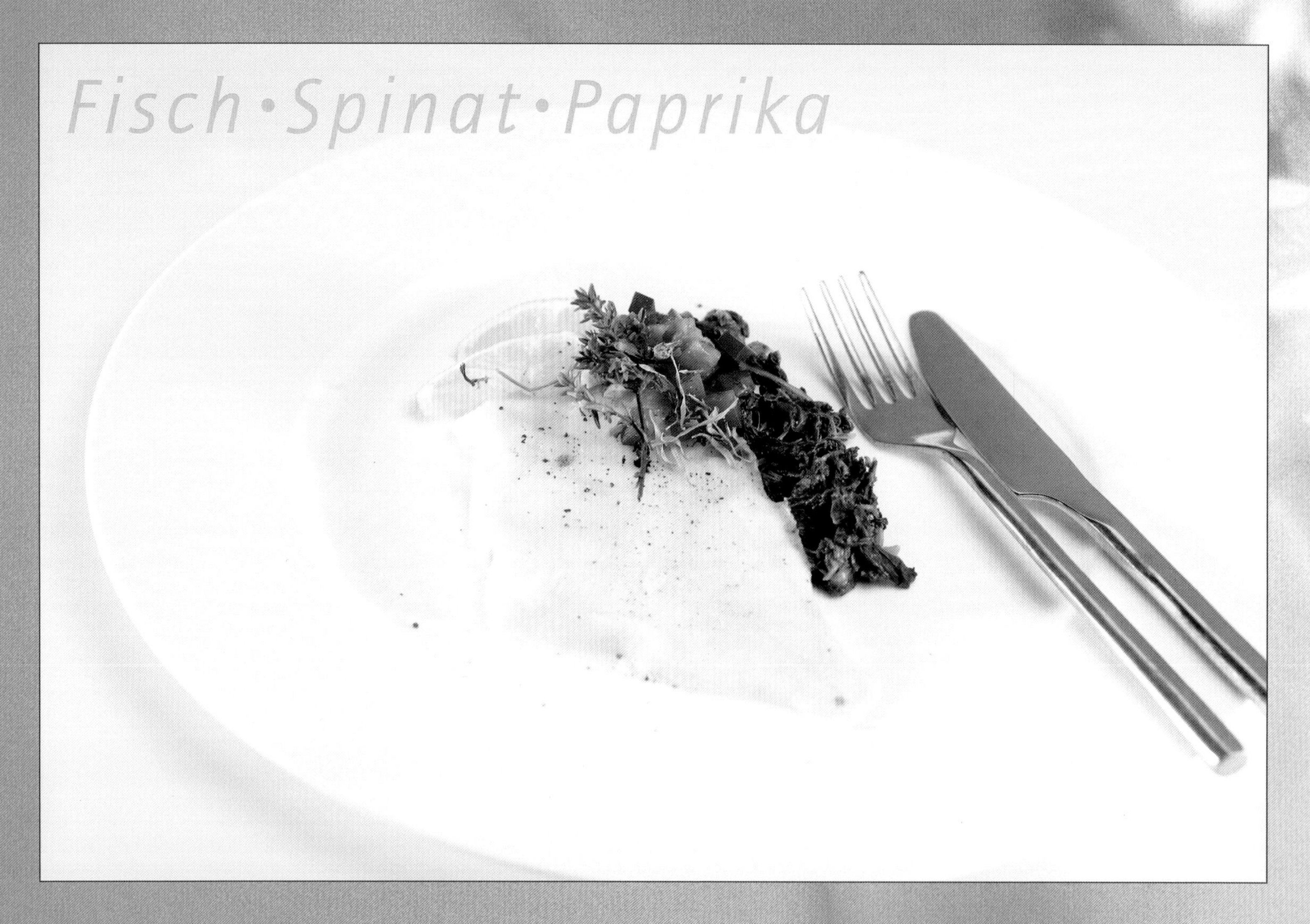

Ein echter Vitaminschock! Mit etwas Zitronensaft wird der Fisch (Rezept Seite 117) zu einem Frische-Erlebnis.

Holen Sie sich die leichte Mittelmeerküche ins Büro! Frisch gedämpft behält die gefüllte Paprika Unmengen an Vitaminen. Rezept Seite 118

Paprika in Hülle und Fülle

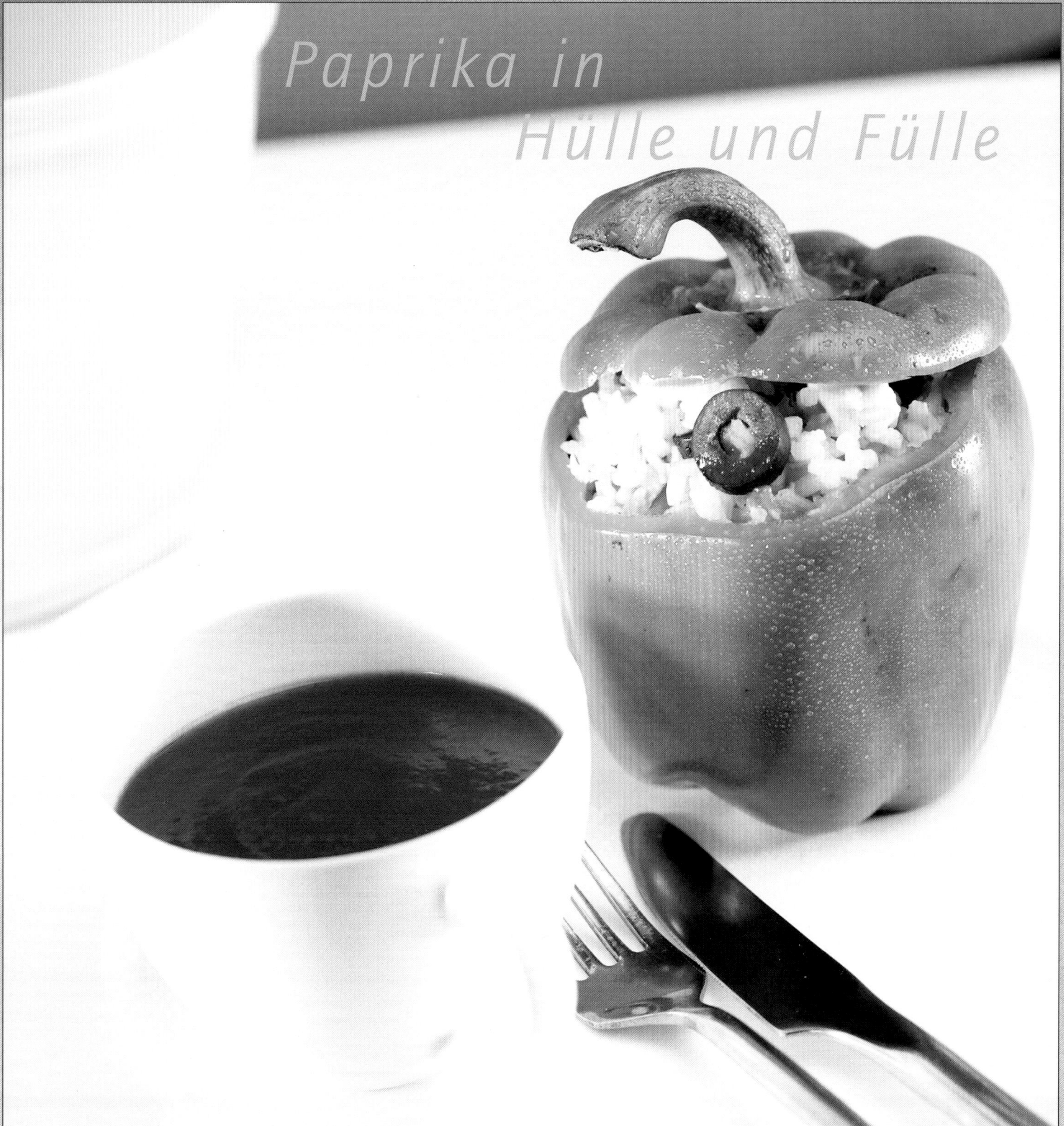

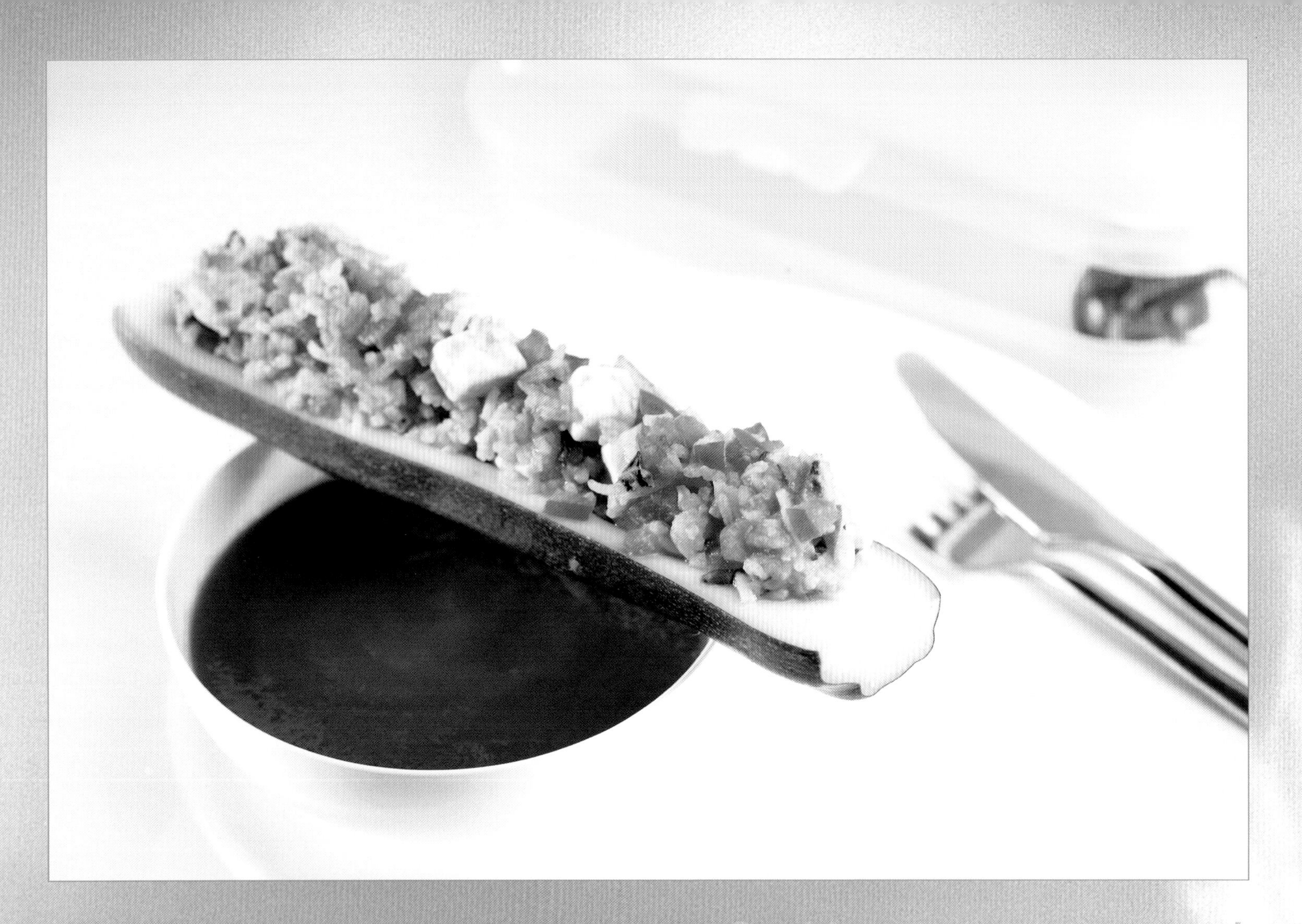

Ein leichtes Mittagessen für alle, die es heiß mögen. Rezept Seite 118

Schnitzelroulade

Mit Hilfe Ihres Metzgers (Fleischers) wird das gefüllte Rinderschnitzel mit Gemüse (Rezept Seite 120) zu einem schnellen Menü.

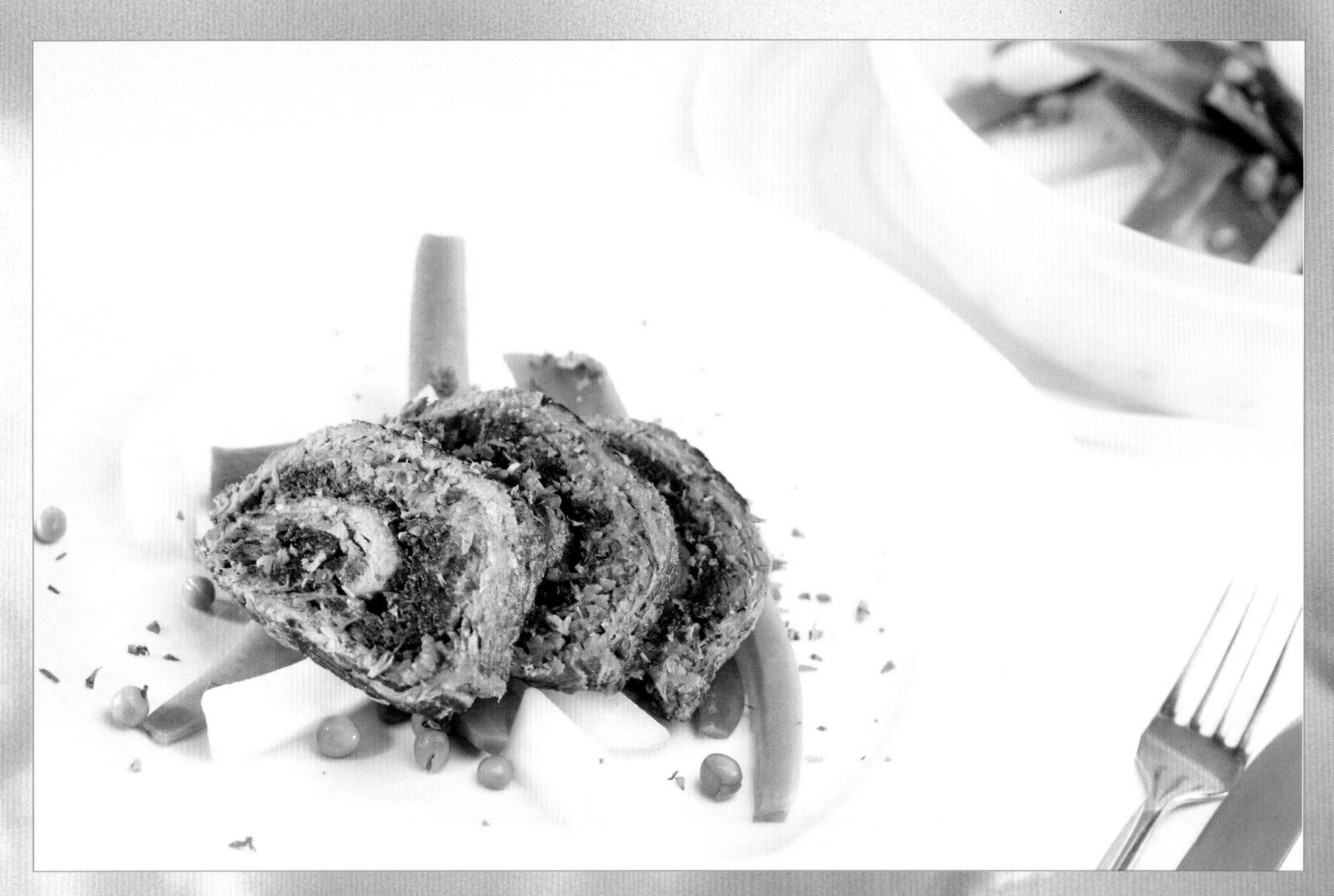

Delikater Gemüsesalat mit Shrimps und Entenbrust – so wird jedes Meeting zur Gourmetrunde. Rezept Seite 120

Gemüse mit Shrimps und Entenbrust

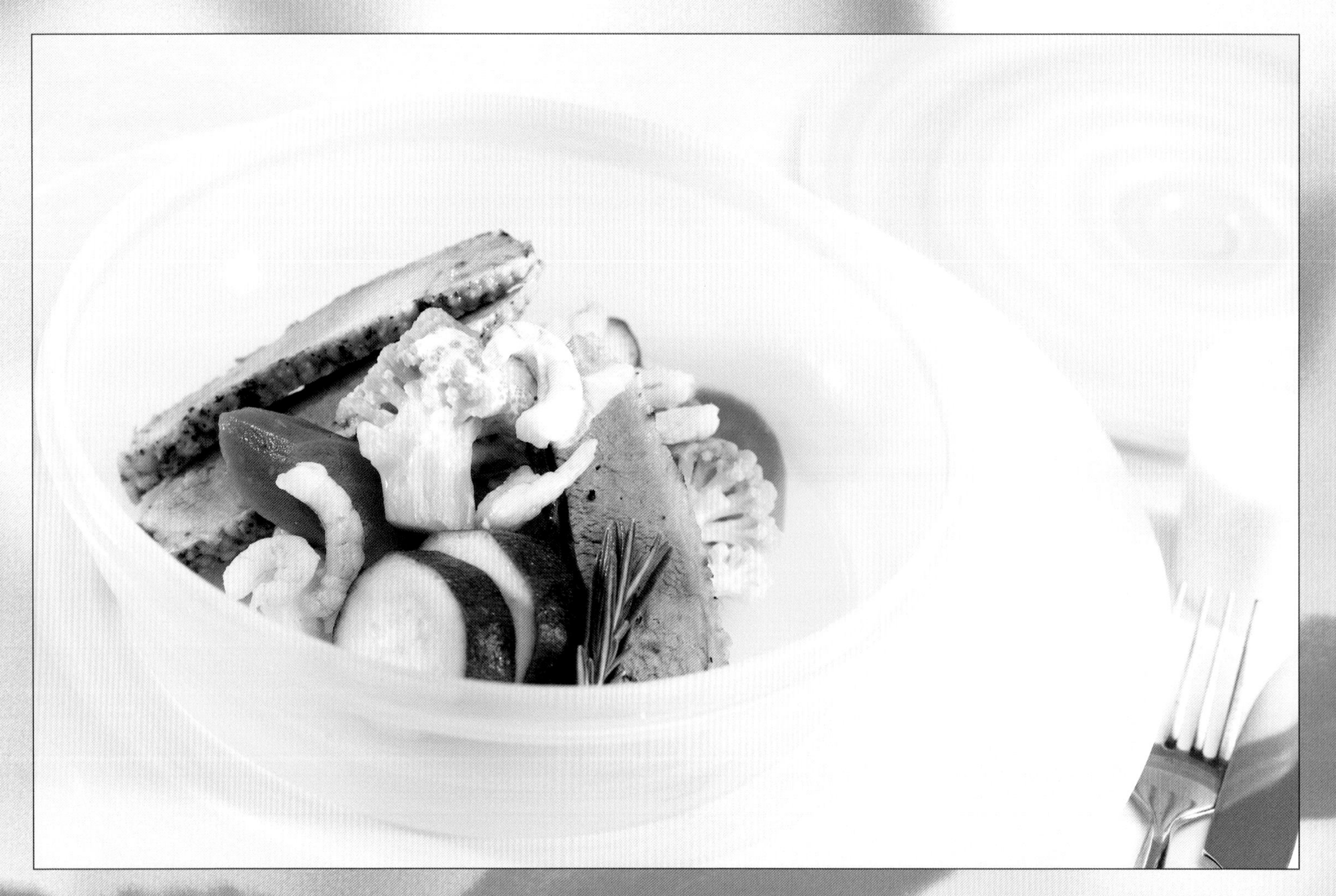

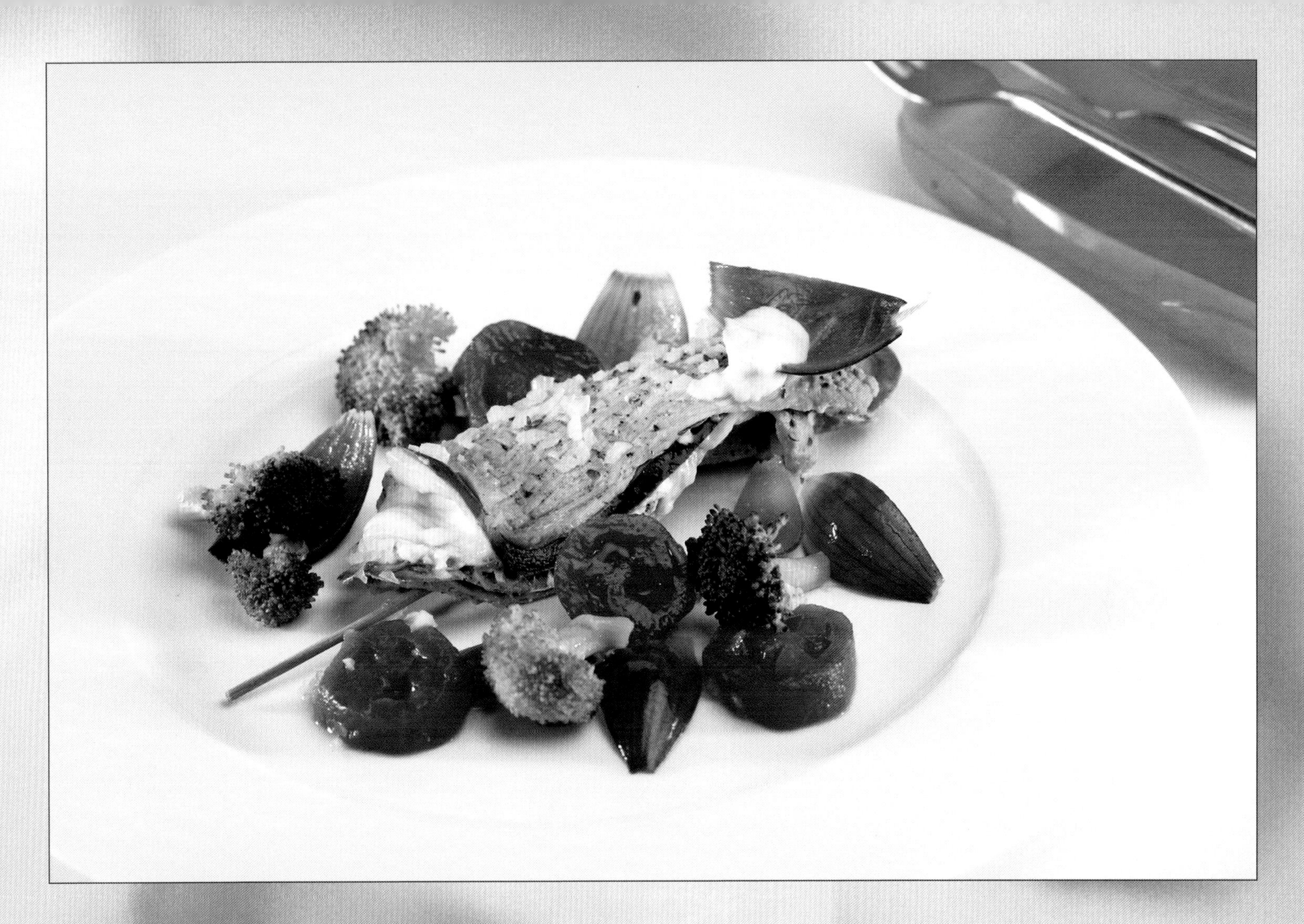

Kalbsfleisch „italienisch"

Schön bunt wird's hier auf dem Teller – gute Laune garantiert!
Rezept Seite 122

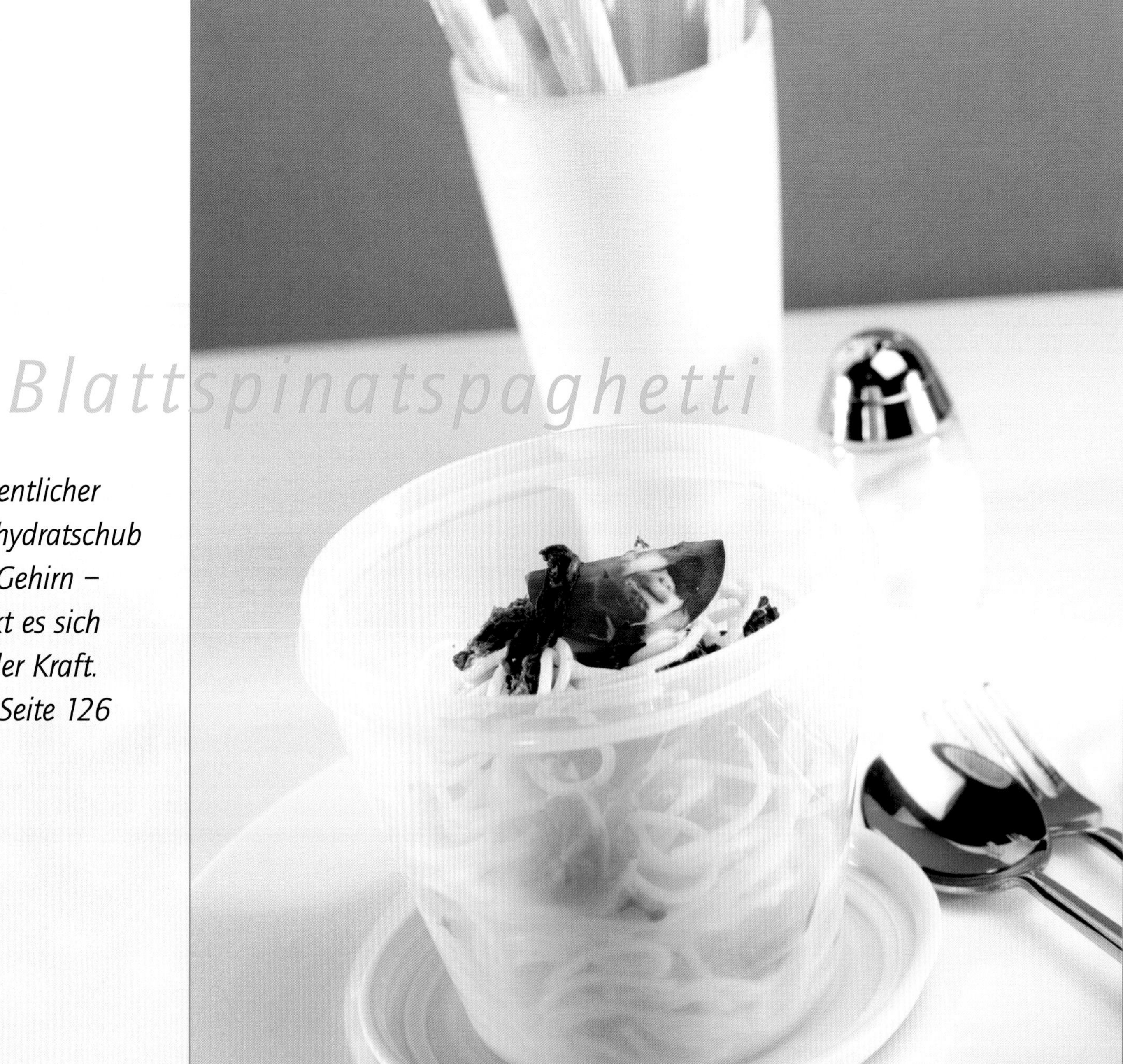

Blattspinatspaghetti

Ein ordentlicher Kohlenhydratschub für Ihr Gehirn – so denkt es sich mit voller Kraft.
Rezept Seite 126

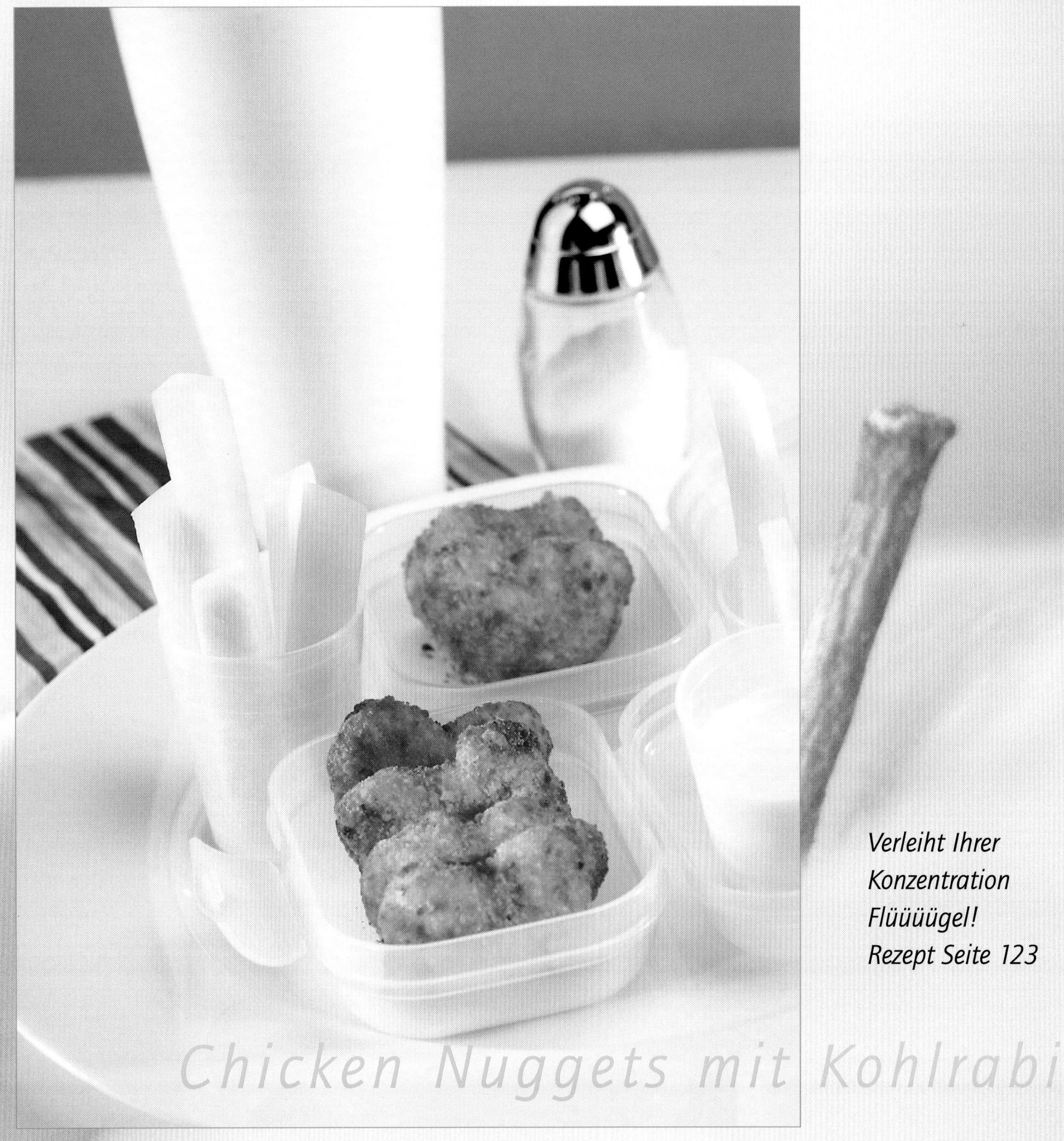

Verleiht Ihrer Konzentration Flüüüügel!
Rezept Seite 123

Chicken Nuggets mit Kohlrabi

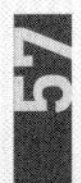

Das Lunchpaket für unterwegs.

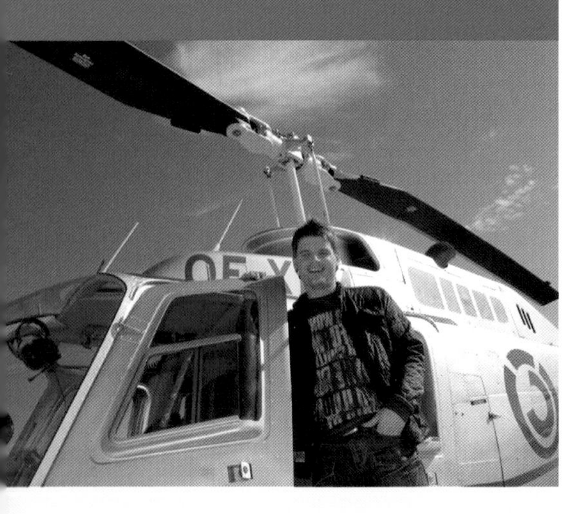

So retten sich Außendienstmitarbeiter durch den Tag!

Außerhalb bewusst zu essen ist oft mit Hindernissen verbunden. Zum einen bleibt oft wenig Zeit, zum anderen gibt es oft wenige Möglichkeiten sich bewusst zu verpflegen. Gehen Sie also lieber auf Nummer sicher und packen Sie Ihr eigenes Lunchpaket schon zu Hause. Damit haben Sie mit Sicherheit freie Fahrt.

Hinweis: Die Mengenangabe ist für einen gesamten Arbeitstag berechnet. Die Verzehrangaben anhand eines Durchschnittsmanns. Frauen sollten die Angaben entsprechend reduzieren. Beachten Sie auch: Dieses Lunchpaket ersetzt weder Frühstück noch Abendessen!

1–2	Bananen
1–2	Paprikaschoten
1–2	Tomaten
	Karotten, Radieschen, Sellerie
2–3	ballaststoff- und kohlenhydratreiche Getreideriegel (ohne Zucker!)
	eine Handvoll Studentenfutter
	Trockenfrüchte (Apfelringe, Marillen [Aprikosen])
10	Vollkornkekse
	Vollkornreiswaffeln
1–2	belegte Brote mit magerem Schinken
2	Vollkornbrötchen mit fettreduziertem Gouda, Tilsiter, Edamer etc. (ca. 15 % Fett absolut)
1	Becher Hüttenkäse (wenn Sie eine Kühltasche dabei haben)
1	Becher Naturjoghurt (fettreduziert 1,5 %)
2	große Flaschen Mineralwasser ohne Kohlensäure
1	Flasche 100%iger Frucht- oder Gemüsesaft

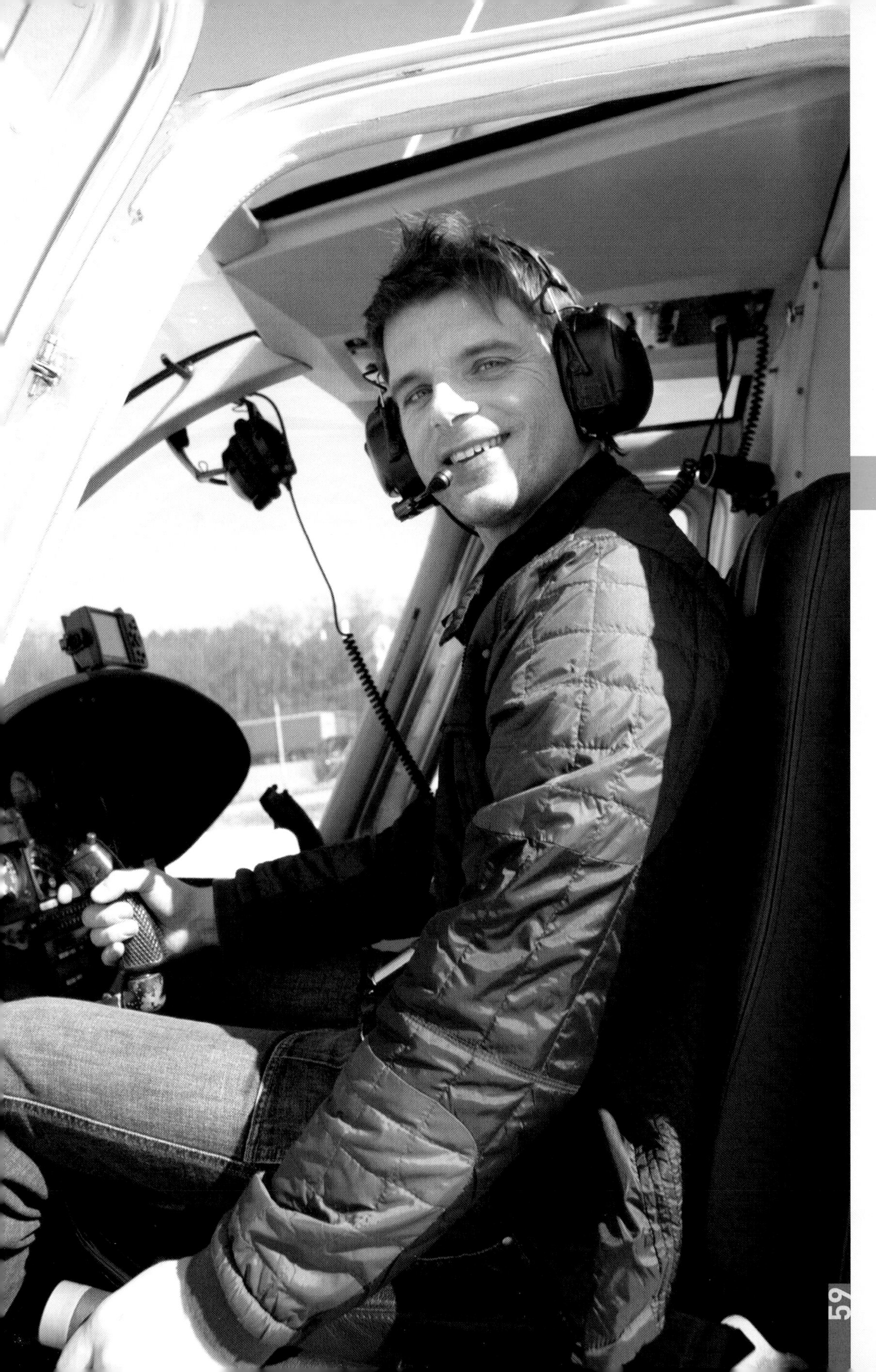

Tipp

Am besten packen Sie Ihr Lunchpaket in einer Kühltasche ins Auto. So halten sich die Lebensmittel den ganzen Tag über frisch und genussvoll für den Verzehr.

*Dieses herzhafte Matjes-
baguette strotzt
vor Kraft und Energie.*
Rezept Seite 119

Matjesbaguette

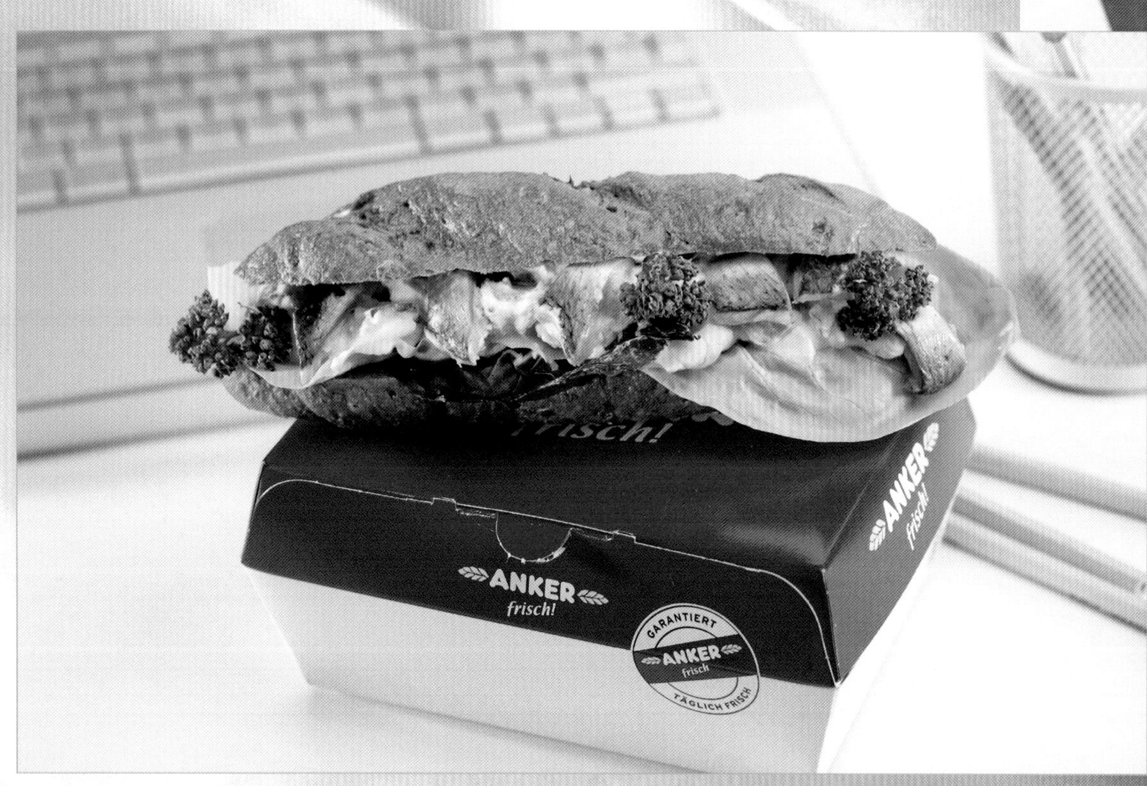

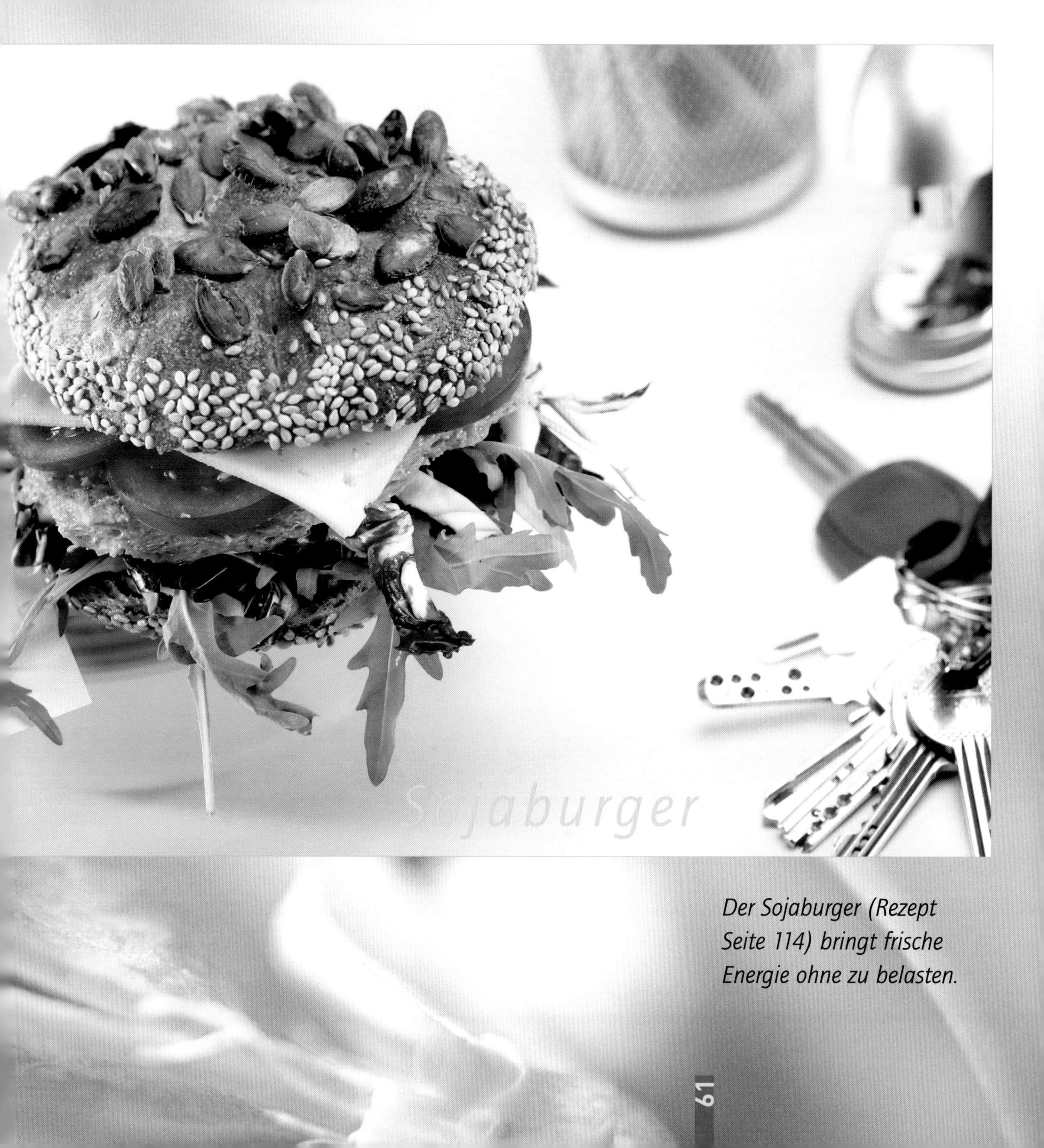

Der Sojaburger (Rezept Seite 114) bringt frische Energie ohne zu belasten.

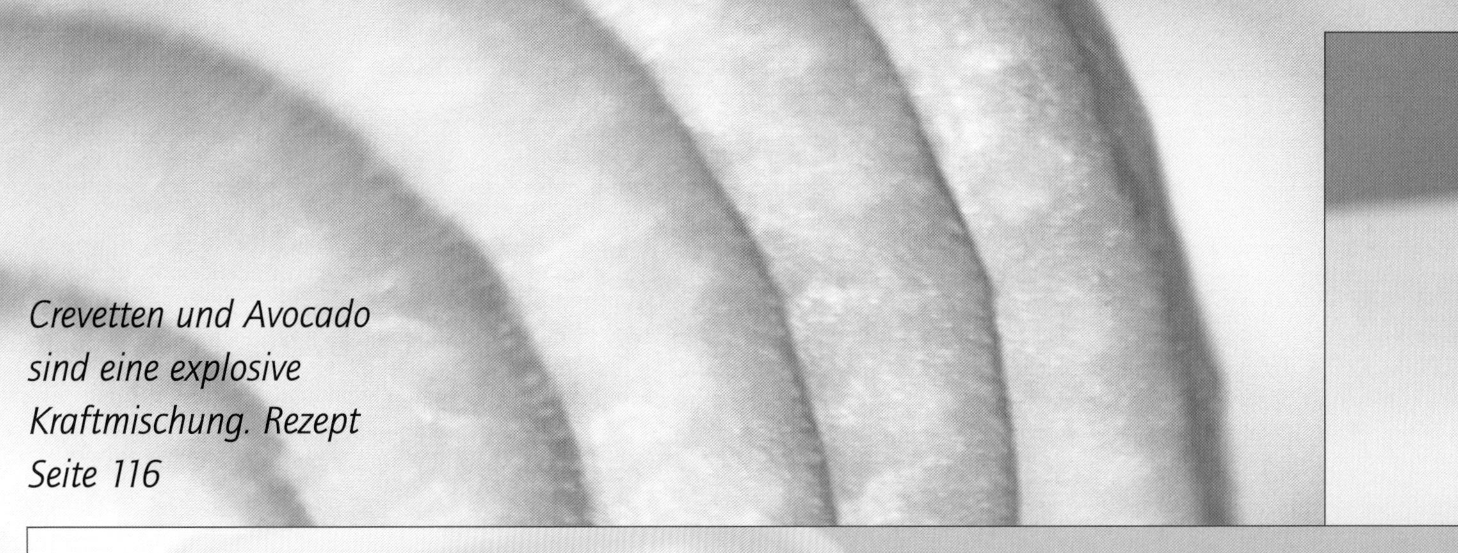

Crevetten und Avocado sind eine explosive Kraftmischung. Rezept Seite 116

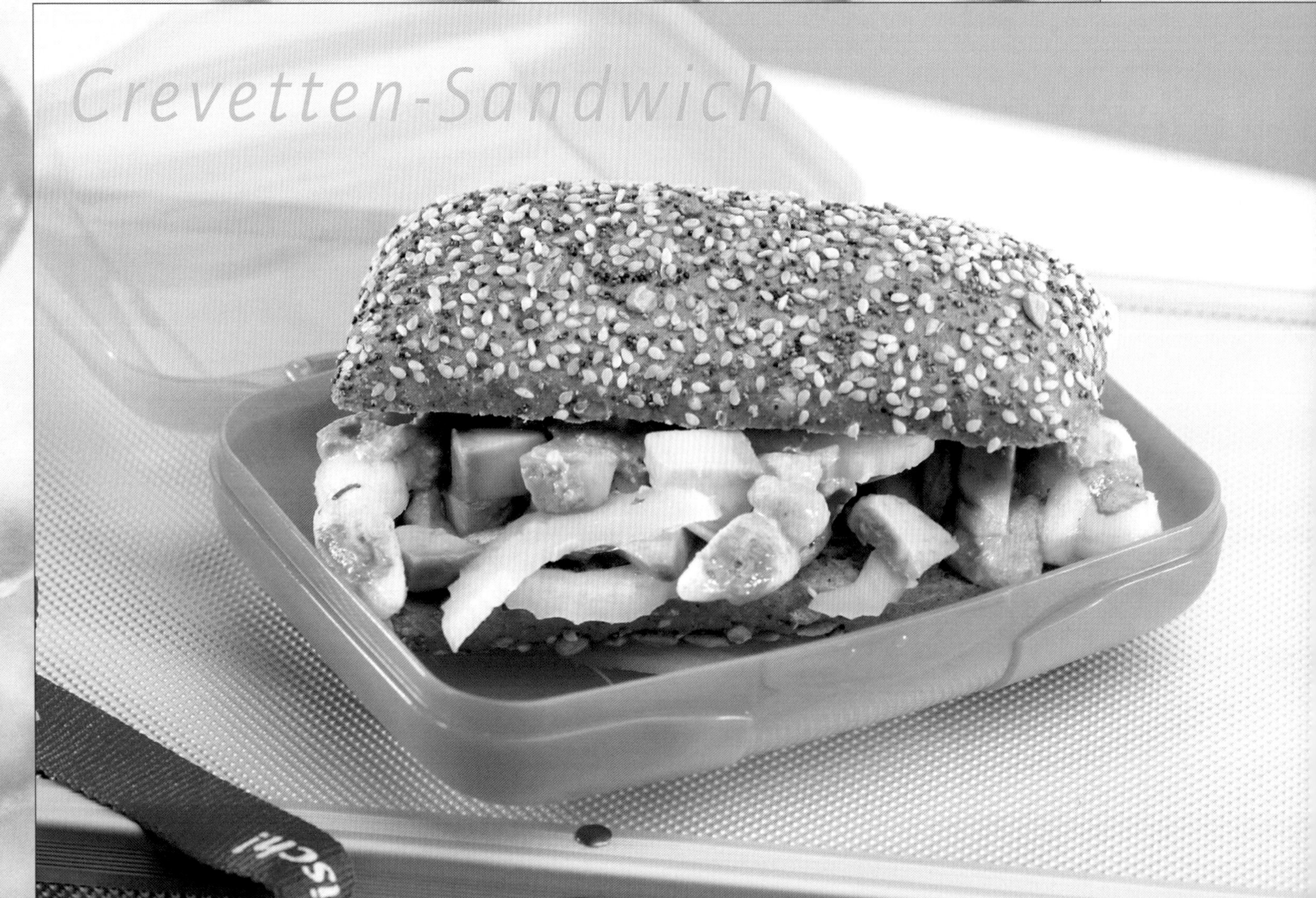

Crevetten-Sandwich

Thunfisch-Wrap

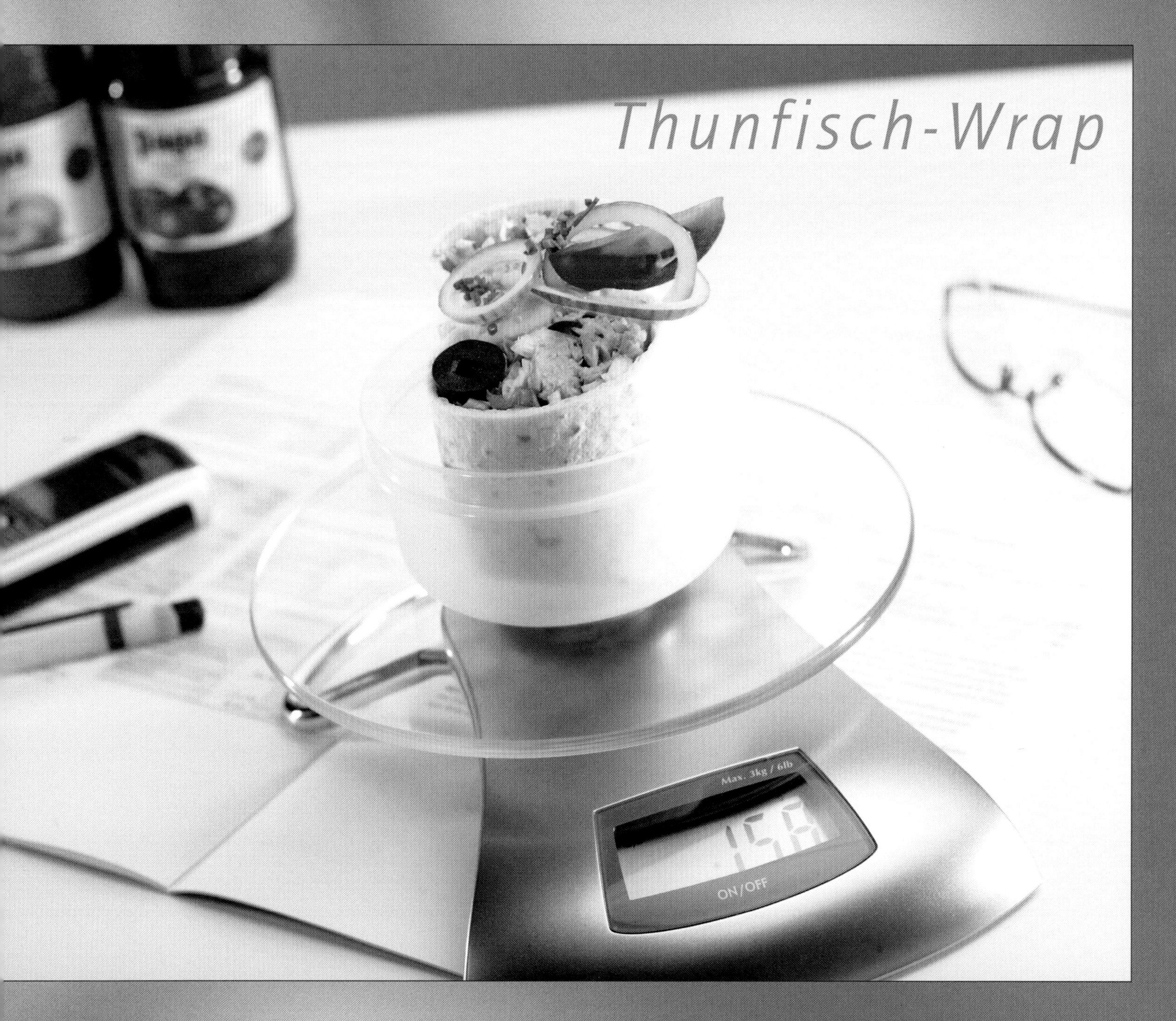

Schön scharf wird dieser Thunfisch-Wrap (Rezept Seite 127) mit einigen Spritzern Tabasco.

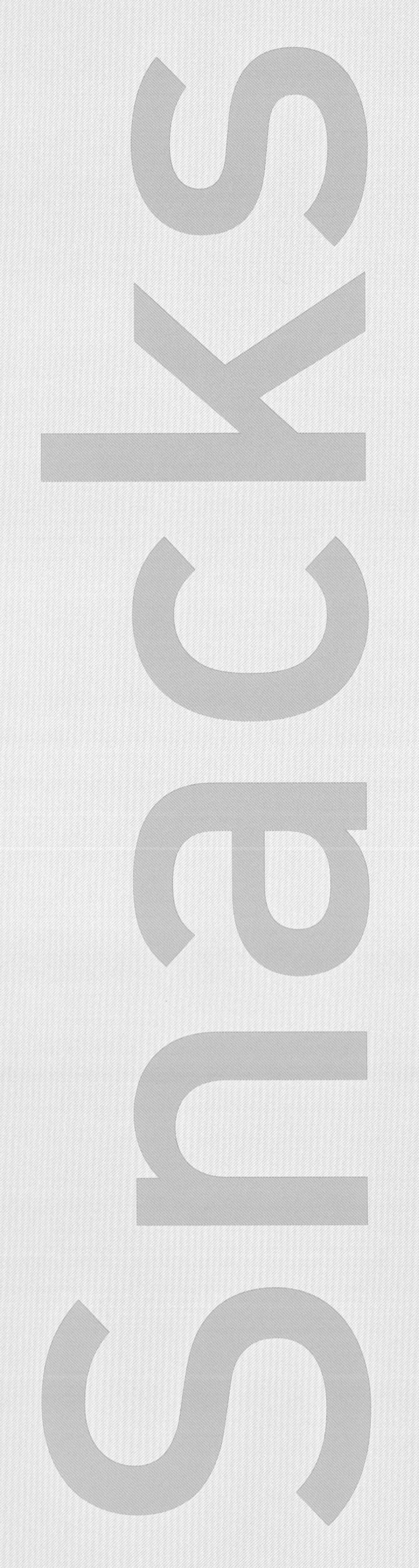

Leichte Snacks für den kleinen und größeren Hunger

Sie kennen das: In unserer schnelllebigen Zeit ist ein Imbiss als unkomplizierte Mahlzeit oder Pausensnack zwischendurch oft die Rettung in der Not. Nicht selten greifen wir dann zu Torte, Pizza oder Bratwurst mit Pommes. Das sind nicht gerade die Tophits für den schnellen Hunger. Wählen Sie stattdessen leichte, ausgewogene Mahlzeiten – für eine konstante Leistungsfähigkeit und die schlanke Linie – z. B. ein knuspriges Vollkornbrötchen mit einem Belag aus körnigem Frischkäse und knackigen Salatblättern.

Regelmäßig essen stoppt den Hunger

Regelmäßige, ausgewogene Mahlzeiten versorgen uns gleichmäßig mit Energie, die wir für alle Lebensvorgänge benötigen. Und ein regelmäßiger Nachschub an wertvollen Kohlenhydraten nach der Glykämischen Indexliste (s. S. 28/29) aus Vollkornerzeugnissen, Gemüse und Obst hält den Blutzuckerspiegel auf einem konstanten Niveau. Das verhindert starke Hungergefühle und sorgt dafür, dass wir den ganzen Tag über leistungsfähig bleiben. Zwischen Frühstück und Abendessen sind vier Snack-Mahlzeiten über den Tag verteilt optimal. Dabei sollten die Portionen nicht allzu groß ausfallen, damit die Energiebilanz stimmt.

Ihre Zwischenmahlzeiten am Vor- oder Nachmittag bestehen idealerweise aus Obst, Rohkost, Brot, Müsli oder Vollkornzerealien mit fettarmen Milchprodukten. Das sind die Tophits für den kleinen Hunger zwischendurch:

- Vollkornbrötchen, belegt mit gekochtem Schinken und knackigen Salatblättern
- Vollkornbrot mit körnigem Frischkäse und Paprikastreifen
- Vollkornzerealien mit fettarmer Milch oder Joghurt und Obststückchen
- Frisches Obst der Saison, auch mal als Fruchtmus für unterwegs
- Gemüsesticks wie Gurken, Kohlrabi, Paprika und Möhren mit Joghurtdip

So geht's schnell: Sticks und Dip abends vorbereiten; das Gemüse in einer Frischhaltebox, den Dip in einem Behälter mit Schraubverschluss über Nacht im Kühlschrank aufbewahren, am nächsten Tag essen! Übrigens: Auch Brot schmeckt gut mit einem leckeren Dip.

Naschererlaubnis: Verbieten ist verboten

Die Lust auf süße und herzhafte Leckereien überkommt Sie immer wieder? Nicht schlimm, solange Sie die Menge im Blick haben. Mehr als 200 bis 300 süße oder herzhafte Snack-Kalorien (kcal) täglich sollten es nicht sein. So viele stecken z. B. in:
drei Mini-Schokoriegeln • 50 Salzstangen • 12 Butterkeksen • einer kleinen Tüte Chips (50 g)

5 Snacks im Test und ihre Alternativen

1 Wurstsemmel mit Extrawurst

Fettgehalt zu hoch, ohne Vitamine oder Mineralstoffe. Kaloriengehalt entspricht fast einem kleinen Mittagessen.
Alternative:
Vollkorngebäck mit magerem Kochschinken, Salatblatt und Gurkenscheiben.

2 Fruchtjoghurt

Sorten mit Fruchtzubereitung enthalten meist viel Zucker und Fett und sind daher wahre Kalorienbomben.
Alternative:
Fettreduzierter Naturjoghurt mit frischen Früchten.

3 Vollkornbrot mit Frischkäse und Kräutern

Im Vollkornbrot und in den Kräutern stecken viele Vitamine, Mineralstoffe und Spurenelemente. Jedoch hat Frischkäse eine hohe Fettprozentstufe.
Alternative:
Hüttenkäse mit 10 Prozent Fett wäre viel besser.

4 Käsebrot

Schwarzbrot liefert Energie und kostbare Vitamine. Käse mit 45 Prozent Fett in der Trockenmasse ist zu deftig.
Alternative:
Schwarzbrot mit fettreduziertem Käse, Salatblatt und Tomatenscheiben.

5 Toast

Zu viele „leere Kalorien" im Toastbrot und meist zu hoher Fettgehalt im Käse. Außerdem fehlt es an Vitaminen und Mineralstoffen. Toastbrot macht nicht satt, fetter Käse dafür dick.
Alternative:
Vollkorntoast mit fettreduziertem Käse und Putenschinken wäre besser. Wer mag, mit geschnittenen Paprikastreifen.

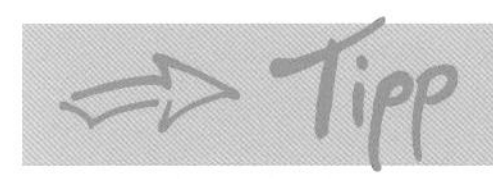

Figurfreundliche Zwischenmahlzeiten
Verzichten Sie auf Fertigprodukte aus den Kühl- und Tiefkühlregalen. Darin befinden sich viele versteckte Fette und beachtliche Mengen Zucker.

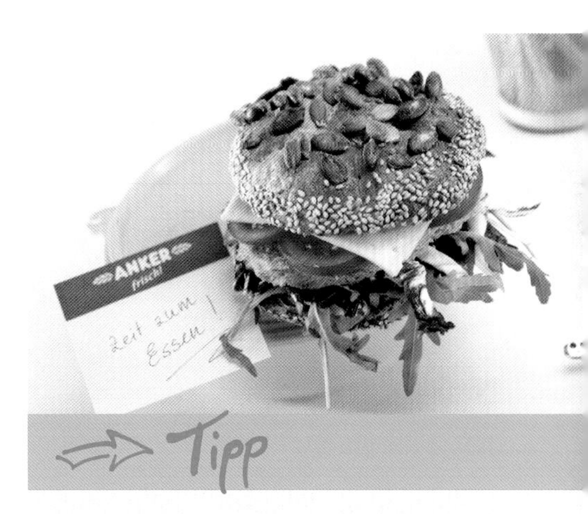

Schnell, fettarm, vitalstoffreich und lecker – das sind die Anforderungen an einen idealen Snack.

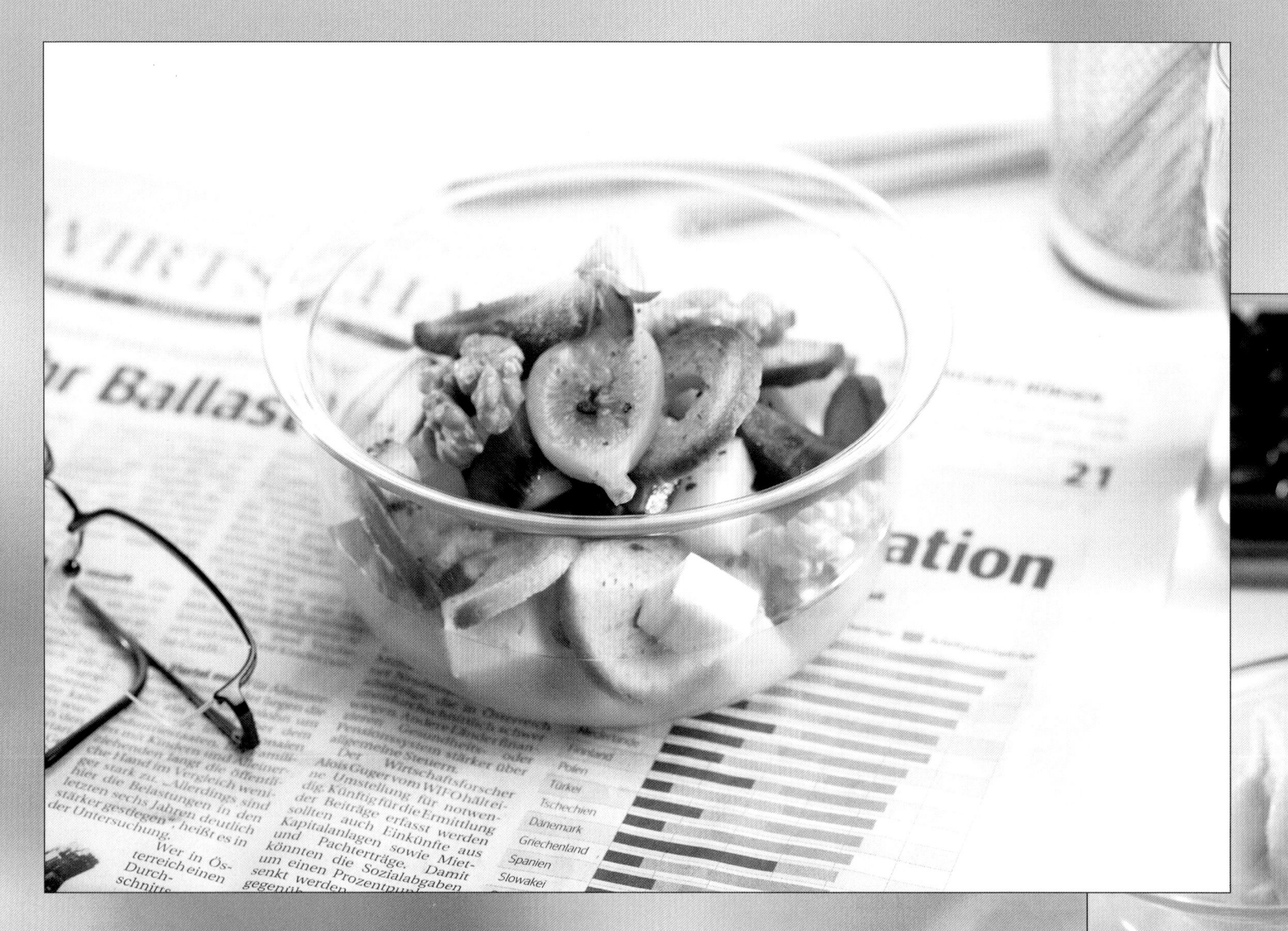

Käse-Feigen-Salat

Seien Sie Feige!
Für diesen Salat
(Rezept Seite 123)
gibt es keine
Ausreden!

Reissalat

Probieren Sie diesen Reissalat (Rezept Seite 124) auch mal mit Lachs, Thunfisch oder Makrele. Die in ihnen enthaltenen Omega-3-Fettsäuren wirken ebenso wie die in Meeresfrüchten cholesterinsenkend.

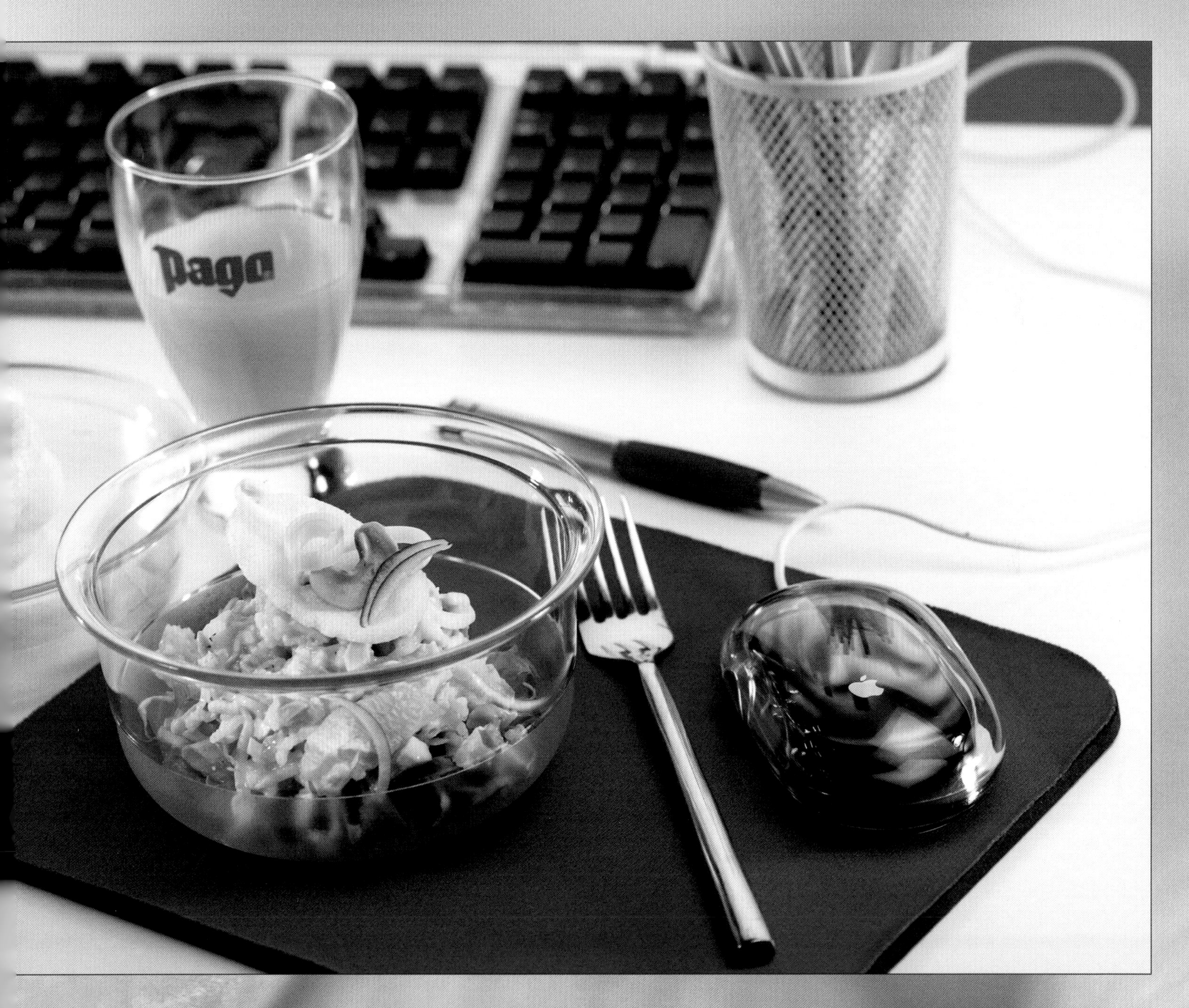

Schüttelsalat

Mit Parmaschinken, Spargel und viel frischen Kräutern kehrt die gute Laune zurück!

Rezept Seite 126

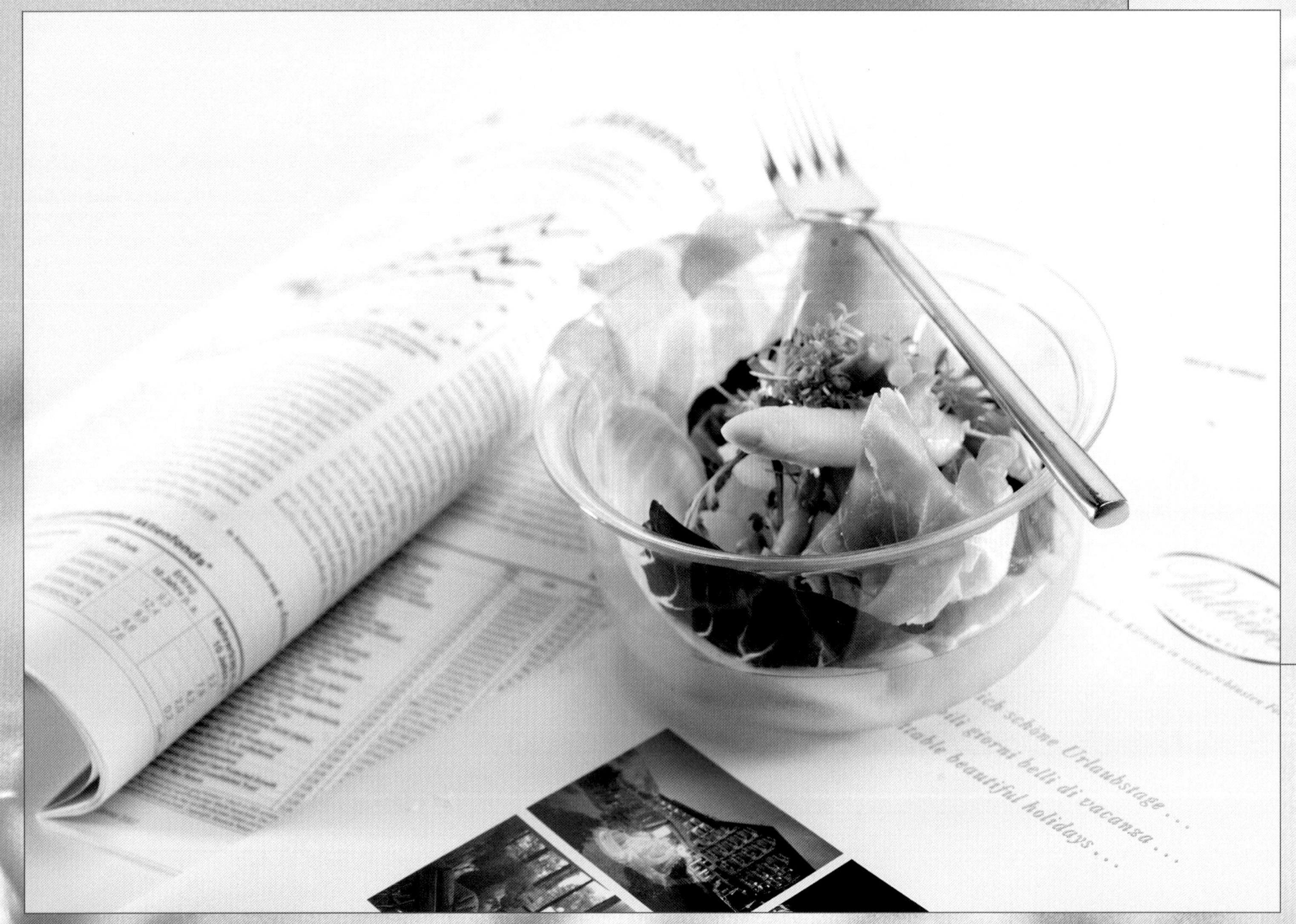

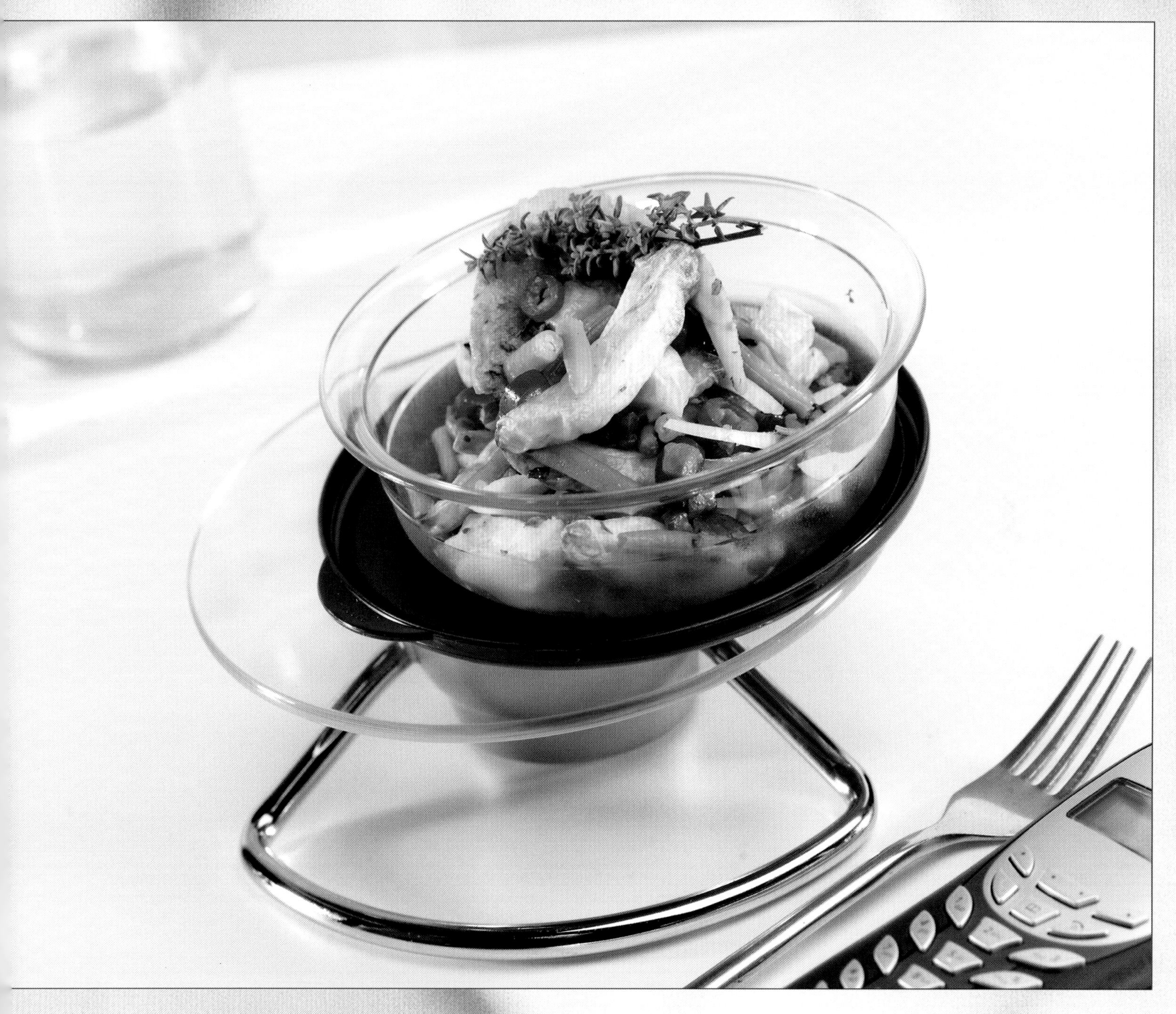

Matjessalat

Pikant mit Matjes und Chili – das macht wach!
Rezept Seite 123

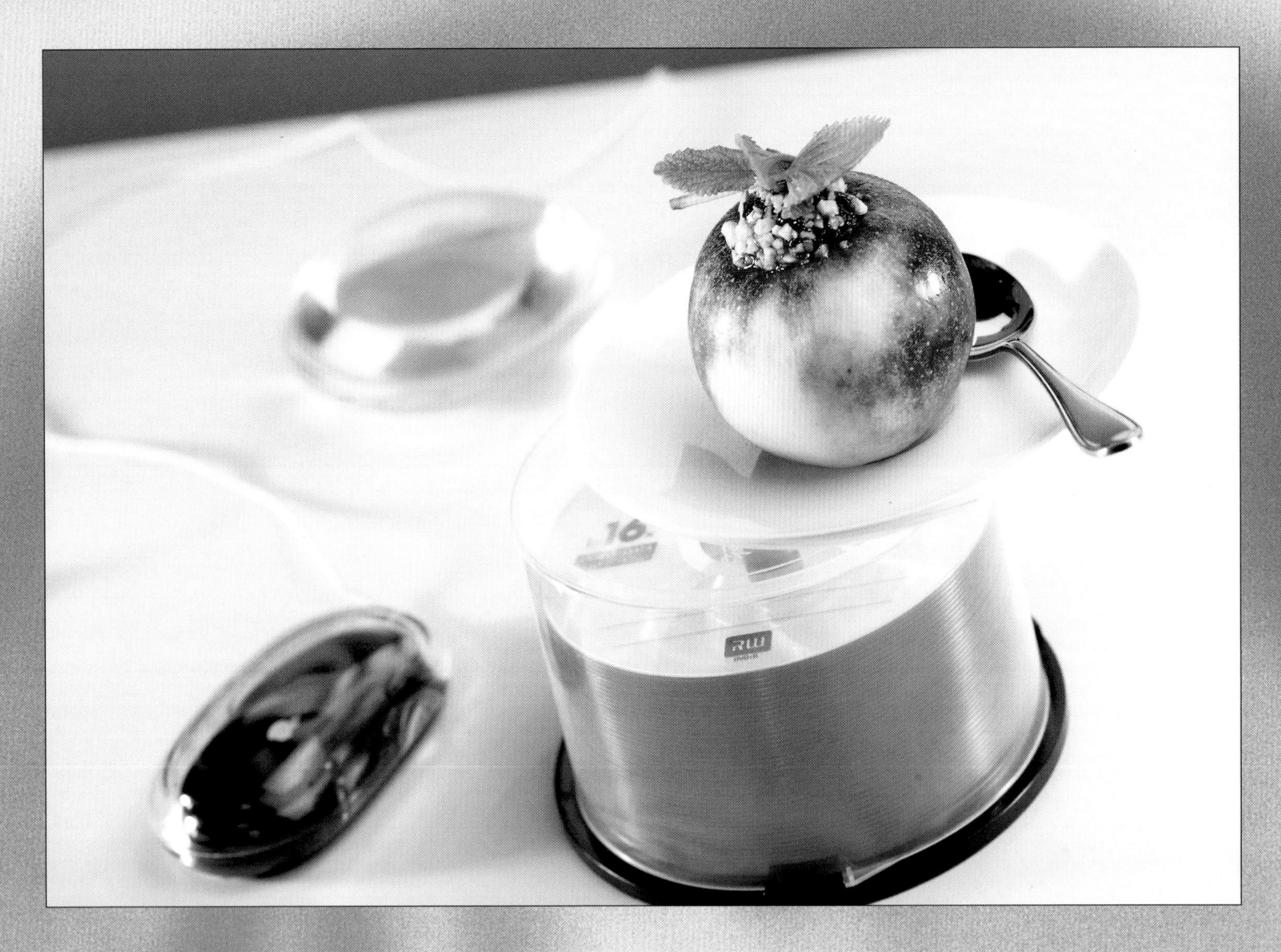

Bratapfel

Rund und gesund – wer könnte diesem Snack widerstehen? *Rezept Seite 114*

Räucherlachs-Cracker

Knusprig-frisch kommt diese würzige Mischung daher. Genau das richtige für volle Konzentration.
Rezept Seite 115

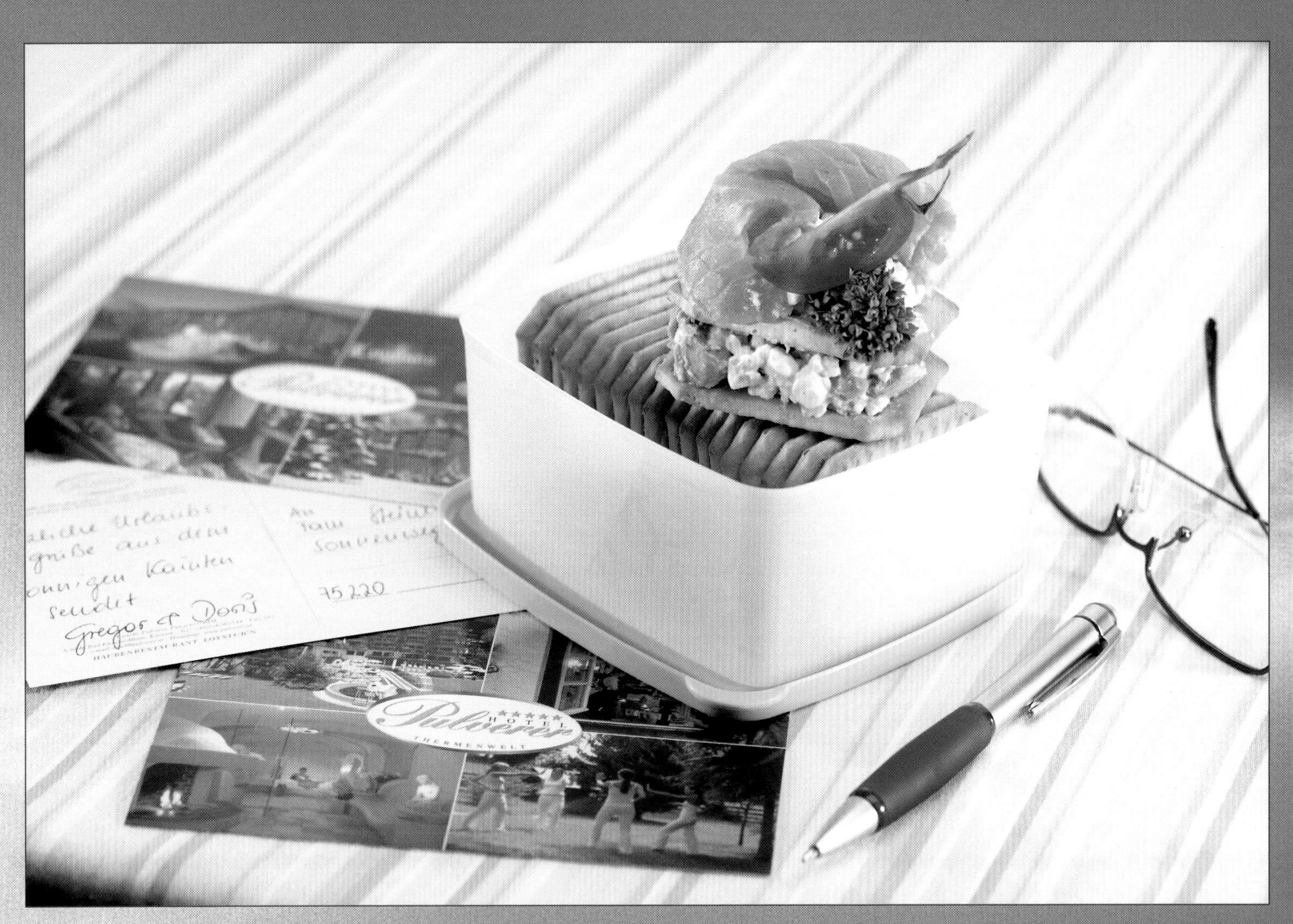

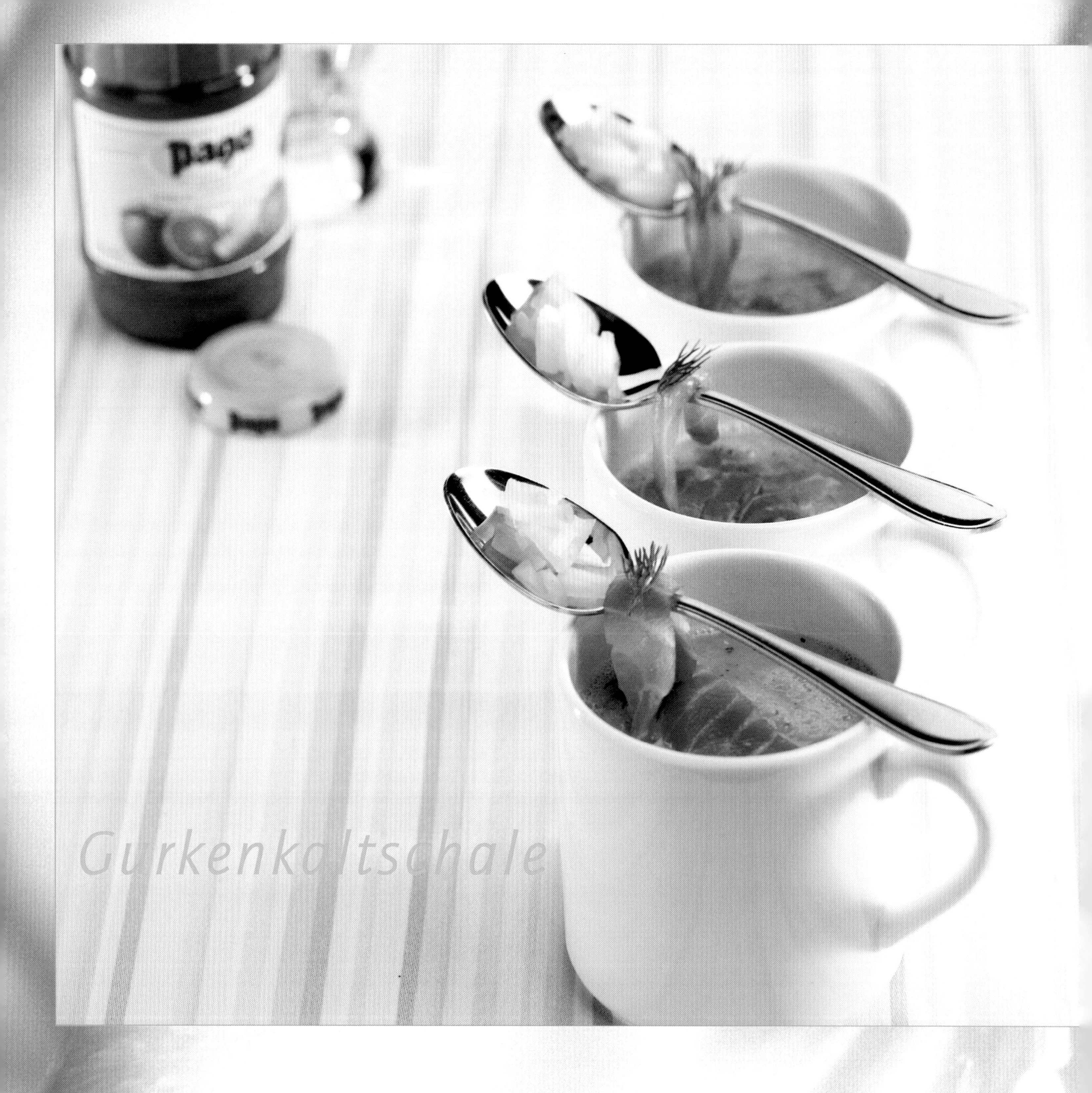

Gurkenkaltschale

Herrlich erfrischend sorgt diese Gurkenkaltschale mit Räucherlachs (Rezept Seite 121) für gute Laune im Büro.

Die Schinkenrolle (Rezept Seite 125) mit würziger Forellen-Topfen(Quark)-Füllung wird Ihr Highlight an trüben Tagen werden!

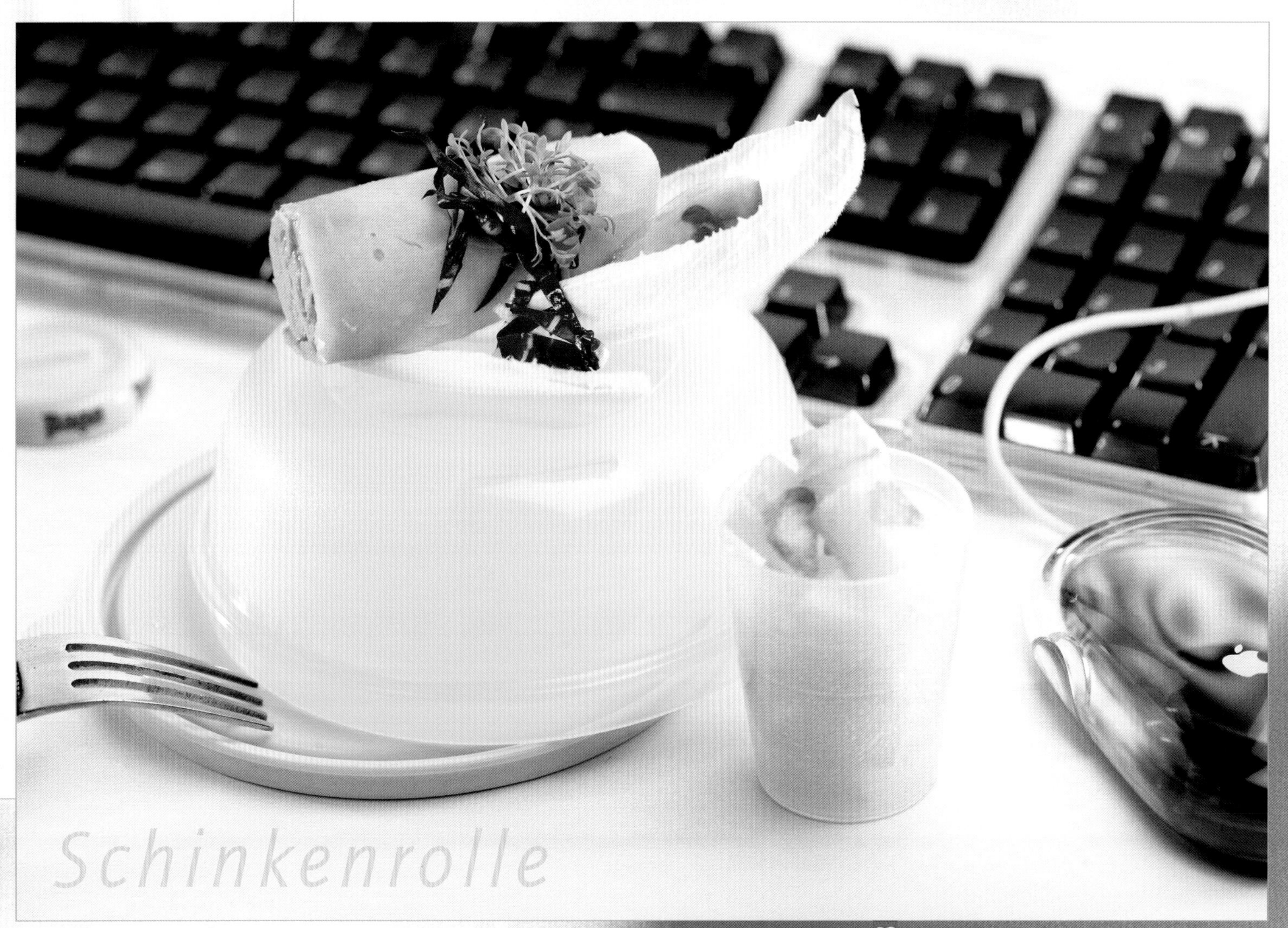

Schinkenrolle

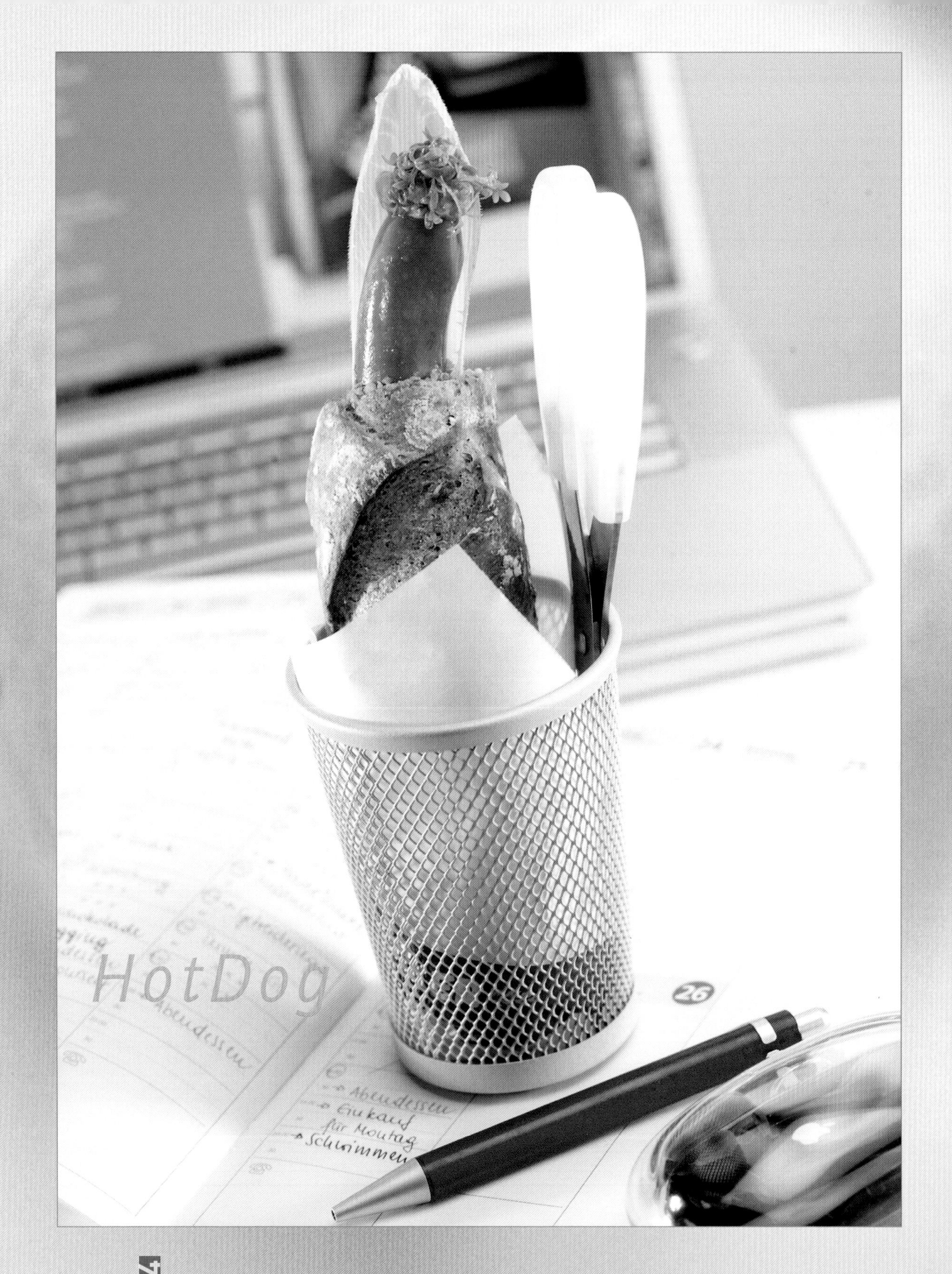

Hier können Sie gefahrlos Ihren Senf dazugeben!
Rezept Seite 122

Crêpe

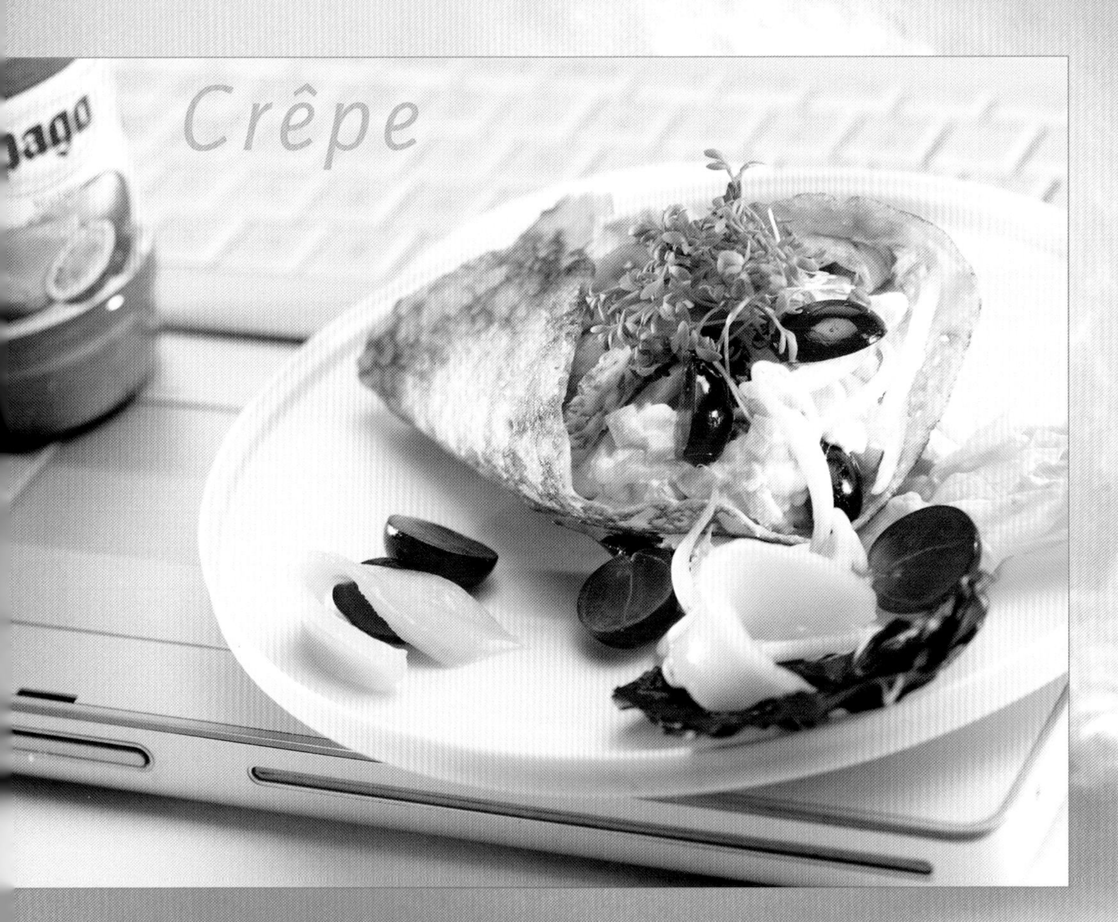

Bereiten Sie doch gleich mehrere Crêpes (Rezept Seite 115) zu und nehmen Sie diese mit ins Büro. Leicht und schnell lässt sich zum Beispiel mit Marmelade ein tolles Dessert zaubern.

Spargelbrot

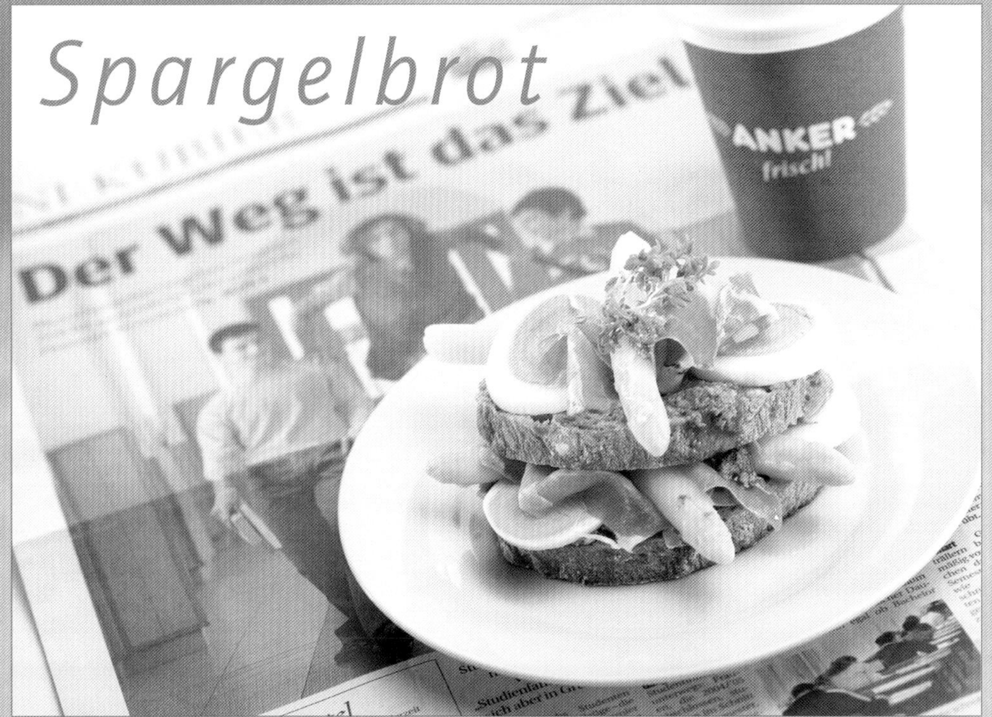

Veronika, der Spargel wächst! Also schnell aufs Brot damit und den leckeren Schlankmacher sofort genießen.
Rezept Seite 114

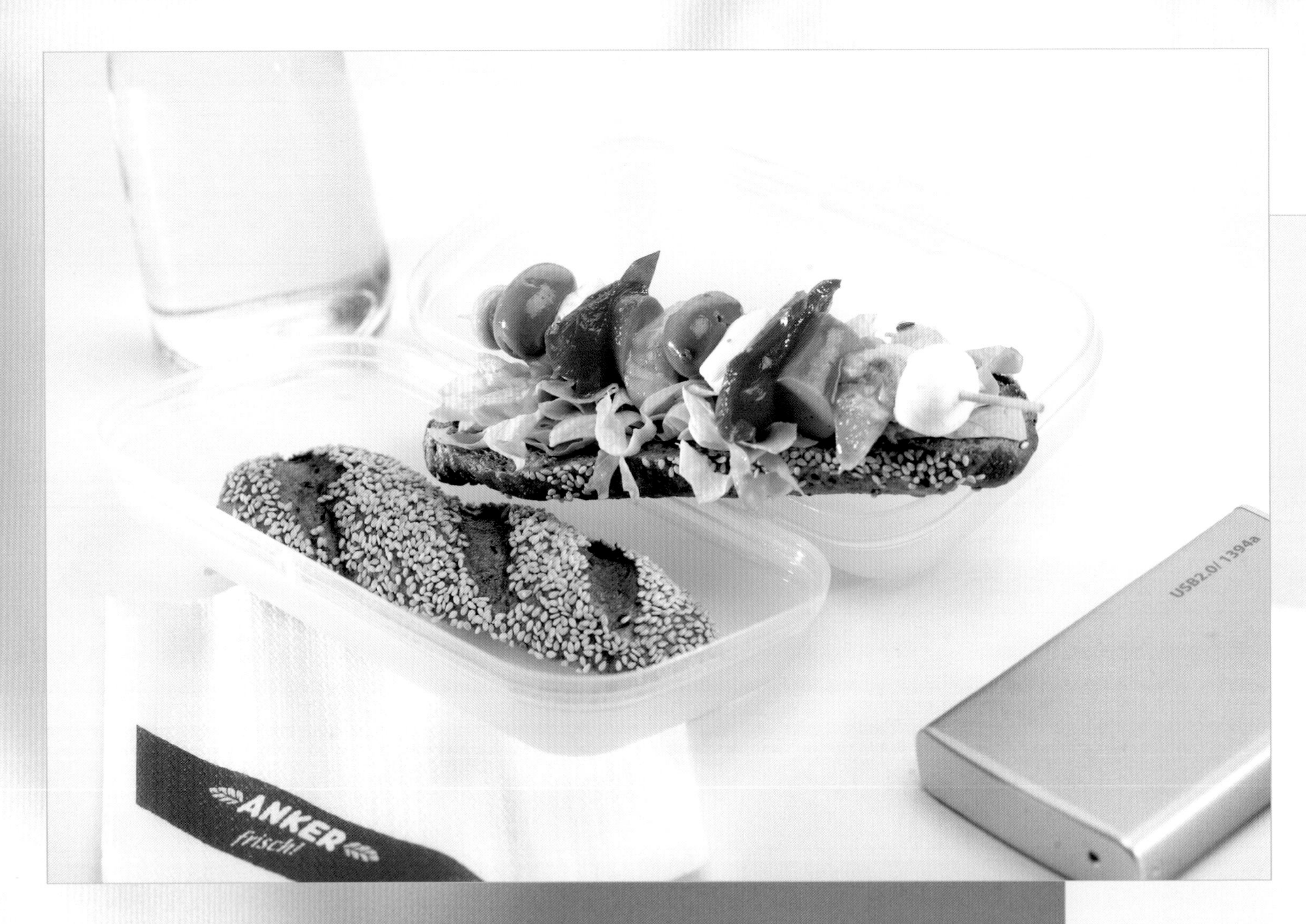

Auch mit Feta-Käse oder geräuchertem Tofu ist dieser Puten-Mozzarella-Spieß (Rezept Seite 127) ein echtes Energiebündel.

cht spie

Natürlich lecker sind diese Fruchtshakes. Und erfrischend obendrein. Rezept Seite 116

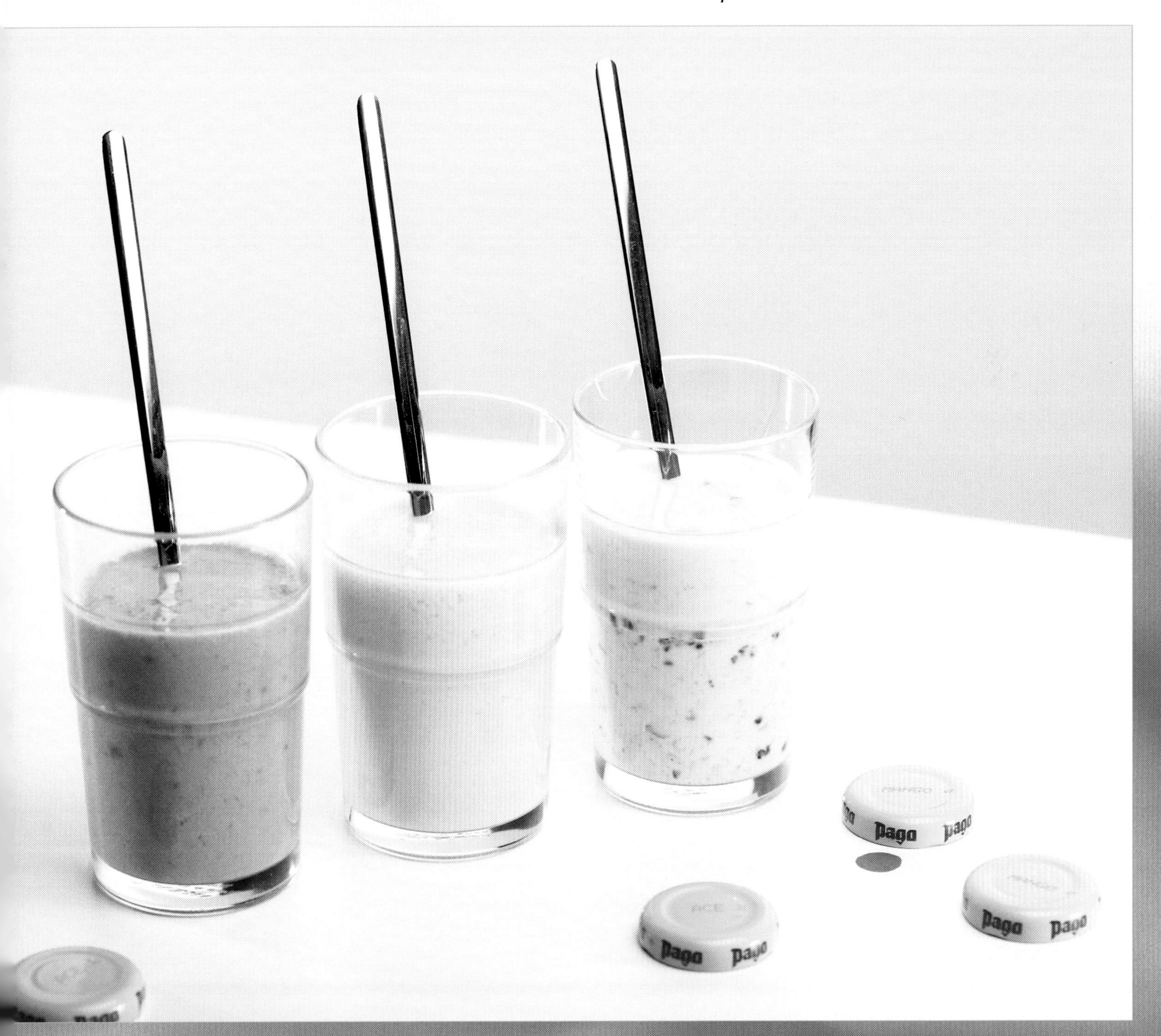

Essen außer Haus

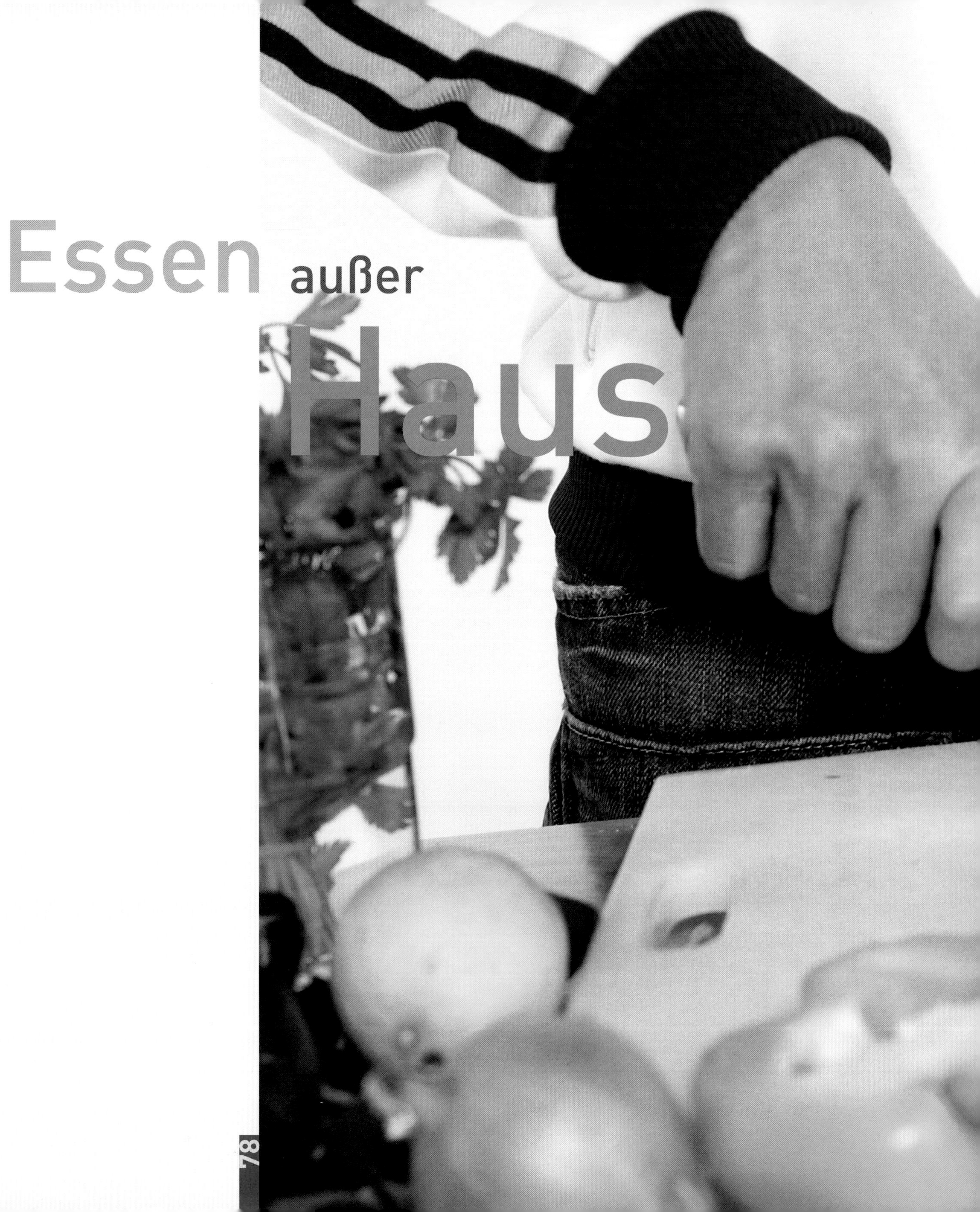

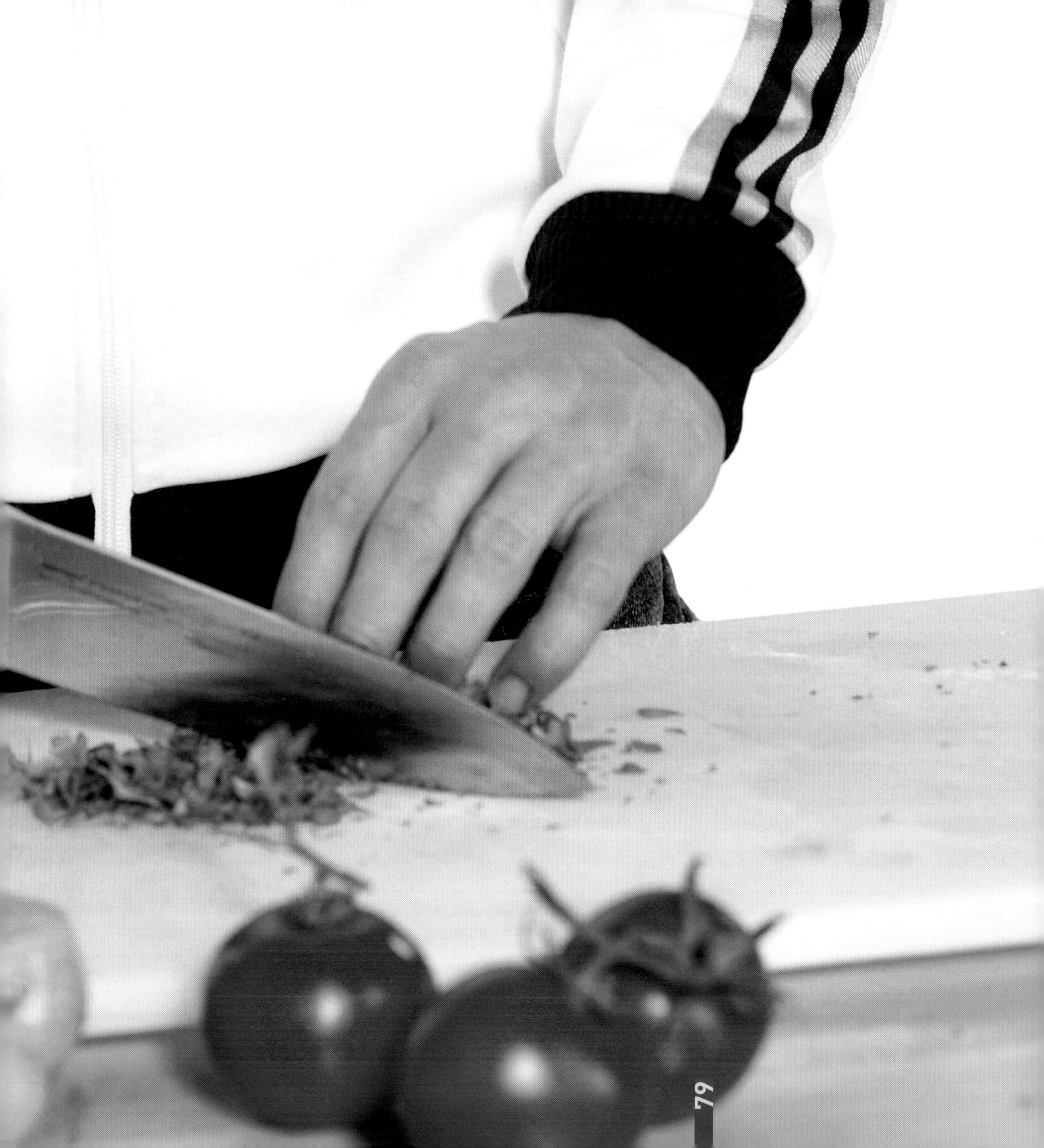

Essen außer Haus

Sie essen häufig außer Haus? Wenn uns der Beruf sehr fordert, fehlen oft Zeit und Lust fürs Einkaufen und Kochen. Kantine und Restaurant, Bäcker und Fleischer (Metzger) oder der Imbiss um die Ecke sind willkommene, zeitsparende Alternativen. Stellen Sie Ihre Mahlzeiten ganz bewusst zusammen und umgehen Sie „Fettnäpfchen". Wer weiß, worauf es ankommt, muss keine überflüssigen Pfunde befürchten.

Das Frühstück ist die Mahlzeit des Tages, die Sie selbst in der Hand haben. In guten Hotels wird bereits ein ausgiebiges Frühstücksbüfett geboten, aber dennoch sollten Sie mit offenen Augen Ihre Morgenmahlzeit zusammenstellen. Getreide in Form von Vollkornbrot oder -brötchen, Müsli oder Vollkornzerealien mit Milch sollten ein fester Bestandteil des Frühstücks sein. Flakes, die fast nur aus Zucker gepresst sind, lassen Sie auf alle Fälle liegen. Um hellwach zu werden, beginnt man idealerweise mit frischem Obst oder Obstsalat. Der ist immer griffbereit.

Da greifen Sie zu:

Müsli ohne Zucker mit frischem Obst und Joghurt; Tee ohne Zucker; Vollkornbrot; Joghurt mit Früchten ohne Zucker, Magertopfenaufstriche, fettreduzierte Käse- und Wurstsorten, Hüttenkäse, Eierspeisen ohne Speck, Obst- und Gemüsesäfte.

Das lassen Sie lieber liegen:

Fruchtsaftgetränke, die man gleich an der durchsichtigen Farbe erkennt und die außerdem sehr süß schmecken. Fetten Käse, fette Wurst, gezuckerte Fertigprodukte wie Fruchtjoghurts oder Topfenspeisen (Quarkspeisen), Fruchtsaftgetränke mit viel Zuckergehalt, moderne Frühstückszerealien (alles was mit -flakes und -pops endet), Kuchen, Weißmehlprodukte, Croissants, Frühstückswürstchen, Speck.

Wenn Sie auf diese Weise gut gestärkt in den Arbeitsalltag starten, greifen Sie im Laufe des Vormittags nicht ständig zu irgendetwas, weil Sie der Heißhunger überfällt. Falls Sie am frühen Morgen einfach noch nichts essen können, trinken Sie wenigstens ein Glas Milch, Kakao oder Fruchtsaft und besorgen Sie sich das zweite Frühstück unterwegs. Vollkornbrot oder -brötchen, belegt mit fettarmem Käse oder fettarmer Wurst, garniert mit frischen Kräutern, Salatblättern oder Gemüsestreifen, lassen sich gut transportieren und später verspeisen.

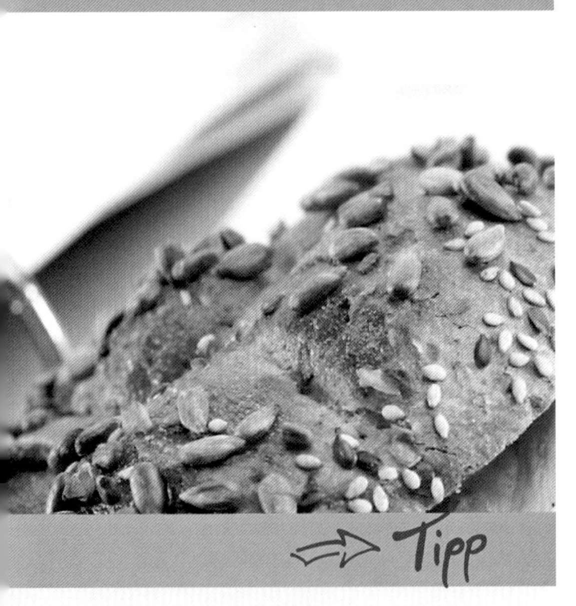

Tipp

Start in den Tag

In vielen Hotels, in Supermärkten und sogar auf Bahnhöfen und Flughäfen gibt es sie schon: Automaten, die Ihnen einen frisch gepressten Orangensaft zubereiten! Vergessen Sie also Cola- und Kaffee-Automaten und starten Sie optimal in den Tag!

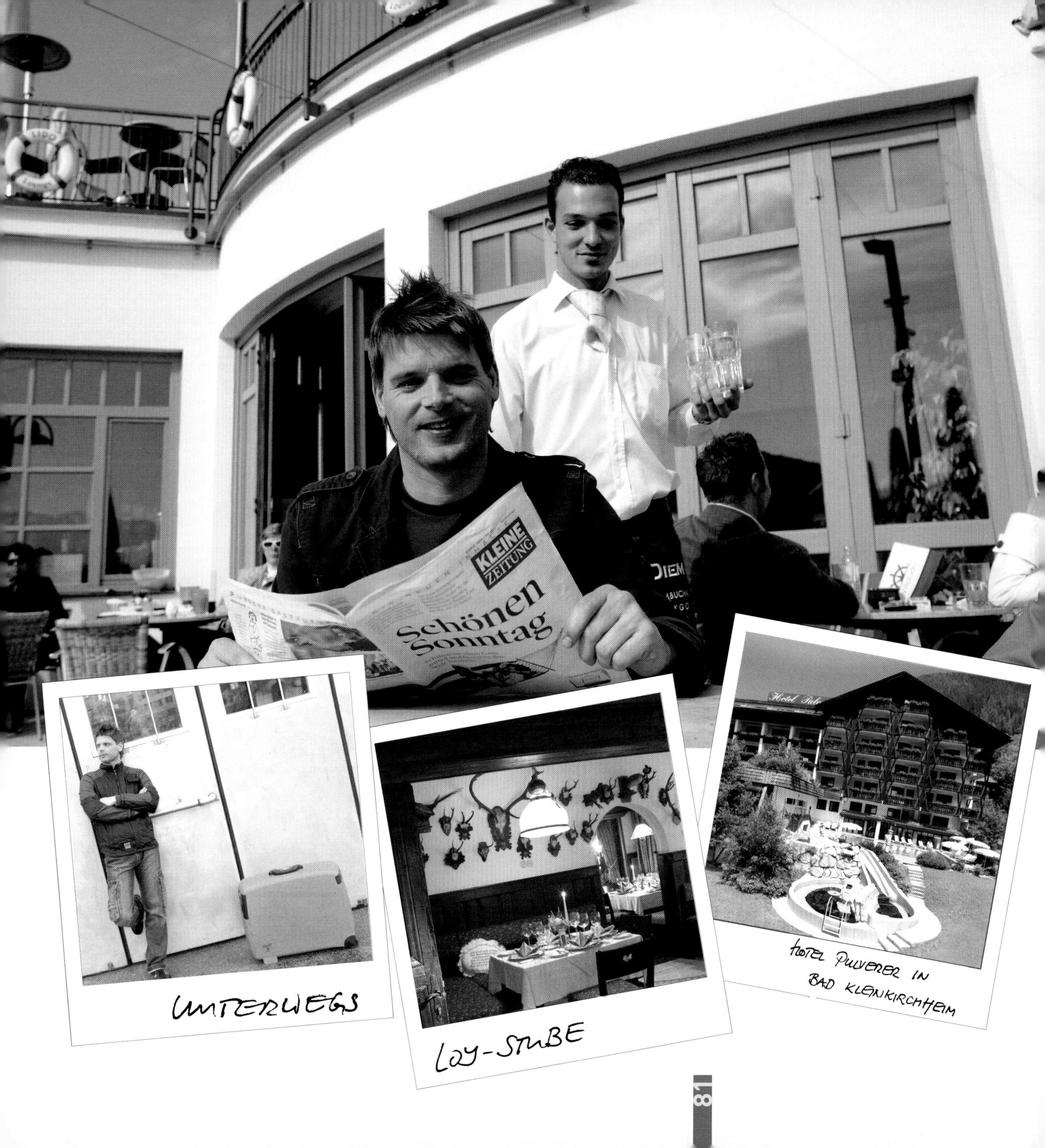
KLEINE ZEITUNG
Schönen Sonntag
UNTERWEGS
LOY-STUBE
HOTEL PULVERER IN
BAD KLEINKIRCHHEIM

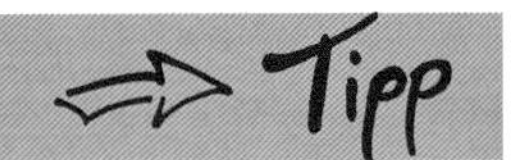

Langsamer essen bringt's, sagt der Ernährungsexperte Prof. Dr. Michael Hamm. Denn es dauert 20 Minuten, bis der Magen dem Gehirn meldet: „Ich bin satt." Und: Das Sättigungszentrum reagiert langsamer auf Fette als auf Kohlenhydrate, so das Ergebnis einer Untersuchung der Uni Leeds. Sattmacher-Stars: Kartoffeln.

Kalorienarmen Snackvorrat anlegen

Damit Sie für den Hunger zwischendurch stets gerüstet sind, empfiehlt es sich, einen Vorrat mit kalorienarmen Lebensmitteln anzulegen. Das heißt: Sobald Sie am Ziel Ihrer Geschäftsreise angekommen sind, ist der erste Weg der zum nächsten Supermarkt. Dort besorgen Sie sich frisches Obst, mageren, aufgeschnittenen Schinken, fettreduzierten, aufgeschnittenen Käse, geschnittenes Vollkornbrot, Oliven, Magerjoghurt, Magertopfen (Quark), Kefir oder Buttermilch. Berechnen Sie den Vorrat für die Tage Ihres Aufenthalts, damit Sie Zeit sparen. Für die Milchprodukte und den Schinken brauchen Sie allerdings einen Kühlschrank, damit sie nicht verderben, dazu bietet sich die Minibar in Ihrem Hotelzimmer an. Halten Sie auch immer Müsli, Getreideflocken oder andere Vollkornzerealien bereit. Übergossen mit fettarmer Milch, evtl. vermischt mit klein geschnittenem Obst, eignen sie sich hervorragend als schnelle, gesunde Zwischenmahlzeit. Gemüsesticks wie Gurken, Kohlrabi, Paprika und Möhren können Sie am Abend vorbereiten, über Nacht in einer Kunststoffbox verpackt im Kühlschrank aufbewahren und am nächsten Tag während der Fahrt snacken. Auch eine Handvoll Nüsse, Salzstangen oder Vollkornkräcker können Sie ab und zu zwischendurch genießen. Nicht zu vergessen: Führen Sie immer eine Flasche Wasser ohne Kohlensäure bei sich, um Ihren Wasserhaushalt tagsüber aufrechtzuerhalten.

Richtig essen in Kantine und Restaurant

Sie müssen nicht auf eine gesunde Ernährung verzichten, wenn Sie unterwegs sind. Auch im Restaurant und in einer guten Kantine können Sie kalorienbewusst schlemmen. So können Sie z. B. anstelle einer Hauptmahlzeit eine Mischung aus Vorspeisen und Beilagen bestellen, wie etwa gedämpfte Gemüse, Reis oder Salat und eine kleine Portion Fleisch. Man kann den Koch auch bitten, bei Huhn die Haut zu entfernen oder ein Fischfilet zu grillen, statt es in Butter zu braten. Genießen Sie eine leichte Suppe, z. B. eine Gemüse- oder Tomatensuppe (ohne Sahne) als Vorspeise. Die Flüssigkeit füllt schon einmal den Magen und nimmt den ersten Hunger. Bevorzugen Sie als Hauptspeise öfter vegetarische Gerichte mit Vollkornnudeln, Naturreis und viel Gemüse. Achten Sie aber darauf, dass diese nicht dick mit Sauce übergossen oder mit Käse überbacken sind. Wenn Kartoffeln, dann sollten Sie gekocht, nicht gebraten oder frittiert sein. Sonst erhöht sich der Fettgehalt deutlich. Genießen Sie Fleisch und Fisch naturbelassen, möglichst gedünstet oder gegrillt. Und schneiden Sie sichtbare Fettränder einfach ab. Die Sauce lassen Sie sich in einem getrennten Schälchen geben. So können Sie selbst die Menge bestimmen, die Sie essen möchten.

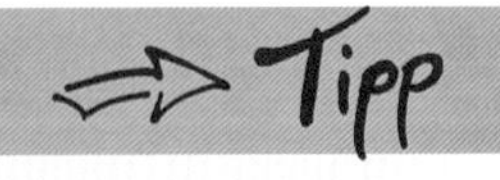

Denken Sie, wenn Sie viel unterwegs sind, immer an die Wasserflasche und ein Vollkorngebäck – sie können die Retter in der Not sein.

Greifen Sie beim Salatbüfett zu und ergänzen Sie den Salatteller mit Vollkornbrot als Beilage. So wird er zu einer kompletten, sättigenden Mahlzeit. Vorsicht am Büffet: Croutons, Mayonnaise, Sauerrahm, mit Öl zubereitete Salatsaucen und andere Dinge, die aus gesunder Kost eine kalorien- und fettreiche Mahlzeit machen. Sie sollten daher nur frische Gemüse wählen und verzichten Sie auf Kartoffelsalat (meist mit fetter Mayonnaise hergestellt) und fettreiche, salzige Garnierungen. Sparen Sie bei fertigen Salatsaucen. Oft enthalten diese viel Fett. Am besten, Sie nehmen Essig und Öl und marinieren sich Ihren Salat selbst.

→ Da greifen Sie zu:

Gemüse:
Eiweißreiche Hülsenfrüchte als Hauptgericht, angemacht mit Zitronensaft oder Essig und Öl, Dressing extra bestellen und mit Essig strecken, alle Arten von frischem Gemüse, Rohkost, Meeresfrüchte, Melone mit Rohschinken.

Suppen und Vorspeisen:
Suppen auf Tomaten- oder Gemüsebasis (ungebunden, keine Cremesuppen) wie z. B. Minestrone oder Brühe mit Nudel-Gemüseeinlage, Erbsen- und Linsensuppen mit Brot sind fettarme, kohlenhydratreiche Mahlzeiten.

Hauptspeisen:
Geflügelfleisch ohne Haut oder mageres rotes Fleisch, gegrillter Fisch oder Schalentiere, fleischlose Gerichte wie Teigwaren oder Reis mit Gemüse oder Hülsenfrüchten in Zitronensaft oder Wein. Im Backofen gegarte, gedämpfte oder gegrillte Speisen, wenn sie vorher von der Haut befreit wurden, mageres kaltes Fleisch, etwa Puten- oder Hühnerbrust, Putenwurst.

Beilagen:
Vollkorngetreidenudeln, Naturreis, Gemüse, roh oder gedämpft, im Backofen gegarte Folienkartoffeln mit Joghurt, Salzkartoffeln, Kartoffelbrei mit fettarmer Milch.

Desserts:
Frisches Obst, Joghurt-, Topfen(Quark)speisen ohne Zucker, Sorbet, Kaffee mit Milch ohne Zucker.

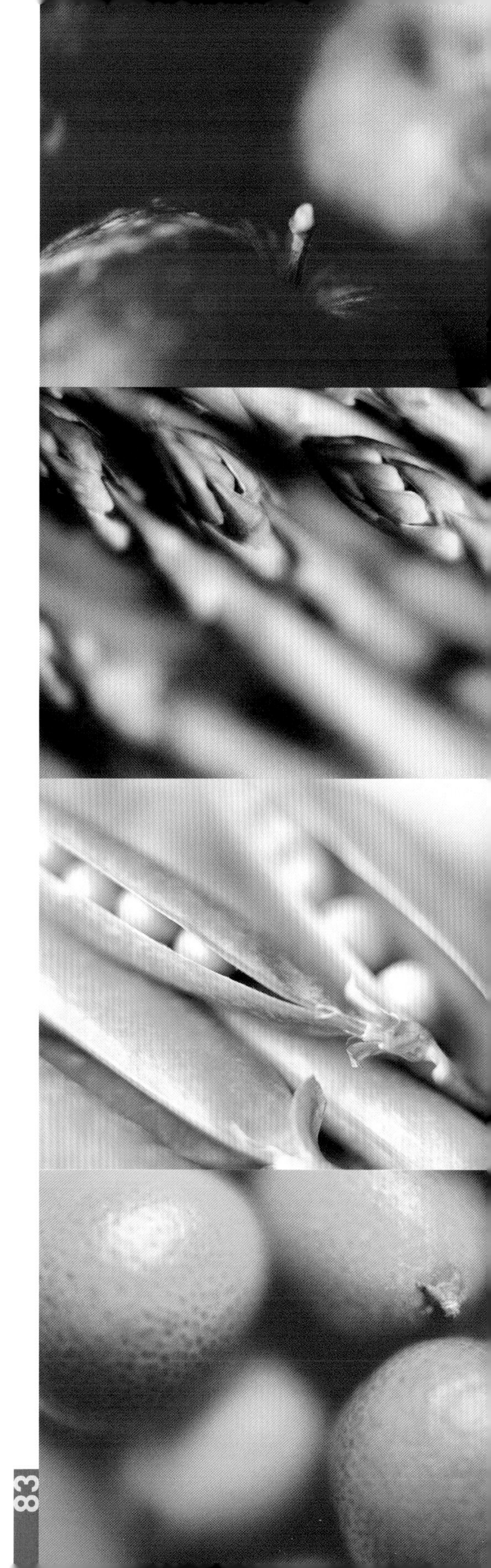

→ Das lassen Sie lieber liegen:

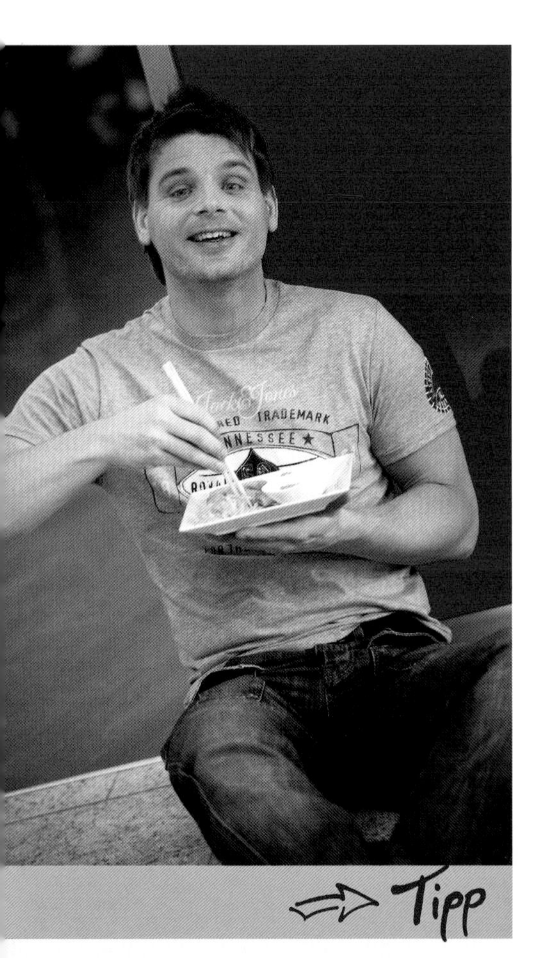

Fettarmes Fast Food als Imbiss
Sushi ist ein toller fettarmer Imbiss.

Snacks:
Wurstwaren, fette Salatdressings mit Mayonnaise oder Sauerrahm, Kartoffel-, Nudel- oder Thunfischsalate mit Mayonnaise, marinierte Gemüse, Speckwürfel, in Butter geröstete Croutons.

Suppen und Vorspeisen:
Fette Fleischbrühe, Cremesuppen mit viel Sahne, in viel Öl mariniertes Gemüse, Pasteten, salzreiches Gebäck.

Hauptspeisen:
Gans, Ente, Geflügel mit Haut, Innereien, fettreiche Wurstwaren, Speisen, die mit Sahne zubereitet sind, frittiert, geschmort, paniert, in Fett gebacken, Gerichte mit viel Butter, fettem Käse, Bratensauce, Mayonnaise oder Rahmsaucen, Schüsselpasteten, Quiches.

Beilagen:
Salate mit Mayonnaise, Bratkartoffeln, Pommes frites, überbackene Gemüse.

Desserts:
Torten, Sahnekuchen, Cremeschnitten, Eiscreme, Pudding.

Das Mittagessen an der Imbissbude, beim Bäcker oder Fleischer (Metzger) geht schnell, ist aber oft einseitig und kalorienreich. Sie finden aber meist auch akzeptable Gerichte. Wählen Sie ganz bewusst, z. B. belegte Baguettes, Brot, Brötchen oder Bagel – möglichst mit Salatblättern, Gurken- und Tomatenscheiben garniert. Und fragen Sie die Fachverkäufer, ob Sie eine Zubereitung ohne oder mit wenig Butter bekommen können. Salatteller mit und ohne gekochten Schinken oder ab und zu auch mit Thunfisch naturell; als Beilage Vollkornbrot. Gemüsesuppen und Gemüseeintöpfe, Vollkornbrot als Beilage. Mageres Fleisch mit Salat im Vollkornbrot, Gemüsegerichte mit Vollkornnudeln, Naturreis oder Kartoffeln und wenig fettarmer Sauce; wenn die Sauce nicht getrennt zu haben ist, essen Sie nur einen Teil der Sauce und lassen den Rest liegen.

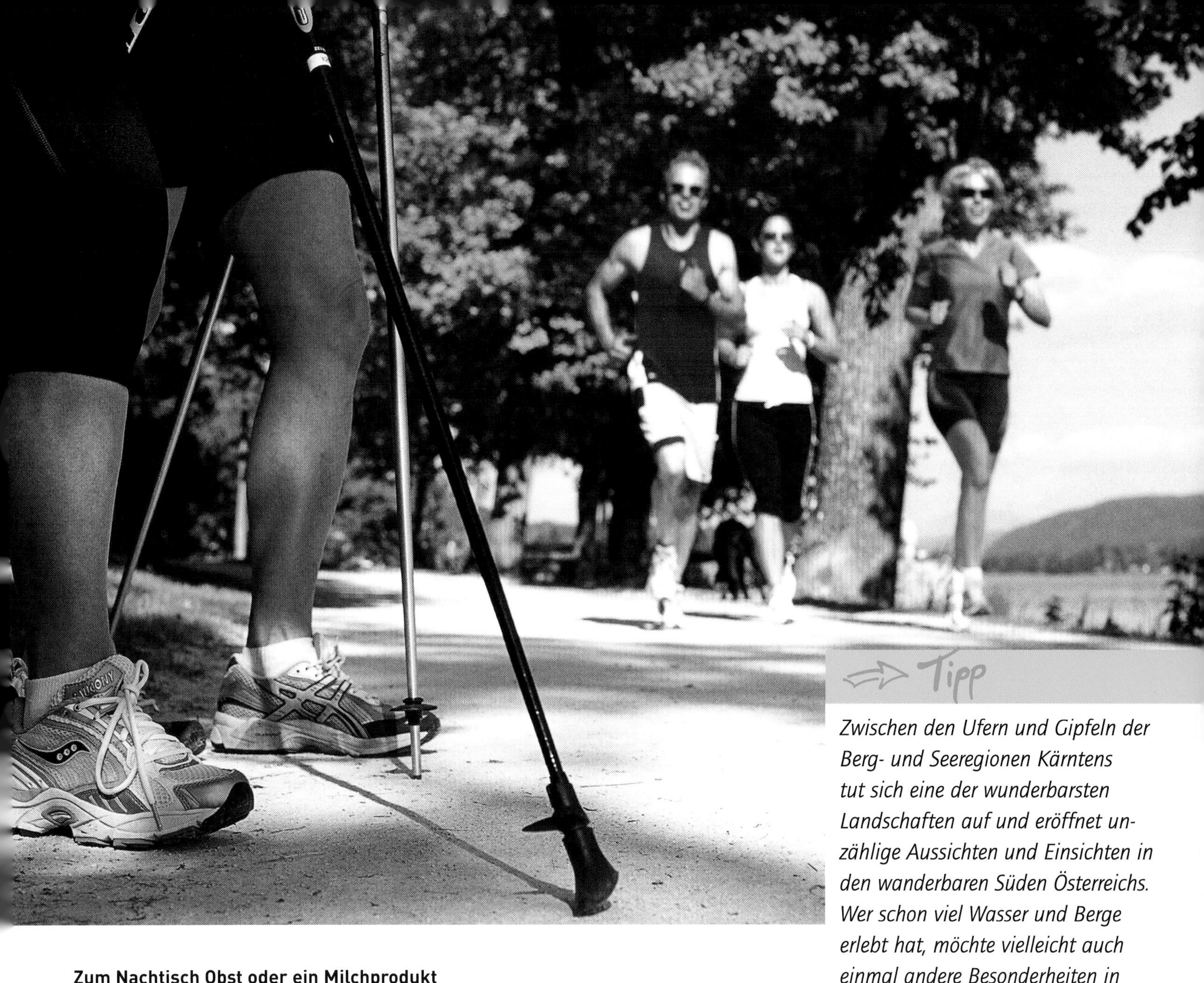

Tipp

Zwischen den Ufern und Gipfeln der Berg- und Seeregionen Kärntens tut sich eine der wunderbarsten Landschaften auf und eröffnet unzählige Aussichten und Einsichten in den wanderbaren Süden Österreichs. Wer schon viel Wasser und Berge erlebt hat, möchte vielleicht auch einmal andere Besonderheiten in Österreichs Süden entdecken. Mit unzähligen Ausflugzielen, Bergbahnen, Schifffahrtslinien und vielen familienfreundlichen Attraktionen ist Kärnten eine der vielseitigsten Urlaubsregionen Europas.

Zum Nachtisch Obst oder ein Milchprodukt

Wenn es Sie nach dem Essen nach Süßem gelüstet, genehmigen Sie sich einen Apfel, eine Banane, Weintrauben oder einen Obstsalat. Obst kann den Süßhunger stillen. Auch ein fettarmer Joghurt oder eine magere Topfenspeise (Quarkspeise) sind ein leckeres Dessert. Ab und zu kann es auch ein kleines Stück Kuchen (z. B. Apfelstrudel) oder ein Schokoriegel sein. Haben Sie nach dem Dessert noch ein wenig Zeit? Dann bringen Sie mit einem Verdauungsspaziergang an der frischen Luft Ihren Kreislauf und Ihren Stoffwechsel wieder in Schwung.

Allgemeine Tipps und Tricks

So bekommen Sie Ihre Naschlust in den Griff

Wer kennt das nicht: Oft geht es mal im Betrieb drunter und drüber und die Nerven liegen blank, dann ist der Griff zur Schokolade ein beruhigendes Ritual und Balsam für die gestresste Seele. Ein Stückchen Schokolade in Ehren, auch mal zwei, dagegen ist nichts einzuwenden. Wem das allerdings zu wenig an süßer Leckerei ist, sollte seinen Appetit mit Alternativen stillen. Denn gesund, süß und lecker, das muss kein Widerspruch sein!

Zucker sparsam

Sparen Sie von dieser weißen, süßen Pracht etwas ein. Wenn Sie ohnehin schon Kekse oder Schokolade zum Kaffee essen, dann lassen Sie den Extra-Zucker im Cappuccino einfach mal weg.

Naschen erlaubt!

Wer Lust auf Kekse verspürt, darf natürlich ein paar von den kleinen Leckereien genießen – angemessen dosiert, versteht sich! Aber erst nach der Hauptmahlzeit als kleine Nachspeise. Zuerst satt essen und erst dann gehen Sie zur süßen Verführung über!

Vollbremsung

Plundergebäcke sind ausdrücklich erlaubt, denn sich die Leckereien zu verbieten, macht sie nur noch begehrenswerter. Verboten ist nur die automatische Handbewegung zum Teller. Ziehen Sie jedesmal die geistige Notbremse, z. B.: bis 10 zählen. Das gibt Ihnen Zeit, nein zu sagen.

Schlau belohnen

Kekse, Kuchen und speziell Marzipan schlagen sich auf Dauer gerne auf die Hüften nieder. Bratäpfel mit Rosinen, Nüssen usw. (s. S. 114) belasten das Kalorienkonto nur wenig und sind eine optimale und leckere Alternative.

Essen Sie besinnlich und langsam und schenken Sie jedem Bissen die volle Aufmerksamkeit. So bekommen Sie viel Geschmack für weniger Kalorien. Backen Sie Ihre Kekse selbst, denn selbst gebackene Kekse und Kuchen sind zum Runterschlingen viel zu schade.

Süßes aus der Kantine

Vanillecreme, Mousse au Chocolat und Malakofftorten sind wahre Fettbomben. Als fruchtige Beilage leistet ein Obstsalat aus heimischen und exotischen Früchten, wie Äpfeln, Bananen und Ananas, ... mit Zitronensaft mariniert, gute Bombenentschärfungsdienste.

Wenn es am schönsten ist ...

Nur derjenige, der langsam isst, hat eine Chance, das Signal „satt" wahrzunehmen. Der Trick ist, das Signal zu beachten. Hören Sie auf zu essen, sobald Sie sich angenehm satt fühlen, auch wenn es noch so lecker ist.

Heißhunger

Frischluftpause tut gut und bringt den Kreislauf in Schwung. Danach schmecken duftende Tees noch besser. Besonders Zimttee ist eine ideale Heißhungerbremse nach Süßem. Auch Matetee bringt die Fettverbrennung in Schwung (nicht am Abend trinken – regt an).

Weniger ist mehr

Schränken Sie die Menge Ihrer Lieblingsleckereien so weit es geht ein. Je weniger Sie zur Verfügung haben, desto geringer ist das Risiko, Unmengen zu verdrücken. Am besten stellen Sie den Süßkram so weit wie möglich von sich entfernt. Einer Studie der New Yorker Cornell University zufolge greift man viel seltener zur Schokolade, wenn man aufstehen und zum Schrank gehen muss!

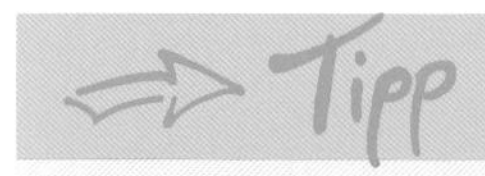

Süßigkeiten dosieren.

Falls Sie zu den Schleckermäulern gehören, dann legen Sie sich schon in der Früh die Tagesration bereit. Den Rest sperren Sie weg.

Alternativen

Vollkornkekse statt Butterkekse! Vollkornkekse werden im Gegensatz zu normalen Keksen aus dem ganzen Korn hergestellt. Sie enthalten viele Ballaststoffe und eine geballte Ladung Mineralstoffe.

Ideal zum Mitnehmen sind Trockenfrüchte. Sie enthalten viel Fruchtzucker und Mineralstoffe. Besonders geeignet sind Marillen (Aprikosen), Äpfel, ... aber auch Exoten wie Bananen, Ananas usw.

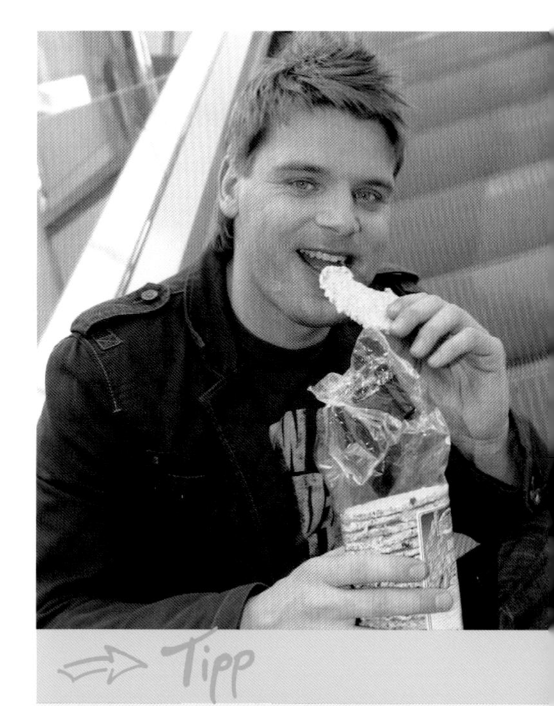

Tipp

Reiswaffeln sind eine köstliche fettarme Knabberei für zwischendurch!

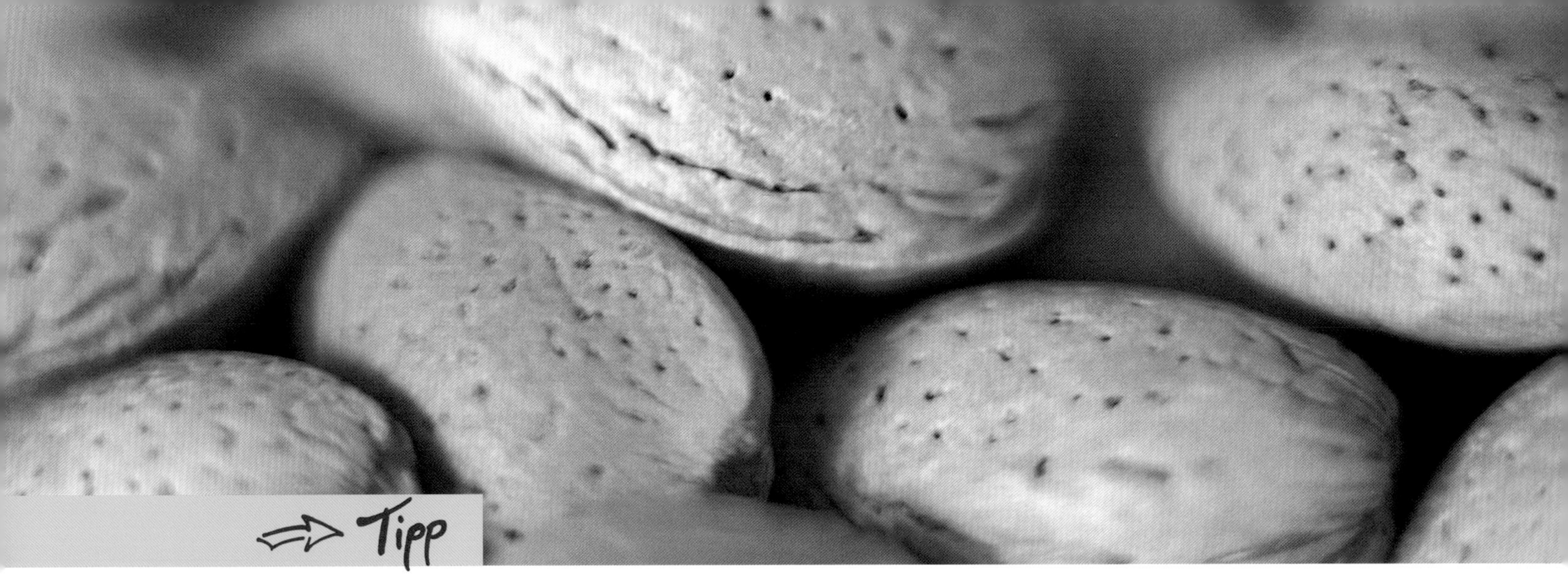

⇒ Tipp

Wenn vorhersehbare längere Besprechungen anstehen, dann organisieren Sie sich bereits vorher Ihre Mahlzeiten. Planen Sie eventuell eine Snackpause davor ein oder nehmen Sie sich entsprechende Mahlzeiten mit in das Meeting.

Wenn Schokolade, dann aber vernünftig! Mittlerweile gibt es in den Reformabteilungen der Supermärkte ein breites Angebot an gesünderen Schoko-Snacks mit weniger Zucker. Schoko-Reiswaffeln, Schoko-Rosinen, Schoko-Mandeln, div. Dinkelgebäck, ... schmecken lecker und belasten nicht so sehr. Wichtig! Auch hier nicht übertreiben! Besser ist Schokolade mit mindestens 70 % Kakaoanteil. Sie enthält wenig bis gar keinen Zucker und ist eine optimale Lösung, um der süßen Verführung Abhilfe zu schaffen.

Gesund essen am Besprechungstisch

9.00 Uhr Marketing Meeting, 10.30 Uhr Jour fixe, 11.45 Uhr Runder Tisch mit der Geschäftsleitung. Der Terminkalender ist randvoll – der Magen völlig leer. Und jetzt? Für powervolle Besprechungen ist nicht nur die Stimme ausschlaggebend, sondern auch die Ernährung eine wichtige Komponente. Was grundsätzlich stimmt, ist im Alltag aber nicht immer leicht umzusetzen.

Studien belegen, wie schwer die Umsetzung im Arbeitsalltag fällt: Für 63 Prozent der Bevölkerung hat „täglich Obst und Gemüse" zu essen einen hohen Stellenwert, aber nur 44 Prozent setzen das auch um.

Einfaches BISSness

Der Arbeitsalltag fordert heute weniger körperliche als vielmehr geistige Anstrengungen: ständige Einsatzbereitschaft und Konzentration, Kreativität, Computerarbeit, Telefondienst, Termine und vieles mehr. Zum Erhalt der Leistungsfähigkeit zwischen Terminstress und Tastatur gibt es einfache BISSness-Tricks.

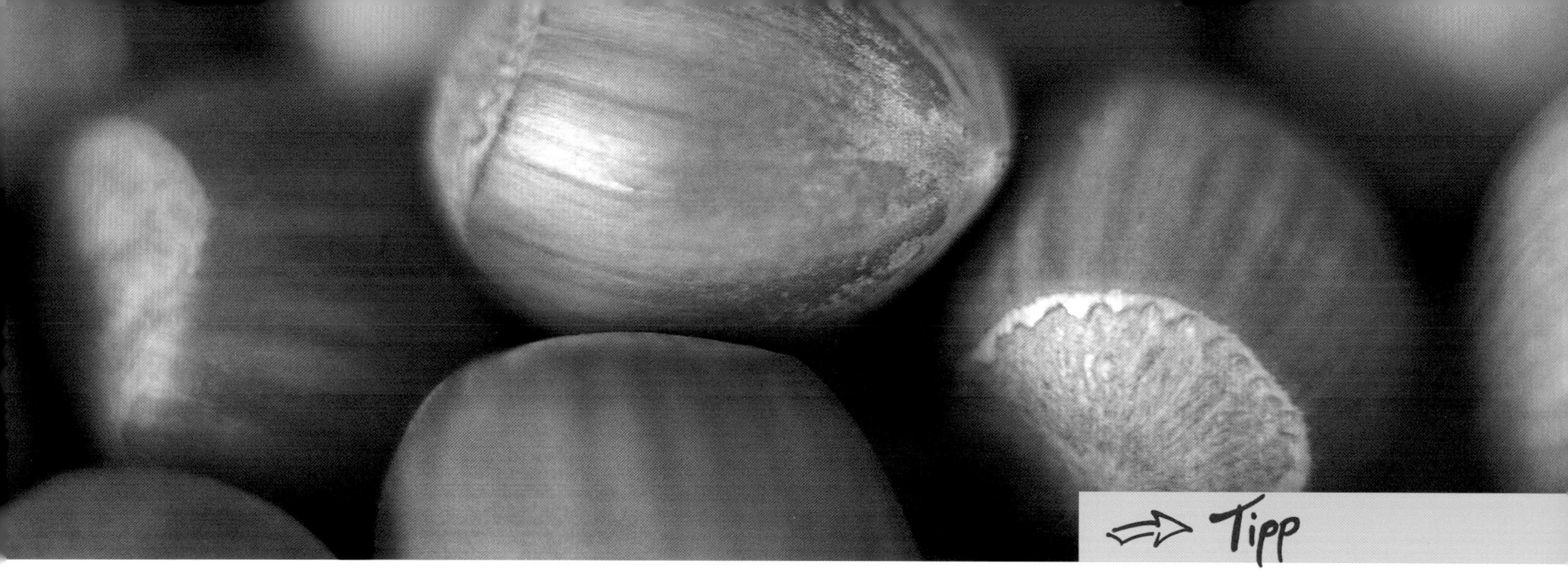

Damit es zu keinem „Brainstorm" während Ihres Terminmarathons kommt und Sie auf keinen Fall in die „Null-Phase" geraten, haben Sie ab heute mit den folgenden „Synapsenkickern" gute Karten. In der Schreibtischlade, im Aktenkoffer oder am Besprechungstisch, immer griffbereit – für Außendienstarbeiter hat sich das Handschuhfach bewährt. So werden Meetings zu erfolgsorientierten Eatings – das ist fix! Jour fixe!

Das Survival-Kit für Berufstätige

Die „Mehr Biss im Business – Notfallapotheke" für die Schreibtischlade und unterwegs. Rüsten Sie sich für Heißhungerattacken. Damit es nicht zum unüberlegten Hineinstopfen von sämtlichen zuckerhaltigen Riegeln & Co. kommt, können Sie in Zukunft ruhigen Gewissens in die Schreibtischlade oder in Ihre Aktentasche greifen und Ihren Hunger entspannt kurzfristig stillen!

- ➔ Wasserflasche als ständiger Begleiter
- ➔ Ein Obstkorb am Schreibtisch animiert zum Zugreifen
- ➔ Legen Sie auch Ihre Tagesration Gemüse griffbereit, insgesamt sollten Sie 5 Portionen Obst und Gemüse täglich verzehren
- ➔ Vollkornreiswaffel für den kleinen Hunger zwischendurch
- ➔ Trockenfrüchte wie Apfelringe, Marillen (Aprikosen), etc. bekämpfen den Heißhunger
- ➔ Schokolade mit mindestens 70 % Kakaoanteil ist optimal, um das Verlangen nach Süßem effektiv zu stillen
- ➔ Nussmischungen oder Studentenfutter bringen die geistige Leistungsfähigkeit wieder auf Trab

⇨ Tipp

Vereinbaren Sie Termine mit Ihrer Gesundheit. Lassen Sie sich durch Ihr Outlook-Programm am Computer alarmieren, wenn ein Vitaminschub nötig wird.

Knurrender Magen – keine Zeit für eine Pause?

Vollkornreiswaffeln vertreiben das Hungergefühl und belasten den Körper nicht. Sie können sie ungehindert in der Aktentasche transportieren. Während einer kurzen Verschnaufpause sind sie auch gleich leicht verzehrt.

Konzentration lässt nach?

Trockenfrüchte, wie z. B. Datteln, als natürlicher Energieschub für Ihr Gehirn. Datteln bieten eine gesunde Alternative zum Traubenzucker. Der natürliche Zuckergehalt beträgt etwa 80 % des Trockengewichtes und wird schnell ins Blut aufgenommen. Datteln sind gewissermaßen der Traubenzucker der „Biosportler". 8–10 Stück liefern blitzschnell neue Energie.

Was, wenn der Zündstoff alle ist?

Nussmischung: Trockenfrüchte und Nusskerne sind die ideale Zusatzernährung für Denker und bieten eine willkommene und vor allem gesunde Alternative zu Energieriegeln. Nüsse gelten als optimale Energielieferanten und bieten alle Nährstoffe, die der Mensch für Leistungsfähigkeit braucht. Zusammen mit Rosinen, die schnelle Energie liefern, sind sie der optimale Treibstoff fürs Gehirn.

Die Laune geht flöten?

Schokolade, aber bitte die richtige: mit mindestens 70 % Kakaoanteil (hat einen sehr niedrigen glykämischen Index und enthält obendrein noch Stoffe, die entspannen und beruhigen). Je höher der Kakaoanteil, desto weniger Fett. Außerdem verstecken sich in der Kakaobohne viele Inhaltsstoffe. Auch solche, die anregend wirken und Glücksgefühle erzeugen.

Durchhänger?

Buttermilch, gemischt mit 100%igem Fruchtsaft. Somit können Sie Ihren Energielevel wieder steigern: Diese Mischung gibt den nötigen Kick, geistige Frische und belastet den Körper nicht. Auch hilfreich: ein Getreideriegel ohne Zucker.

Geistig müde?

Wasser erfrischt das Gehirn der Hirnarbeiter und wirkt wie eine Frischzellenkur. Trinken Sie nicht nur bei heißen Temperaturen, sondern regelmäßig. Nährstoffe können so besser transportiert und von der Zelle aufgenommen werden. Energie, Schluck für Schluck, täglich 2,5 Liter.

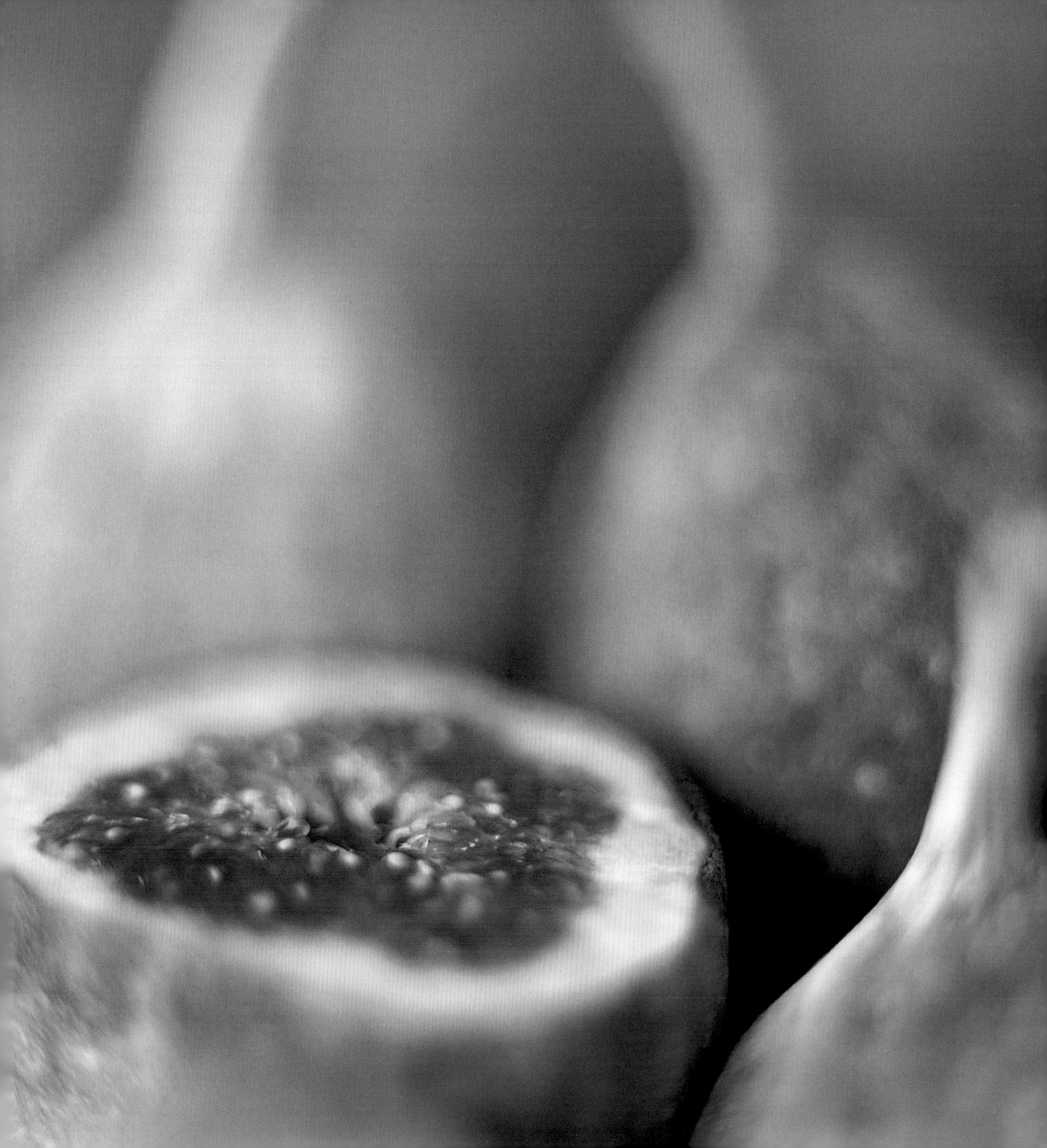

Noch mehr Geistesblitze

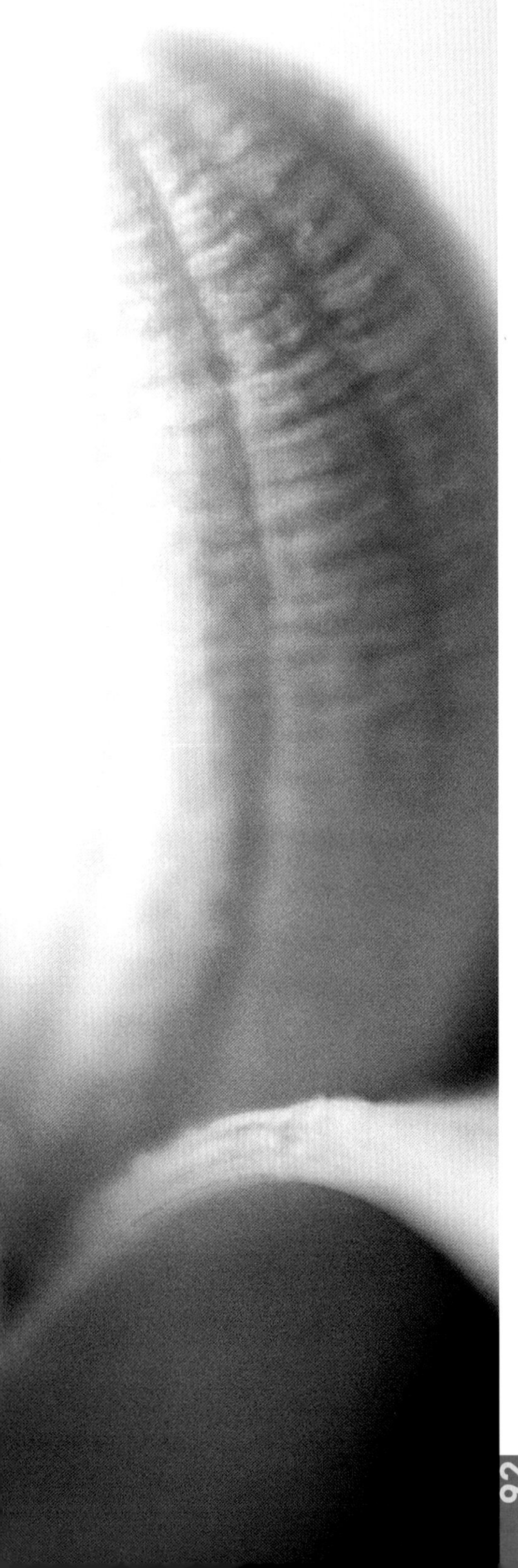

Äpfel

Sind sehr gesund und enthalten viele Vitamine. Der Apfel wirkt auch als Muntermacher, er enthält Traubenzucker und Fruchtzucker, die schnell ins Blut gehen. Der Hauptteil der Nährstoffe liegt direkt unter der Schale, daher sollte die Schale mitgegessen werden.

Feigen

Sie versorgen uns mit vielen hochwirksamen Substanzen. Die enthaltenen B-Vitamine stärken die Nerven und aktivieren die Arbeit des Gehirns. Feigen halten somit geistig fit und zaubern auch sehr schnell Müdigkeit und Antriebslosigkeit weg – sind also ein optimaler Pausensnack.

Himbeeren

Im vollreifen Zustand enthält die Himbeere wertvolle Inhaltsstoffe. Besonders der hohe Pantothensäuregehalt fördert die gute Laune. Die ballaststoffreichen Früchtchen verarbeitet der Körper nur langsam. So profitieren Sie von einer kontinuierlichen Kohlenhydratversorgung.

Bananen

Die Allroundfrucht sorgt für gute Laune und Ideen. Bananen enthalten zehn verschiedene Vitamine sowie 18 Mineralstoffe und Spurenelemente. Der bei reifen Früchten besonders hohe Trauben- und Fruchtzuckergehalt fördert die Konzentration. Bananen sättigen, vertreiben Müdigkeit und fördern die gute Laune.

Die Bürosessel-Diät

Stressgeplagte Bürositzer können nicht abnehmen? Kann nicht sein! Es ist nicht leicht, aber auch nicht unmöglich. Um das Abnehmen leichter zu gestalten, braucht Mann aber auch Frau vor allem eines: Biss! An dieser These lässt sich schon mal grundsätzlich nicht rütteln. Denn nur, wer zu essen beginnt, kann auch abnehmen. Vorausgesetzt, Sie verhalten sich nach den Grundregeln der Ernährung wie eingangs beschrieben.
Viele Stressgeplagte wissen jedoch oft gar nicht, wo sie reinbeißen sollen, um „bissig" im positiven Sinn, das heißt „mit jedem Biss gesund" zu sein. Denn: Was ist schwieriger, als sich zwischen Terminen, Sitzungen und täglichen Arbeiten richtig zu ernähren und dabei auch noch ein Paar Kilos zu verlieren? Doch das ist grundsätzlich kein Problem. Umzusetzen ist ein derartiges Vorhaben mit einem dreigeteilten Konzept und vielen Tricks, die es einem leichter machen, sein Idealgewicht zu erreichen. Je mehr Kilos Sie auf die Waage bringen, desto stärker sollten Sie darauf achten, dass vorwiegend Obst, Gemüse, Hülsenfrüchte, Salat und Vollkornerzeugnisse auf dem Speiseplan stehen. Sie machen nicht nur wunderbar satt, sondern versorgen Sie auch noch mit vielen Vitaminen und Mineralstoffen. Und eines noch: Gehen Sie nie hungrig einkaufen! Sicherlich greifen Sie bestimmt zu den „Kalorienbomben", zu Waren, die Sie gewiss nicht vorgehabt haben zu kaufen.

Hungern und Kalorienzählen hat noch niemanden glücklich gemacht. Die Basis für das Abnehmen am Arbeitsplatz ist eine gewisse Ernährungs-Ausgewogenheit. Der Mix aus frischem, vollwertigem Essen macht es demnach aus.

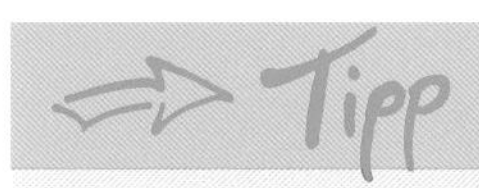

Bleiben Sie geduldig, wenn Sie nach dem schnellen Anfangserfolg nicht mehr so viel abnehmen. Das ist normal, der Körper stellt sich auf weniger Essen ein. Die Pfunde, die Sie jetzt verlieren, bleiben dafür dauerhaft weg.

Tipp

Bilden Sie zur langfristigen Motivation unter Ihren KollegInnen ein Food-Office-Experten-Team, dass sich z. B. um ausreichend Obst und Gemüse im Büro kümmert.

Tefal Actifry
Frittieren light mit nur einem Esslöffel Öl.

• Essen Sie mehrere kleine Mahlzeiten über den Tag verteilt und nicht erst dann, wenn Sie Heißhunger haben. Die Mahlzeiten müssen natürlich gut vorbereitet sein und ins Büro mitgenommen werden. Optimal zum Mitnehmen eignen sich Eintöpfe wie z. B. Bohneneintopf, denn Hülsenfrüchte sind relativ kalorienarm, liefern aber viel hochwertiges pflanzliches Eiweiß und bieten sich gut als Fleischersatz an.
• Vor jeder Mahlzeit empfiehlt es sich einen genussvollen, bunten Rohkostteller zu essen. Dieser besänftigt den ersten Hunger, bringt viele Nährstoffe mit sich und Sie essen danach auch weniger. Den Salat können Sie auch ohne weiteres auf dem Weg zur Arbeit von einem Schnellrestaurant mitnehmen. Dressing im Büro aus Essig und Öl.
• Machen Sie Gemüse oder Salat zur Hauptspeise und das Fleisch zur Beilage.
• Sollte es dennoch zu kleinen Hungeranfällen zwischen den eigentlichen Mahlzeiten kommen, empfiehlt es sich, entweder zu trinken (Grüntee oder Wasser) oder frisches Gemüse (z. B. Karotten- oder Kohlrabistücke) zu essen.
• Sollten Sie einmal über die Stränge geschlagen haben, befreien Sie sich von dem schlechten Gewissen. Beginnen Sie am nächsten Tag mit einem klassischen „Balance-Tag" (s. S. 98) und essen Sie dann nur Obst. Auch das Trinken von Obst- oder Gemüsesäften bietet eine gute Alternative.
• Schneiden Sie Ihr Vollkornbrot etwas dicker – dafür den Belag dünn drauflegen.
• Ganz wichtig! Mindestens 2 Liter pro Tag trinken.
• Probieren Sie zum Nachtisch Obst anstelle von Süßspeisen.
• Chef-Geburtstag. Zwischendurch viel Mineralwasser ohne Kohlensäure zu sich nehmen: So sparen Sie zwischen Prosecco und Wein viele Kalorien.

Ihre Zwischenmahlzeiten am Vor- oder Nachmittag bestehen idealerweise aus Obst, Rohkost, Brot, Müsli oder Vollkornzerealien mit fettarmen Milchprodukten.

Das sind die Super-Snacks für den kleinen Hunger zwischendurch:
• Vollkornbrötchen, belegt mit gekochtem Schinken und knackigen Salatblättern
• Vollkornbrot mit körnigem Frischkäse und Paprikastreifen
• Vollkornzerealien mit fettarmer Milch oder Joghurt und Oblststückchen
• Frisches Obst der Saison, auch mal als Fruchtmus für unterwegs
• Gemüsesticks wie Gurken, Kohlrabi, Paprika und Möhren mit Joghurtdip

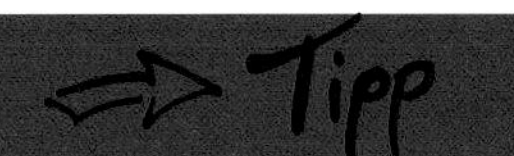

Ein echter Fettkiller: 2 bis 3 Liter Mineralwasser mit viel Magnesium. Das füllt nicht nur den Magen, sondern beschleunigt auch den Fettabbau. Grund: Hat das Blut genügend Flüssigkeit, transportiert es die Fettsäuren schneller aus den Zellen. Das Magnesium ist dabei ein wichtiger Organisator für die optimale Sauerstoffversorgung bei der Fettverbrennung. Fatburner-Hit aus den USA: Weizengrassaft (gibt's im Reformhaus). Seine Wirkstoffkombination (u. a. Kalium und Vitamin C) mobilisiert den Fettstoffwechsel.

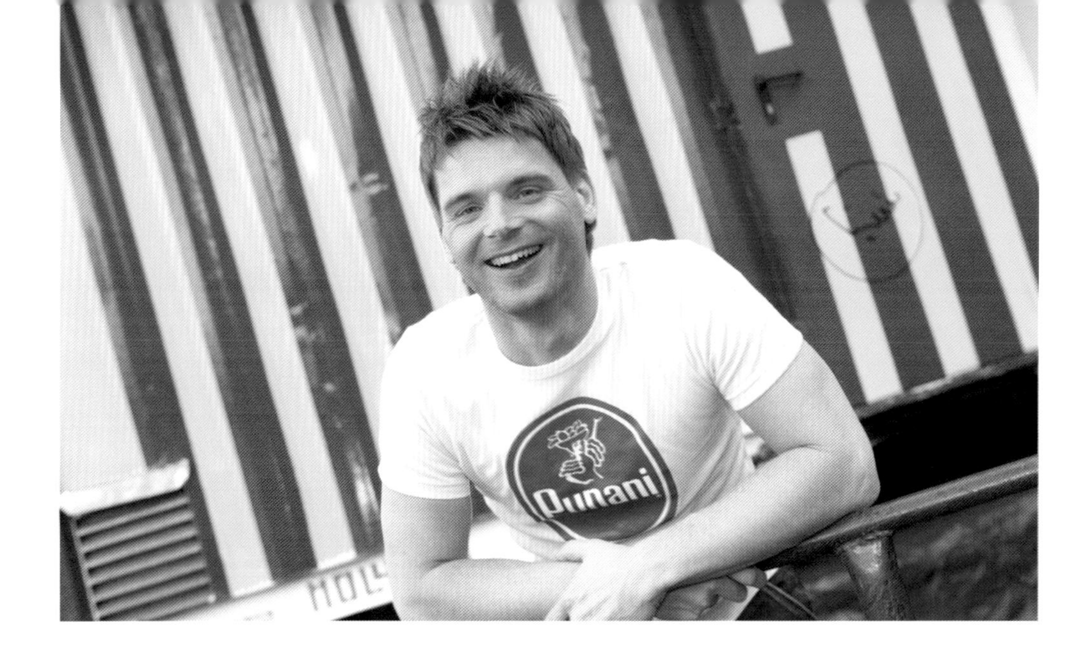

So geht's schnell

Sticks und Dip abends vorbereiten; das Gemüse in einer Frischhaltebox, den Dip in einem Behälter mit Schraubverschluss über Nacht im Kühlschrank aufbewahren, am nächsten Tag essen! Übrigens: Auch Brot schmeckt gut mit einem leckeren Dip.

Bewegung

Die beste Nachricht für Sport- und Fitnessmuffel seit langem: Um den Körper in Schwung zu bekommen, um Fett zu verbrennen muss man sich nicht keuchend, schwitzend abrackern. Moderate Bewegung an der frischen Luft ist die wichtigste Maßnahme. Die Devise lautet daher: locker und langsam. Ist das Tempo nämlich zu schnell, wird vornehmlich der Kohlenhydratstoffwechsel angeregt und die Fettpolster zeigen sich unbeeindruckt.

- → Fahren Sie mit öffentlichen Verkehrsmitteln zur Arbeit und steigen 2 Stationen früher aus. Den Rest legen Sie zu Fuß zurück.
- → Um Nachrichten mitzuteilen, gehen Sie persönlich zu Ihren Kollegen anstatt zu telefonieren.
- → Nehmen Sie lieber das Treppenhaus anstelle des Fahrstuhls.
- → Vielleicht lässt es sich dann und wann mit der Mittagspause vereinbaren und Sie walken mit den Nordic Walking Stöcken eine Runde um den Häuserblock.

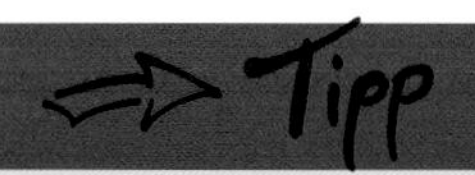

Ernährungsexperten raten: Lernen Sie wieder, auf Ihren Körper zu hören. Essen Sie wirklich nur, wenn Sie Hunger spüren, und nicht, weil es jetzt Zeit für Mittagspause oder Abendessen ist.

Entspannung

Hektischer Alltag und immer schnellerer Wandel drücken auf unser Nervenkostüm. Dieser psychische Dauerstress beeinflusst unsere Hormone derart, dass eine vermehrte Fettspeicherung in den Depots verursacht wird. Gezielte Entspannungstechniken zwischendurch sind aber gar nicht so aufwändig und man kann sie auch relativ rasch erlernen.

Eine einfache Maßnahme zur Regeneration. Raus aus dem Büro in die frische Luft und kräftig einatmen, vielleicht auch Sonne tanken. An wunderschöne Momente, Landschaften oder Ereignisse erinnern – so geht man wieder mit neuer Energie an den Arbeitsplatz.

Der letzte Schliff

Darüber hinaus sollten Sie verschiedene Verhaltensweisen trainieren, die man braucht um abzunehmen.

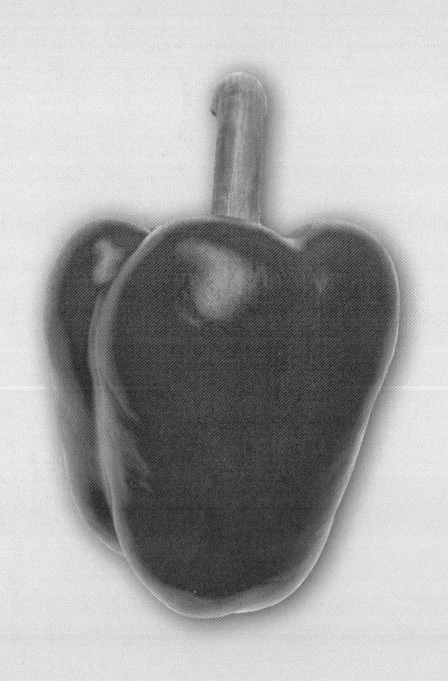

➔ Konzentration schulen: Nehmen Sie sich Zeit beim Essen und genießen Sie jeden Bissen mit voller Aufmerksamkeit. So erleben Sie viel Geschmack für wenig Kalorien.

➔ Bauchgefühl: Das Signal „satt sein" wahrzunehmen checkt nur jener, der langsam isst. Daher beachten Sie dieses Signal. Hören Sie auf zu essen, sobald Sie sich angenehm satt fühlen, auch wenn die Versuchung noch so groß ist.

➔ Notbremse beim Naschen: Sachertorte und Co. sind ausdrücklich erlaubt, denn wie man weiß machen Verbote Leckereien noch begehrenswerter. Stopp sagen müssen Sie nur beim automatischen Griff zum Teller. Zählen Sie bis 10, das gibt Zeit, nein zu sagen. Dann und wann darf man schon mal sündigen, solange Sie die Menge unter Kontrolle haben. 10 Butterkekse oder 50 Salzstangen oder 2 Rippen Bitterschokolade sind allemal drin. Am besten aber nach der Hauptmahlzeit, versteht sich. Zuerst satt essen und erst dann gehen Sie zur süßen Verführung über.

➔ Essen Sie zudem nicht immer direkt am Arbeitsplatz, sonst wird das Essen am Schreibtisch zur Gewöhnung und Sie bekommen Hunger, sobald Sie vor Ihrem Computer sitzen. Also am besten zum Essen das Büro verlassen. Sollte es gar nicht anders möglich sein, dann knabbern Sie Ihren Snack mal vorm Bildschirm, das ist immer noch besser als gar nichts zu essen.

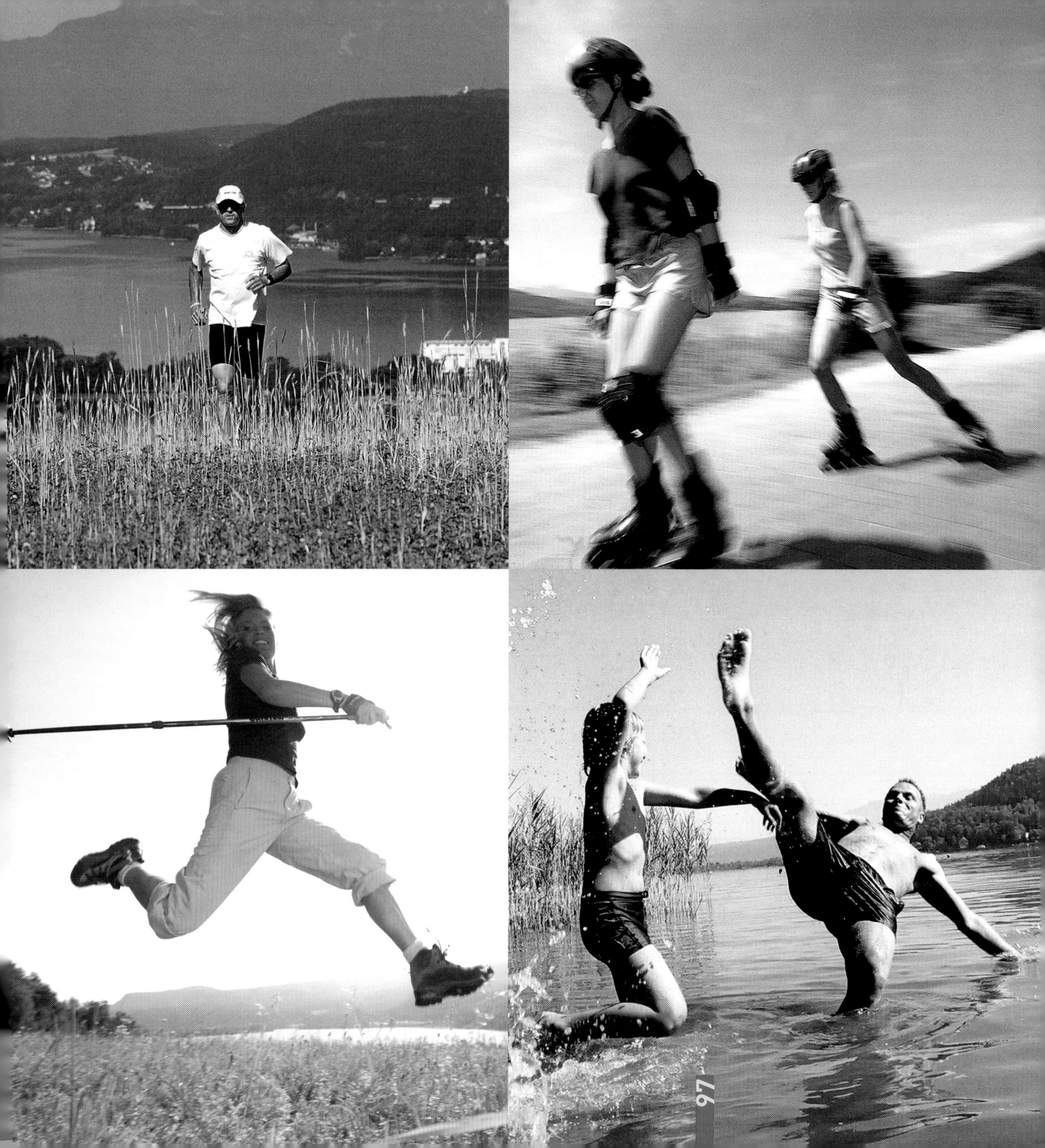

Balance in zwei Akten

Mit der Atmung, dem täglichen Trinken und der täglichen Nahrung nimmt der Mensch neben vielen nützlichen Nährstoffen auch Schadstoffe auf. Schlechte Ernährung, rauchen, Medikamentenkonsum, übertriebener Genussmittelkonsum tragen ihr Übriges dazu bei, unseren Körper mit Giften und Schadstoffen zu füllen. Der deutsche Volksmund nennt diese Ablagerungen auch „Schlacken".

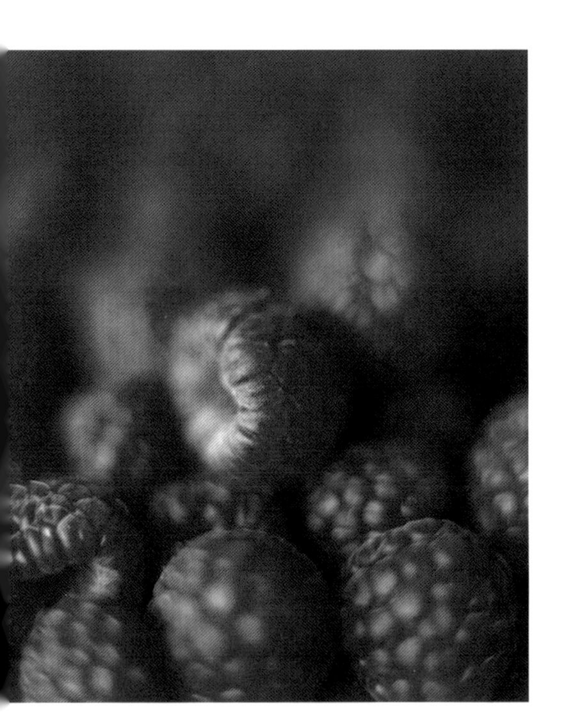

Eine von Experten entwickelte ebenso einfache wie geniale Methode, den Körper von betroffenen Menschen zu reinigen, stelle ich Ihnen nachfolgend vor. Gleichzeitig wird eine auffallende Verbesserung des Gesundheitszustandes der betroffenen Person registriert. Die ersten zwei Schritte des Balance-Aktes können ohne weiteres und jederzeit im Büro durchgeführt werden. Bringen Sie also mithilfe dieser einfachen Methode Ihren Körper wieder ins Gleichgewicht.

Erster Akt – Theorie

1. Schritt: Lösung

Die Lösung der abgelagerten Schadstoffe passiert durch das Trinken eines optimal konzipierten Kräutertees, der sich stark reinigend auf den Organismus auswirkt. Also stellen Sie sich den fertig gekochten Tee an den Schreibtisch und trinken Sie die große Kanne im Laufe des Tages leer.

2. Schritt: Neutralisierung

Parallel zu diesem ersten Schritt des Teetrinkens wird der Körper in einem zweiten Stoffwechselschritt reichlich mit Mineralstoffen versorgt. Das geschieht entweder mit einer vollwertig-vegetarischen Ernährung tagsüber (mit viel Obst und Gemüse) oder Tag für Tag mit einem pflanzlichen Granulat, welches aus über einhundert getrockneten, geschnittenen, gemahlenen und dann gemischten Pflanzen besteht. Durch diese reichliche Mineralstoffversorgung werden vor allen Dingen die Nieren in ihrer Ausscheidungsfunktion gestärkt.

Zweiter Akt – Praxis: ein Obsttag am Montag

Nach einem vielleicht sündigen Wochenende kann Ihr Körper sicherlich etwas Erholung gebrauchen. Eine einfache Möglichkeit, den Körper dabei zu unterstützen, ist ein Obsttag. Reifes Obst ist aufgrund der vielen wichtigen Vitamine, Mineral- und Ballaststoffe bekannt dafür, dass es eine gute balancefördernde Wirkung auf unseren Organismus hat.
Trinken Sie viel Flüssigkeit in Form von Tee und/oder stillem Mineralwasser dazu, die verdauungsfördernde Wirkung der Ballaststoffe im Obst kann sich sonst ins Gegenteil umkehren. Die Trinkmenge sollte etwa 2 Liter betragen.

Das können Sie leicht auf dem Weg zur Arbeit besorgen:

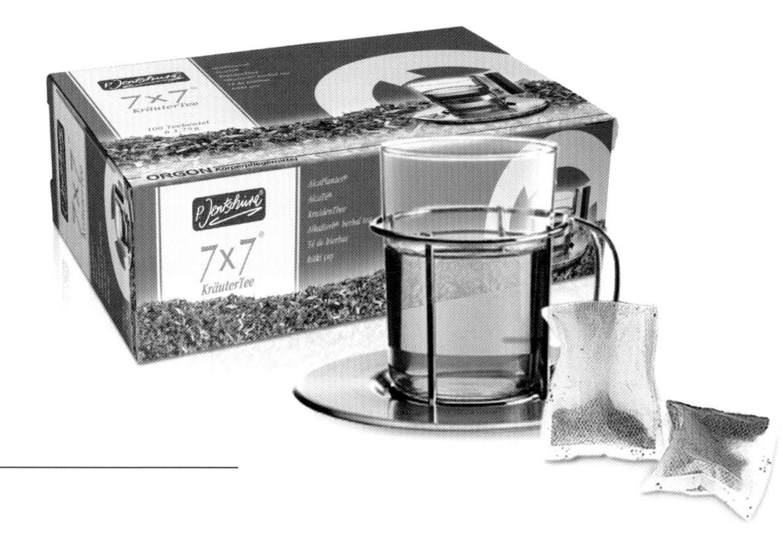

1 Liter Kräutertee
2 Liter Mineralwasser ohne Kohlensäure
3 Bananen
4 Äpfel
Zitrone

So geht's:

Nach der Morgentoilette:
1 Glas zimmerwarmes Mineralwasser ohne Kohlensäure

Frühstück:
1–2 geriebene Äpfel mit Saft einer halben Zitrone

Vormittags im Büro:
1–2 Bananen. Sie enthalten viele Vitamine, Mineralstoffe und Spurenelemente.
Die Banane wirkt Hungerattacken entgegen.

Mittags in der Kantine:
Ananas, so viel sie wollen

Nachmittags im Büro:
1 Banane

Abends zu Hause
2 geriebene Äpfel und Saft einer halben Zitrone

Vorbereitung zu Hause

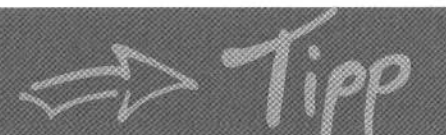

Checken Sie am Freitag den Menüplan Ihrer Kantine. Sind Gerichte dabei, die Ihnen gar nicht schmecken, dann überlegen Sie sich hierfür Alternativen.

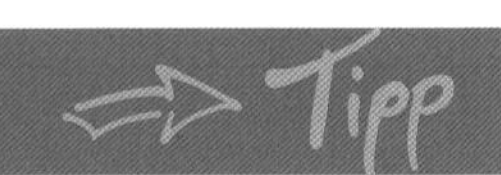

Lesen Sie die Etiketten. Die Zutatenliste ist nach der Menge der jeweiligen Zutaten geordnet. Die großen Mengen stehen als erstes.

Tipps zum Einkauf

- Verzetteln Sie sich nicht in aufwändigen Rezepten, lassen Sie Ihrer Kreativität freien Lauf.
- Verwenden sie Vollkornreis, Hüttenkäse, Vollkornnudeln, ... als Basis zur Abwandlung von verschiedenen Rezepten, z. B. mit Gemüse, Käse, Früchten ...
- Halten Sie eine ausreichende Menge an Jausenboxen parat.
- Gemüse und Obst schneiden macht mehr Spaß, wenn Sie ein gutes Messer besitzen.
- Stellen Sie eine Einkaufsliste der Grundnahrungsmittel für die ganze Woche auf.

Ein größerer Vorrat spart Zeit und bringt auch Kreativität in Ihre Ernährungsplanung. Essen nach Ihrer Intuition wird gefördert.

- Kaufen Sie nur frische, ungespritzte Früchte, Gemüse und Salate!
- Werfen Sie ein Auge auf die Zutatenliste der Produkte. Zuerst Angeführtes ist am meisten enthalten! (Bei Süßwaren steht meist Zucker an erster Stelle!) Meiden Sie daher Produkte, bei denen Wortbezeichnungen an erster oder zweiter Stelle stehen, die mit „ose" enden. Dies ist meist eine Form von Zucker mit leeren Kohlenhydraten und daher nicht für geistiges „Futter" geeignet.
- Bevorzugen Sie immer Lebensmittel mit geringer Verarbeitung!
- Achten Sie beim Einkauf von Milchprodukten auf den Fettgehalt (unter 50 % i.d.Tr.).
- Schränken Sie die Aufnahme von tierischen Fetten und Eiweißen ein!
- Beachten Sie beim Kauf von Getreide, dass die Körner keimfähig sind!
- Verwenden Sie auch sogenannte „Nichtgetreidesorten" wie Buchweizen, Reis und Hirse!
- Kaufen Sie hochwertige Fette/Öle (Kürbiskern-, Sonnenblumen-, Oliven-, Leinöl, ...)!
- Bevorzugen Sie Lebensmittel aus regionaler Herkunft und der Saison entsprechend!

Achten Sie auch auf die Kennzeichnung von Bioprodukten! Gültige Markierungen sind nur: aus biologischer(m) Landwirtschaft, Landbau, Anbau.

- Statt biologisch kann auch ökologisch oder eine Wortzusammensetzung wie „organisch-biologisch" oder „biologisch-dynamisch" verwendet werden.
- Produkte aus ökologischem Anbau gibt es auch schon in fast allen Großmärkten!
- Beim kritischen Blick in den Einkaufswagen sollten Obst und Gemüse überwiegen.
- Gehen Sie nicht mit leerem Magen einkaufen! Heißhunger verleitet zu Fehlgriffen!
- Achten Sie auf die chemischen Zusätze in Nahrungsmitteln!

Besorgen Sie auch immer wieder Nahrungsmittel direkt von einem Bioladen oder Hofladen!

Der Powergarten am Schreibtisch

- Besorgen Sie sich Sprossengläser und keimfähige Saaten aus dem Reformhaus.
- Ziehen Sie sich Keime und Sprossen im Büro (wenig Aufwand – viel Nutzen).
- Frische Kräuter werten nicht nur die Mahlzeiten auf, ein paar Töpfe mit Rosmarin, Thymian, Schnittlauch etc. sehen auf dem Fensterbrett auch schön aus.
- Zudem steigern frische Kräuter den Nährwert von Kantinenessen enorm.

Die wichtigsten Geräte für die Zubereitung im Büro

- 1 Dampfgargerät – zur Zubereitung von warmen Mittagsgerichten
- 1 Mixer mit Mixglas – zur Herstellung von Powerdrinks für zwischendurch
- 1 elektrischer Toaster – zum Toasten von Vollkornbroten, die für die schnelle Zubereitung von Sandwichs benötigt werden
- Quick & Hot – heißes oder kaltes Wasser, je nach Wunsch in nur drei Sekunden.
- Fritteuse Actifry – frittieren light mit nur einem Esslöffel hochwertigem Öl.

Damit zaubern Sie z. B. Pommes frites mit nur 3 % Fett auf den Teller.

Dampfgaren – denn nicht nur die Köpfe sollten dampfen

Auch neben dem Schreibtisch sollte schon längst wohlduftender Dampf aufsteigen. Oft ist die Zeit für die Mittagspause sehr kurz. Sicherlich kennen Sie das Problem, dass Sie nur eine halbe Stunde Mittagspause haben und meinen, diese Zeit reicht nicht, um etwas Leckeres zuzubereiten. Falsch gedacht.

Eine ausgewogene Ernährung steht bei immer mehr Verbrauchern hoch im Kurs und gesunder Genuss ist einer der Megatrends unserer Zeit. Beim Einkauf zählt zunehmend die Qualität der Lebensmittel, die immer häufiger nur dann in den Einkaufskorb kommen, wenn sie die Ansprüche an eine gesunde Ernährung erfüllen. Vor diesem Hintergrund ist auch die Nachfrage nach Lebensmitteln aus biologischer Herstellung in der letzten Zeit in ungewohnte Höhen gestiegen.

Eine gesunde Ernährung ist jedoch nicht allein durch die Auswahl der Lebensmittel gewährleistet. Sie hängt auch stark von der Zubereitung der Speisen ab. Denn: Was nutzt das gesündeste und vitaminreichste Gemüse, wenn es mit zu viel Wasser und in zu langer Garzeit verkocht wird? Und der beim Braten im Öl schwimmende Fisch führt den Wunsch nach einer fettarmen Ernährung ad absurdum. Entscheidend ist also auch die Wahl der Zubereitungsart und der Einsatz des richtigen Kochgeschirrs sowie der passenden Geräte.

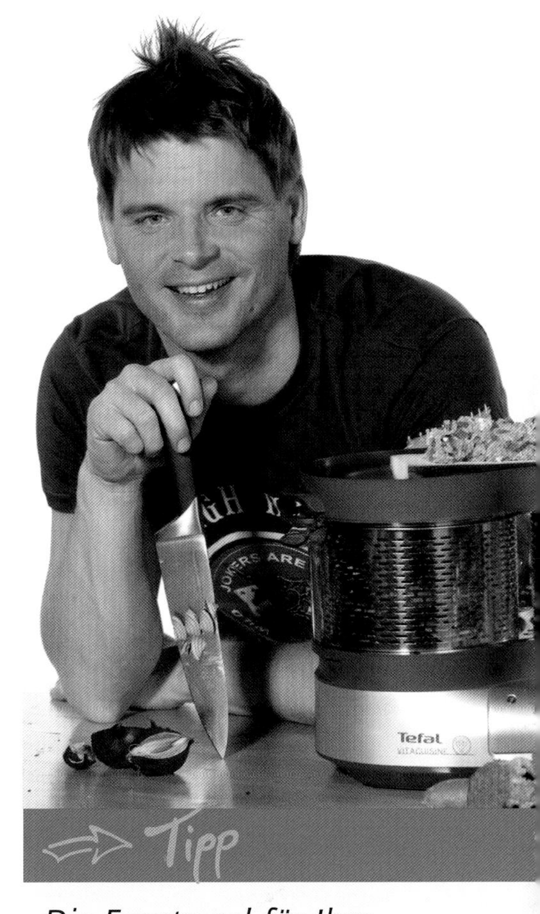

Die Faustregel für Ihre Speisenzusammenstellung: ¾ Gemüse/Salat, ¼ Fleisch – also Gemüse mit Fleisch und nicht umgekehrt!

Die Anschaffung eines Tisch-Dampfgarers für das Büro ist sehr sinnvoll. Er bietet Ihnen die Vorteile, dass Sie bereits Essen kochen oder wärmen können, während Sie noch arbeiten. Sie brauchen nicht dabei stehen zu bleiben und umzurühren. Das heißt, Ihr Essen ist um Punkt zwölf Uhr zum Verzehr bereit. Sie können somit die gesamte halbe Stunde für das Essen aufwenden.

Außerdem bietet Ihnen das Dampfgaren eine ganze Menge weiterer Vorteile:

Vorteil 1 Dampfgaren ist die optimale Zubereitungsart, um den Körper mit hochwertigen Nährstoffen versorgen zu können und das ist die Basis, damit Sie leistungsfähig und konzentriert arbeiten können.
Vorteil 2 Das Zellgefüge, besonders bei pflanzlichen Lebensmitteln, wird erst durch das Garen gelockert oder aufgeschlossen, wodurch die Nährstoffe für den Körper viel besser genutzt werden können und daher auch leicht verdaulich werden.
Vorteil 3 Dampfgaren ist die gesündeste und schmackhafteste Art zur Zubereitung von Speisen, vor allem von Gemüse. Insbesondere Gemüse behält auch nach dem Dampfgaren Vitamine, Mineralstoffe und Spurenelemente in hoher Konzentration. Das wirkt sich zugleich positiv auf den Eigengeschmack aus. Dampfgaren hebt ohne die Zugabe von Salz den typischen Eigengeschmack der verschiedenen Gemüse hervor.
Vorteil 4 Die Investition beträgt gerade mal 100 Euro.

Dampfgaren ermöglicht jedem Anwender optimale Ergebnisse hinsichtlich Nährstofferhaltung und Geschmack, die dem traditionellen Kochen deutlich überlegen sind. Es spricht einiges dafür, dass Dampfgaren sich in den kommenden Jahren zu einem neuen Trend entwickeln wird, weil es auf ideale Weise höchstmöglichen Genuss mit gesunder Ernährung kombinieren lässt, und das unkompliziert auch an Ihrem Schreibtisch.

Dampfgarer
Köstliches und nährstoffreiches Essen wird so schnell und schonend zubereitet.

Fleisch / Geflügel			
Hähnchenfilet	kleine Stücke	500 g	15 Min.
Hähnchenfilet	ganz	450 g	17 Min.
Hähnchenkeulen	ganz	4 Stück	36 Min.
Putenschnitzel	dünn	600 g	36 Min.
Lammscheiben	frisch	500 g	14 Min.

Fische / Krustentiere			
Fischfilets	frisch	450 g	10 Min.
Fischfilets	tiefgekühlt	450 g	18 Min.
Ganzer Fisch	frisch	600 g	25 Min.
Miesmuscheln	frisch	1 kg	15–20 Min.
Shrimps	frisch	200 g	5 Min.

Reis / Nudeln / Getreide			
Weißer Langkornreis	150 g	300 ml Wasser	20 Min.
Basmatireis	150 g	500 ml Wasser	20 Min.
Vollkornreis	150 g	300 ml Wasser	23 Min.
Couscousgrieß	200 g	350 ml Wasser	23 Min.
	(vor dem Garen mit kochendem Wasser bedecken und 5 Minuten stehen lassen)		
Nudeln (Spaghetti)	200 g	400 ml Wasser	20 Min.

Sonstige Lebensmittel			
Eier	hart	6 Stück	12 Min.
Eier	weich	6 Stück	8 Min.

Gemüse			
Artischocken (frisch)	3 Stück	43 Min.	Stiel abschneiden
Spargel (frisch)	600 g	17 Min.	
Brokkoli (frisch)	400 g	18 Min.	Röschen schneiden
Brokkoli (tiefgekühlt)	400 g	12 Min.	Röschen schneiden
Sellerie (frisch)	350 g	22 Min.	
Pilze (frisch)	500 g	12 Min.	Stiele abschneiden
Kohl (frisch)	800 g	22 Min.	
Zucchini (frisch)	600 g	12 Min.	in 5 mm dünne Scheiben schneiden
Spinat (frisch)	300 g	13 Min.	
Spinat (tiefgekühlt)	300 g	15 Min.	
Grüne Bohnen (frisch)	500 g	30 Min.	
Grüne Bohnen (tiefgekühlt)	500 g	25 Min.	
Brechbohnen (frisch)	500 g	15 Min.	
Kleine Karotten (frisch)	500 g	15 Min.	in 4 mm dünne Scheiben schneiden
Erbsen (frisch)	400 g	20 Min.	
Erbsen (tiefgekühlt)	400 g	20 Min.	
Lauch (frisch)	500 g	30 Min.	in feine Scheiben schneiden
Paprikaschoten (frisch)	300 g	15 Min.	
Kartoffeln (frisch)	600 g	20 Min.	in Würfel schneiden

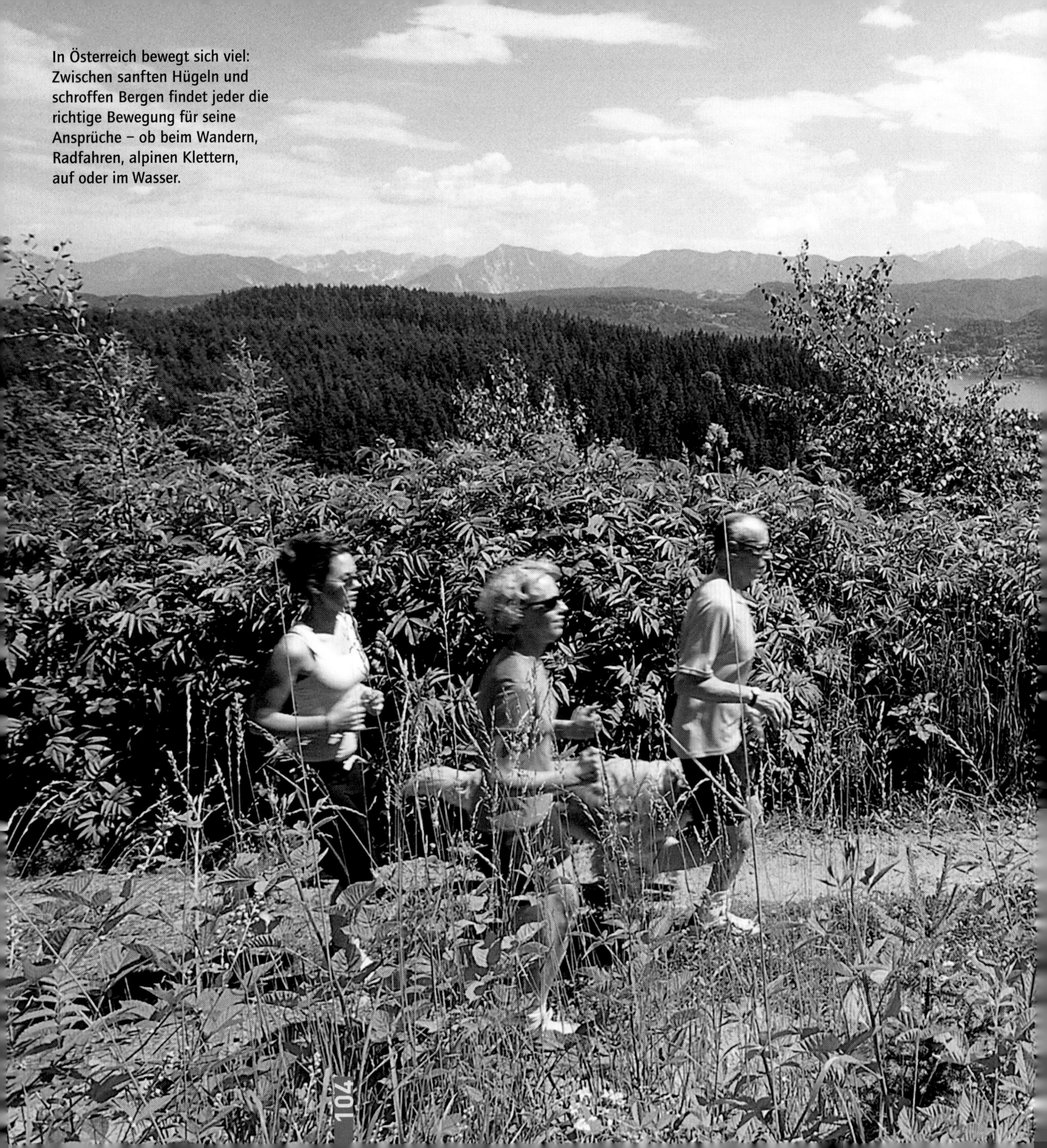

In Österreich bewegt sich viel: Zwischen sanften Hügeln und schroffen Bergen findet jeder die richtige Bewegung für seine Ansprüche – ob beim Wandern, Radfahren, alpinen Klettern, auf oder im Wasser.

Ernährung in besonderen Situationen

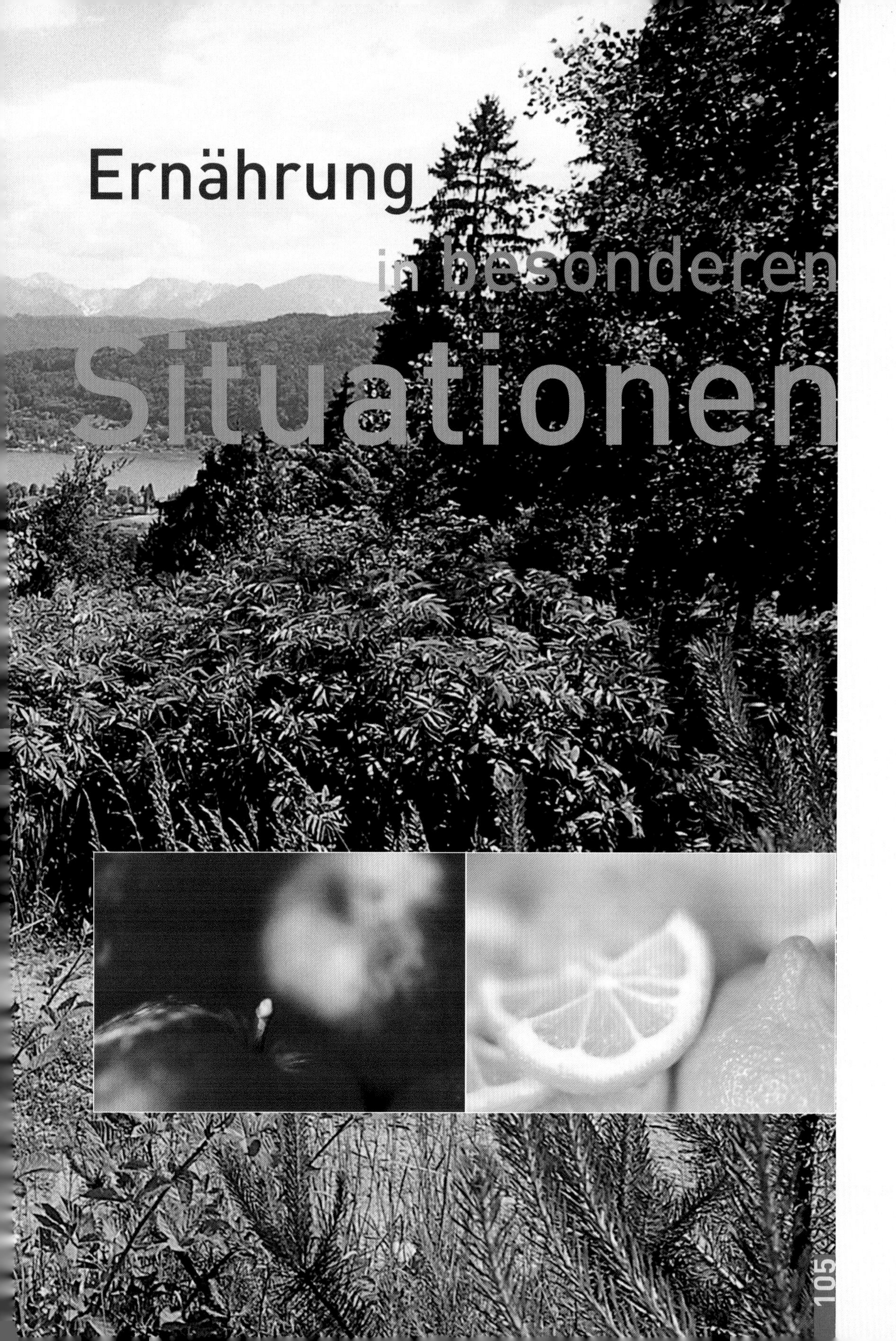

Gesunde Ernährung für Freizeitsportler

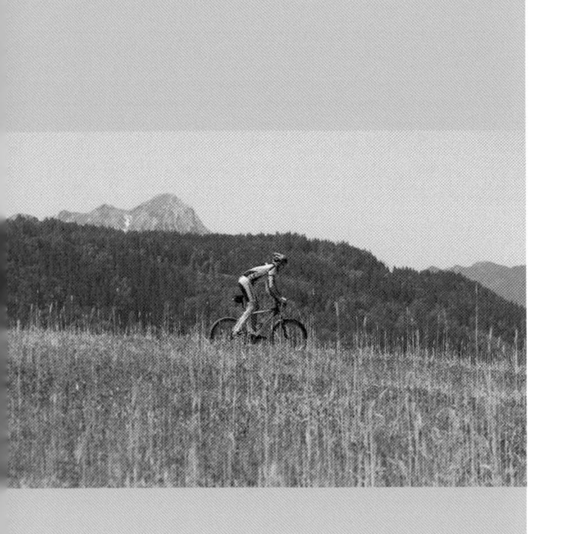

Sich regen bringt Segen. Kärnten ist demnach nicht nur wasserreich, sondern auch segensreich, denn hier finden Sie die Summe aller Möglichkeiten der menschlichen Fortbewegung zu Lande, am Wasser und im Wasser: Gehen, Wandern, Laufen, Radeln, Schwimmen, Segeln, Surfen, Tauchen, Wasserskifahren, Rudern, ...

Die Natur ruft förmlich die Turnschuh tragende Menschheit und die, die es noch werden will, zu sich. Doch bevor Sie die Turnschuhe schnüren, sollte Ihr Augenmerk noch auf die Pfanne, den Grill oder aufs Brot gelegt werden.

Wer Höchstleistungen beim Sport oder im Beruf bringen will, darf nicht irgendetwas essen. Kleine Veränderungen können bereits über Sieg oder Niederlage entscheiden. Um Kraft und Energie in sich zu wecken und Topleistungen zu erbringen, brauchen Mann und Frau vor allem eines: Biss! Viele Stressgeplagte wissen jedoch oft gar nicht, wo sie reinbeißen sollen, um „bissig" zu sein. Das Thema Essen wird im Eifer des Alltags gerne vernachlässigt, oft wird es sogar schlicht vergessen. „Keine Zeit", heißt es. Diese saloppe Einstellung rächt sich schnell: Mit leerem Magen auf die Jogging-Meile zu gehen, lässt Sie wahrscheinlich beim ersten Ausreißer auf der Überholspur verhungern.

Damit der Energiespeicher für Ihren nächsten „Drahteselritt" perfekt gefüllt ist und der Körper ohne Stress zur Bestform aufläuft, lautet das etwas salopp ausgedrückte Motto: „Vielseitig und mit Genuss!" Indem Sie Ihren Magen zum richtigen Zeitpunkt mit dem am besten geeigneten Futter anfeuern, verfügen Sie rund um die Uhr über das maximale Energieniveau. Was Sie brauchen sind Kohlenhydrate und weniger Fette. Wenn Sie eine spritzige Tour vor sich haben, sollten Sie sich nicht nur mit der Fahr-Route geistig auseinandersetzen, sondern auch schon einige Tage vorher einen entsprechenden Kurs auf bewusste Ernährung einschlagen. So radeln Sie den Körper keinesfalls in ein Nährstoff-Defizit.

Spitzenzeiten zwischendurch!

Gut getimed – Der Snack sollte spätestens eine Stunde vor dem Laufen verzehrt werden, damit die Nahrung noch rechtzeitig den Magen passieren kann. Er sollte kohlenhydratreich, aber ballaststoffarm sein.
Gut dosiert – Nicht zu üppig, damit kein zu voller Bauch und kein Völlegefühl entsteht.
Gut zusammengesetzt – Kohlenhydratreich (Vollkornbrot oder Weckerl), fettarm (Käse, Hüttenkäse) und nährstoffhaltig (Salatblatt, Gurkenscheiben) sind die Grundbausteine für einen sinnvollen Zwischendurchhappen. Es kann aber auch mal ein Powershake aus Soja-Eiweiß-Pulver mit fettarmer Milch und frischen Früchten sein. Oder aber die gute alte Banane, sie ist ein echter Powerriegel unter den Früchten.

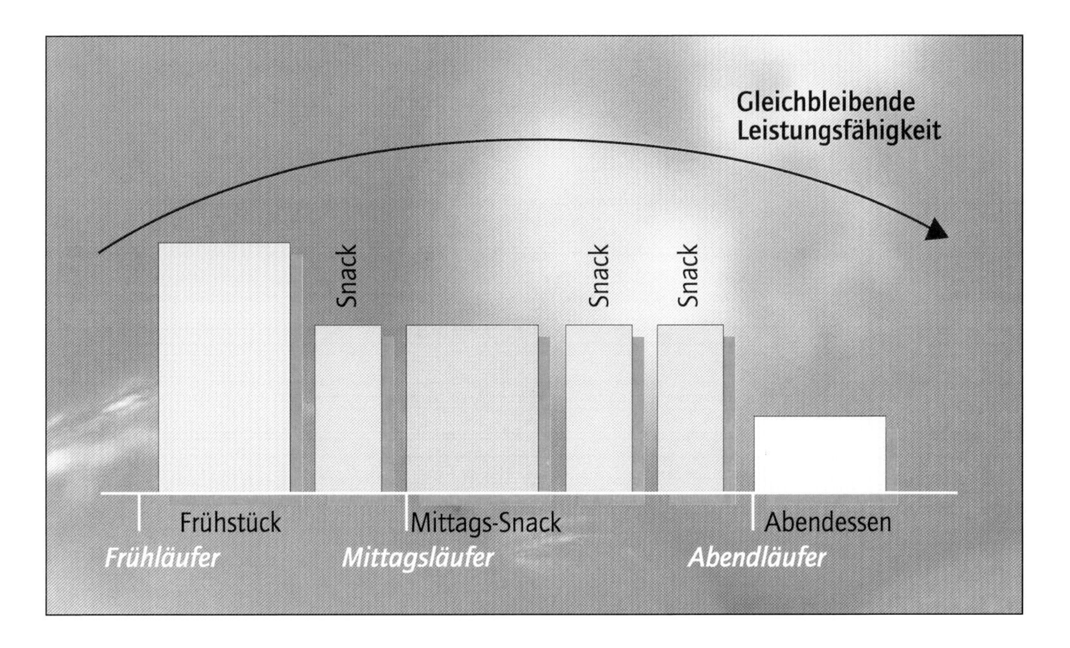

Richtige Aufteilung der Mahlzeiten für Freizeitsportler

Mit dem Frühstück in die Startlöcher!

Sie haben sieben bis zwölf Stunden nichts gegessen. Ihr Blutzuckerspiegel ist weit abgesunken und nahe Null. Jetzt geht es darum, die Nährstoffspeicher vernünftig aufzufüllen. Denn hungrig abzufahren ist schlecht fürs Gehirn, für die Nerven und für die Energie. Allerdings sollte man auch nicht mit zu vollem Magen den Etappenkurs beginnen! Vollkorn-Früchte-Müsli mit Magerjoghurt oder Magermilch verfeinert mit Obst, Vollkornbrot oder Weckerl mit verschiedenen Belägen (Butter, Magerkäse, Schinken, Topfenaufstrich; Marmelade und Honig sind zum Frühstück optimal).
Frühläufer sollten sofort nach dem Aufstehen einen halben Liter Wasser trinken, um dem Flüssigkeitsverlust vorzubeugen. Noch vor dem Laufen gibt es eine Banane oder einen Getreideriegel. Nie mit leerem Magen joggen! Danach in Ruhe an den Frühstückstisch oder Sie nehmen das zweite Frühstück im Büro ein.

Mit dem Mittagessen den Körper nicht belasten!

Diese Mahlzeit sollte leicht verdaulich sein, d. h. nicht zu fette Speisen, keine Hülsenfrüchte, nicht zu scharf gewürzte Mahlzeiten – denn diese belasten den Körper beim Sport. Optimal sind leichte Gerichte wie Putensteak mit Reis, Fisch mit Kartoffeln – eine gute Kombination aus Eiweiß und Kohlenhydraten. Dazu eine Portion Vitamine in Form von Salat oder Gemüse. Für Mittagsläufer ist es besonders wichtig, dass das Frühstück und die Zwischenmahlzeit am Vormittag eingehalten werden, damit noch genug Energie zum Laufen vorhanden ist. Danach geht es zum Mittagessen, in die Kantine, ins Restaurant oder in Form eines Lunchpakets. Oftmals bleibt vom Vorabend etwas übrig. In einem geeigneten Behälter lässt sich dies meist unkompliziert zur Arbeit mitnehmen.

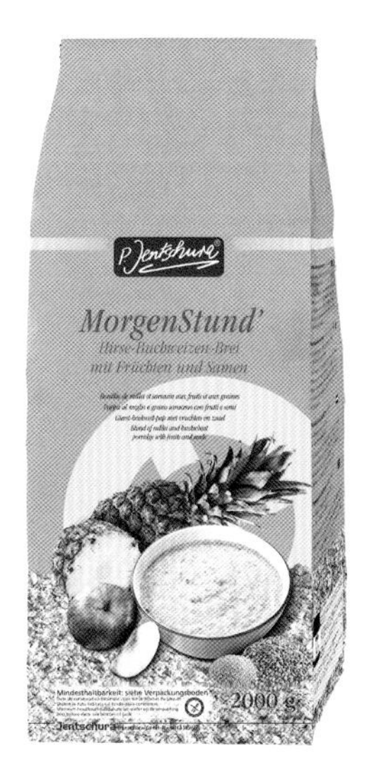

Tipp

Mischen Sie Müsli nach Ihren Vorlieben selbst. Verschiedene Getreideflocken, Trockenfrüchte und Nüsse. Das garantiert, dass das Müsli auch zuckerfrei ist. Oder probieren Sie den MorgenStund'-Brei, der alles enthält, was Sie für ein ausgewogenes Frühstück benötigen.

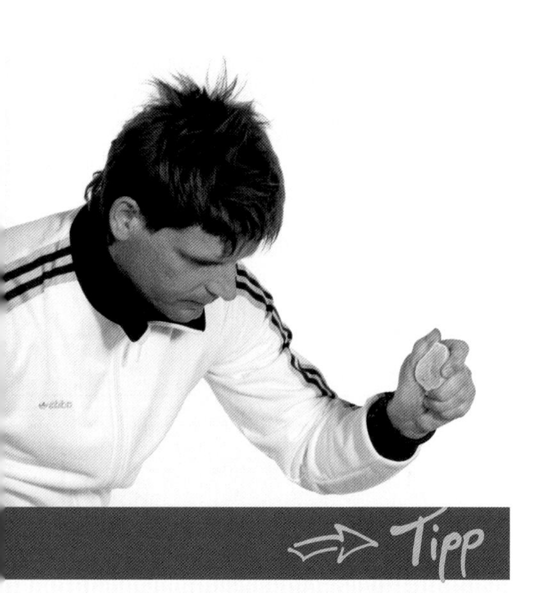

→ Tipp

Achten Sie einfach auf Ihr Hungergefühl, Ihr Körper wird Ihnen genau sagen, was er benötigt!

Mit dem Abendessen in die Regeneration!

Zur Regeneration und zum Auffüllen der Benzinspeicher sollte abends kohlenhydratreich gegessen werden. Achten Sie aber darauf, dass das Abendmahl aus kleineren Portionen leicht verdaulicher Speisen zusammengestellt wird, um Ihr Verdauungssystem so wenig wie möglich zu belasten. Abends empfiehlt sich ein Bananenshake, Vollkornbrot leicht belegt, Knäckebrot oder Joghurt mit Marmelade. Optimal ist auch klare Suppe mit Einlage oder eine Gemüsesuppe aus verschiedenen Gemüsen, ohne Sahne und ungebunden – eventuell püriert.

Der Nachmittagssnack ist für den Abendläufer wichtig, um wieder Energie zu tanken. Diese Mahlzeit sollte mindestens eine Stunde zurückliegen. Nach dem Laufen geht es dann zum gemütlichen Abendbrottisch.

Doch ob Sie nun frühmorgens laufen, erst gegen Mittag in Schwung kommen oder ob Sie nach getaner Arbeit Ihre Runden drehen: Achten Sie darauf, dass Sie mit der Mahlzeit direkt nach dem Sport Ihre Kohlenhydratspeicher auffüllen. Wie wär's mit einem leichten Nudelgericht oder Kartoffeln mit Quark?!

Biodoping zum Anbeißen und Runterspülen!

Traubenzucker: Vorsicht ist geboten! Zucker putscht nur kurzfristig auf, danach kommen Müdigkeit und Hunger nur um so stärker zurück. Datteln bieten eine gesunde Alternative zum Traubenzucker. Der natürliche Zuckergehalt beträgt etwa 80 % des Trockengewichtes und wird schnell ins Blut aufgenommen. Datteln sind gewissermaßen der Traubenzucker der „Biosportler".

Energieriegel: Sie sollten auf keinen Fall zu viel Fett enthalten. Das heißt, wenn ein Riegel extrem viele Nüsse, Schokoladen- und Fettglasuren, pflanzliche Fette, Karamell, Zucker und andere Dickmacher enthält, dann lassen Sie lieber die Finger davon. Ein solcher Riegel ist bestenfalls eine Nascherei.

Ein Fitnessriegel für Breitensportler sollte auf Basis von Trockenfrüchten und Getreide zusammengestellt sein. Fruchtzucker dient lediglich als Konservierungsmittel, die Zutaten sind nur gepresst. Achten Sie beim Kauf auf die Etiketten – was zuerst genannt wird, ist auch in größter Menge enthalten.

Energydrinks: Sind vorwiegend aus Wasser und Zucker zusammengebraut und werden mit weiteren Inhaltsstoffen wie Koffein, Taurin etc. versetzt. Sie gehören eher zu den Dickmachern! Trinken Sie stattdessen Apfelsaft mit stillem Mineralwasser. Mineralwasser enthält wichtige Mineralstoffe und ist gut zum Auffüllen des Flüssigkeitspegels geeignet. Achten Sie darauf, dass der Saft einen Fruchtgehalt von 100 % aufweist.

Notfallset aus dem Rucksack

Gegen den Durst hilft ein Stück rohe Salatgurke. Die Gurkenflüssigkeit enthält wertvolle Vitamine, Mineralstoffe und Spurenelemente in elektrolytischer Form, die vom Körper rasch aufgenommen werden.

Wenn der Zündstoff alle ist

Trockenfrüchte und Nusskerne sind die ideale Zusatzernährung für Ausdauerradler und bieten eine willkommene und vor allem gesunde Alternative zu Energieriegeln und -gels. Zusammen mit Rosinen, die schnelle Energie liefern, sind sie der optimale Treibstoff.

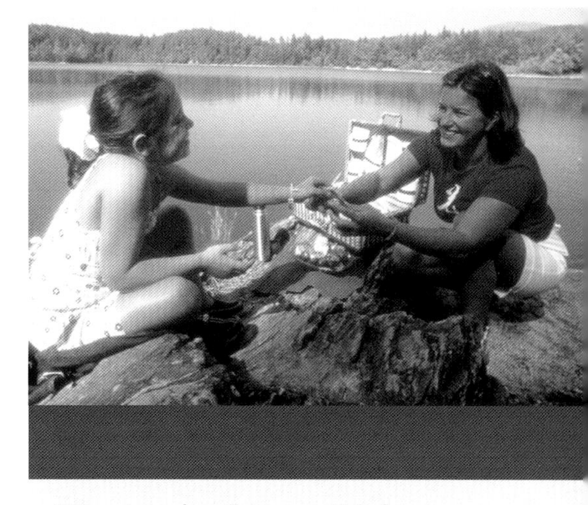

Kärnten ist Sonne. Süden. Sommerspaß. Doch überall rinnt und tropft und rauscht und gluckert und donnert das Wasser im Überfluss und ohne jede Bescheidenheit zu Tale. Herrlich an heißen Sommertagen.

Ernährung bei Hitze

Hohe Temperaturen, Müdigkeit, Schweißausbrüche: Der Sommer ist da, aber wir fühlen uns schwach. Um Schwüle und Blutdrucksenkungen zu bekämpfen, die in dieser Jahreszeit häufig vorkommen, eignen sich leicht verdauliche, einfache Speisen, die Flüssigkeits- und Mineralstoffverluste ausgleichen und Energie spenden. Manchmal macht Hitze appetitlos, aber man sollte es dennoch vermeiden, die Mahlzeiten zu überspringen. Denken Sie daran, mehrere kleine Snack-Mahlzeiten zu sich zu nehmen (s. S. 33).

Wasser und Mineralstoffe

Sollte man gezwungen sein, während der wärmsten Stunden des Tages aus dem Haus zu gehen oder zu arbeiten, ist es notwendig, den durch das Schwitzen verursachten Mineralstoffverlust auszugleichen. Unser wichtigster Verbündeter, um gegen die Hitze anzukommen, ist Mineralwasser, das man im Laufe des Tages stets in großen Mengen trinken sollte, allerdings nie zu kalt und vorzugsweise ohne Kohlensäure. Trinken Sie auch wenn Sie keinen Durst haben, da hohe Temperaturen unsere körperlichen Verhältnisse beeinträchtigen, die mit einer entsprechenden Flüssigkeitszufuhr wiederhergestellt werden müssen.

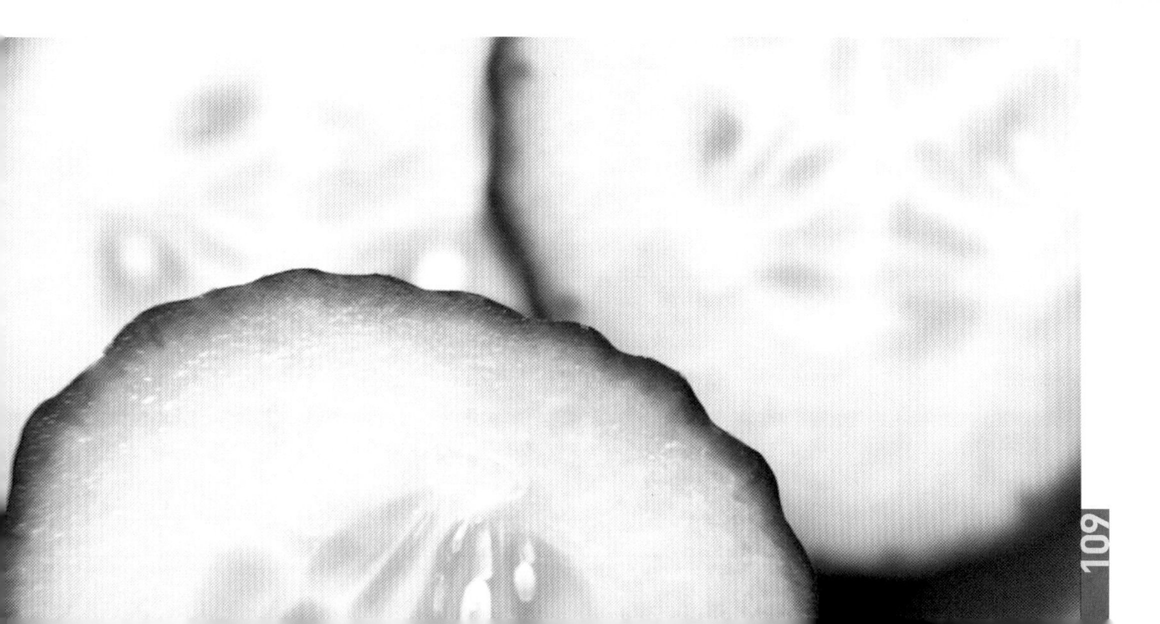

Alkoholische und koffeinhaltige Getränken sollten hingegen gemieden werden. Im Sommer sollte man reichlich Obst und Gemüse essen, um eine ordentliche Dosis an Kalium zu sich zu nehmen, das die Nierenfunktion anregt. Dieser Mineralstoff ist grundlegend, vor allem für Personen, die viel schwitzen und Sport treiben, man findet ihn in Bananen, Aprikosen, Wasser- und Honigmelonen. Auch Fruchtsäfte eignen sich zu diesem Zweck, ersetzen aber unter keinen Umständen frisches Obst, das zusätzlich auch Ballaststoffe enthält, welche die Darmfunktion anregen und schädliche Cholesterinwerte bekämpfen. Außerdem sollte man der Lust auf Frisches nachkommen, die man an heißen Tagen hat, und leckere Salate auf den Tisch bringen: Kopfsalat, Rauke und Karotten erfrischen den Organismus und senken die Magensäure. Eine gute Idee ist es, das Ganze mit Hülsenfrüchten zu bereichern, wie z. B. Kichererbsen oder Linsen, die den Salat geschmacksreicher machen und uns außerdem mit Proteinen versorgen. Als Dressing empfiehlt sich extranatives Olivenöl, ebenso wie Magerjoghurt und frische Kräuter, die reich an Mineralstoffen sind.

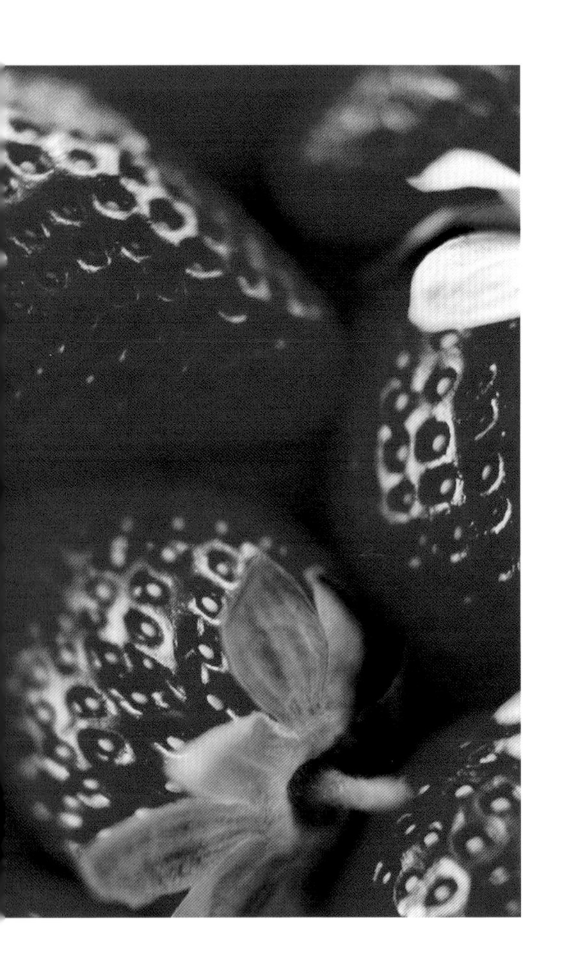

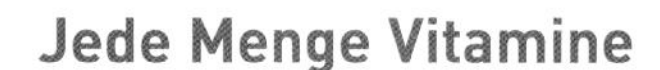

Jede Menge Vitamine

Achten Sie darauf, Salate und Gemüse nur unzerkleinert und möglichst kurz, aber gründlich zu waschen, das minimiert Vitamin- und Mineralstoffverluste. Vitaminreiche Nahrungsmittel möglichst oft frisch und roh essen. Sonst nur kurz und schonend garen – z. B. dämpfen! Ein längeres Warmhalten von Speisen sollte auf jeden Fall vermieden werden, denn die Wärme zerstört hitzeempfindliche Vitamine. Super sind auch tiefgekühlte Nahrungsmittel, sie weisen oft einen höheren Vitamingehalt auf als frische, da sie nach der Ernte sofort tiefgekühlt werden, sodass eine Vitaminzerstörung durch Wärme, Licht und Sauerstoff weitgehend ausgeschlossen wird.

Wenn die Nacht zum Tag wird

Wer nachts arbeitet und tagsüber schläft, agiert gegen die innere Uhr. Unsere innere Uhr ist auf einen möglichst stabilen Tagesablauf vorprogrammiert. So schaltet der Körper seine Funktionen am Tag auf Leistungsbereitschaft und in der Nacht auf Ruhe und Erholung. Bei Schichtarbeitern kehrt sich dieser natürliche Rhythmus um. Sie müssen in der Nacht arbeiten und am Tag schlafen. Das Wärmebedürfnis ist in dieser Zeit stark erhöht, da nachts die Stoffwechselvorgänge absinken. Auch die Verdauung ist davon sehr betroffen. Tagsüber ist sie auf Nahrungsaufnahme programmiert, in der Nacht geht die Produktion der Verdauungssäfte stark zurück.

Um leistungsfähig zu bleiben und gesundheitlichen Beschwerden durch die wechselnden Schichten vorzubeugen, sind eine ausgewogene Ernährung und eine Anpassung der Mahlzeiten an die Arbeitzeiten besonders wichtig. Die Nachtverpflegung sollte möglichst

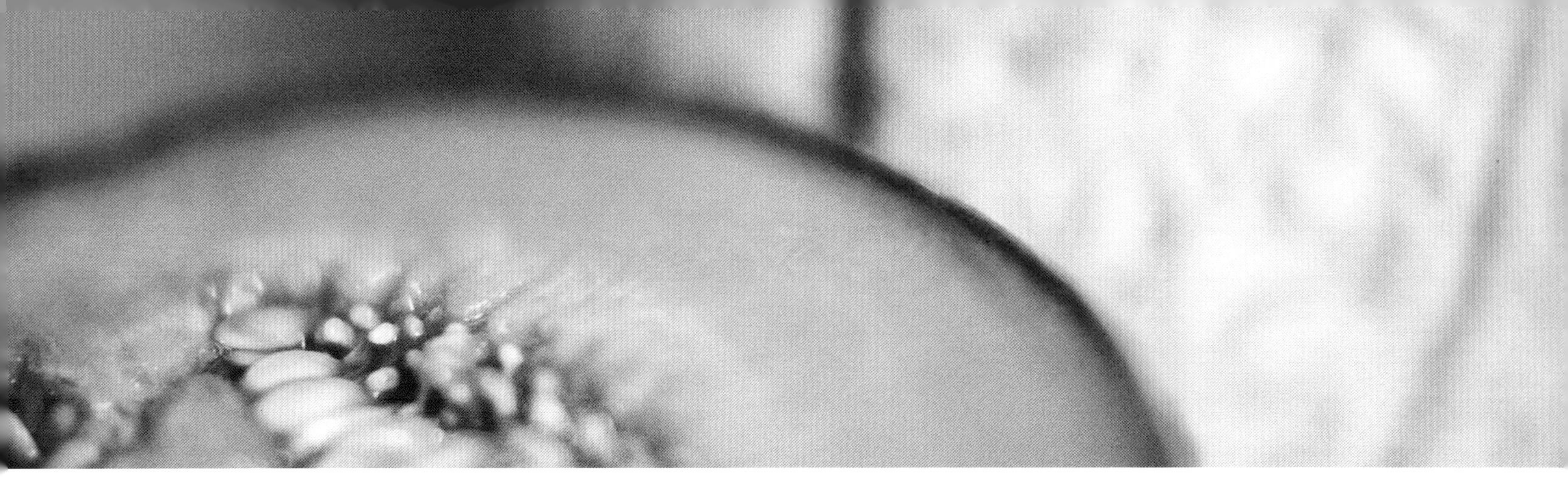

leicht sein, da sich der gesamte Verdauungstrakt im Ruhezustand befindet und nicht darauf vorbereitet ist, größere Mengen schwer verdaulicher Nahrung zu verarbeiten. Versuchen Sie in Ihren Schichtrhythmus eine gewisse Regelmäßigkeit zu bringen. Sie können den Körper enorm unterstützen, wenn Sie immer zur gleichen Zeit essen, schlafen und aufstehen.

Günstig ist es, schon vor der Arbeitsaufnahme zwischen 19.00 und 20.00 Uhr die Hauptmahlzeit zu sich zu nehmen. Während der Nachtschicht sollte man dann mit zwei Mahlzeiten locker über die Runden kommen (eine warme Mahlzeit um Mitternacht und einen Snack so gegen 4.00 Uhr). Nach Arbeitsschluss kann man sich ohne weiteres noch ein kleines Frühstück genehmigen, sofern es den Schlaf nicht stört.

Die Hauptmahlzeit sollte immer eine warme Mahlzeit sein. Sie vermittelt ein Gefühl der inneren Erwärmung und Belebung. Gerichte mit magerem Fleisch und Fisch, fettarm zubereitet, sind zu empfehlen. Auch komplexe Kohlenhydrate aus Vollkornprodukten, Kartoffeln und Hülsenfrüchten eignen sich hervorragend als Beilage oder Hauptgericht. Gemüsesuppen ohne Sahne oder klare Suppen mit Einlagen sind gute Hungerstiller.
Als leichte Zwischenmahlzeiten eignen sich Milcherzeugnisse in fettreduzierten Stufen, Obst, Kompott und leichte Salate oder Vollkorn-Sandwichs mit mageren Schinken und fettreduzierten Käsesorten, belegt mit Gemüsescheiben.
Zwei bis drei Stunden vor dem Schlafengehen keinen Kaffee oder schwarzen Tee mehr trinken, damit Sie optimal schlafen können. Nach der Arbeit schalten Sie erstmal ab. Wenn es sich zeitlich ausgeht, verbringen Sie das Frühstück gemeinsam mit Ihrer Familie.

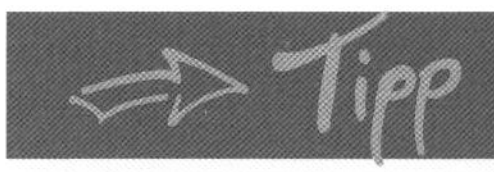

Mahlzeiten in Handgröße – das was in einer Hand Platz findet ist als Mahlzeit genug.

Für einen erholsamen Schlaf

Ein Glas Milch mit Honig kann sehr beruhigend sein: Die im Honig enthaltenen Zuckerarten steigern zusätzlich den Serotoninspiegel im Gehirn und unterstützen so das Einschlafen.

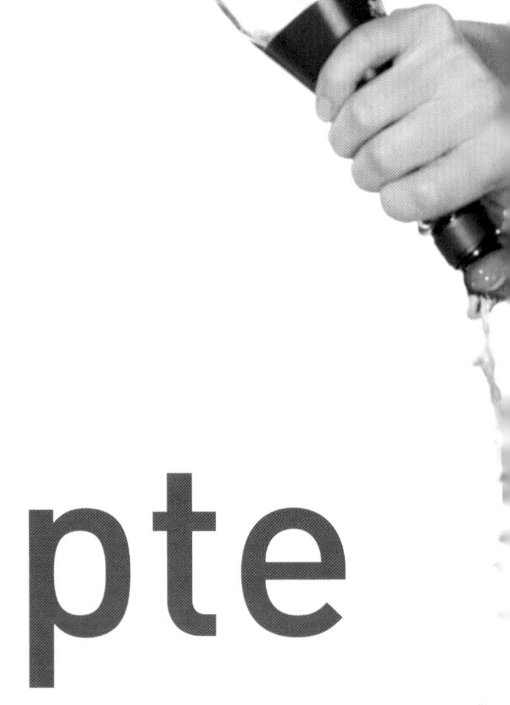

Rezepte

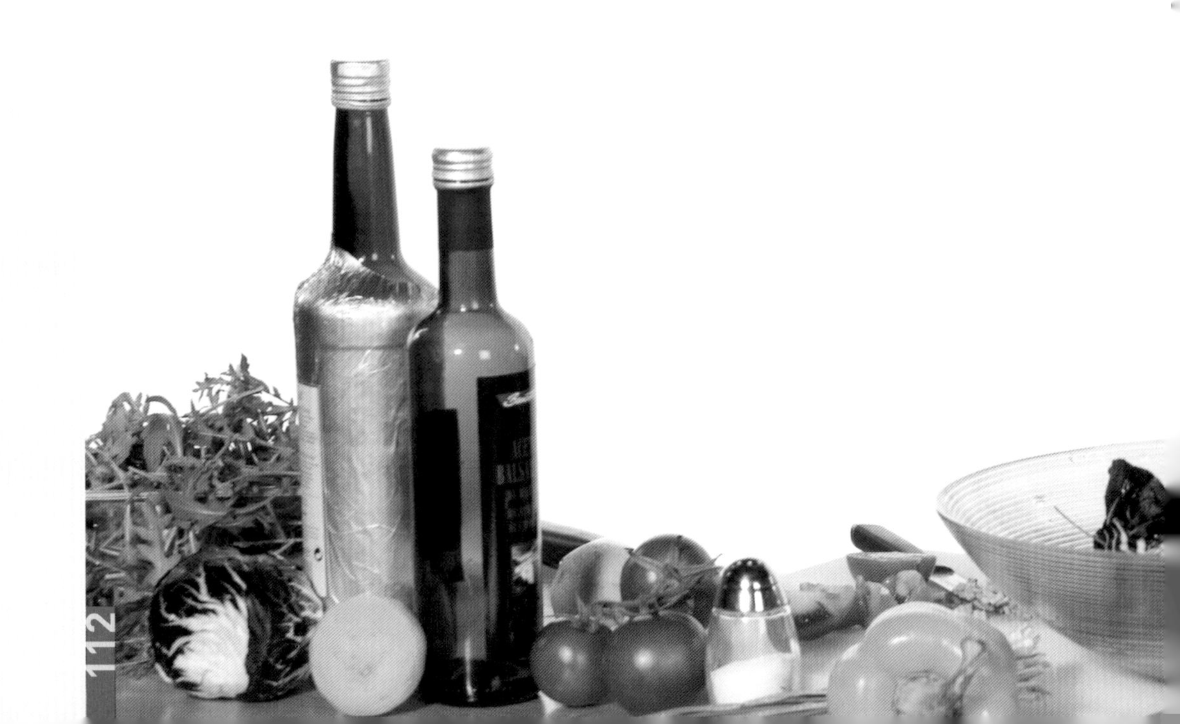

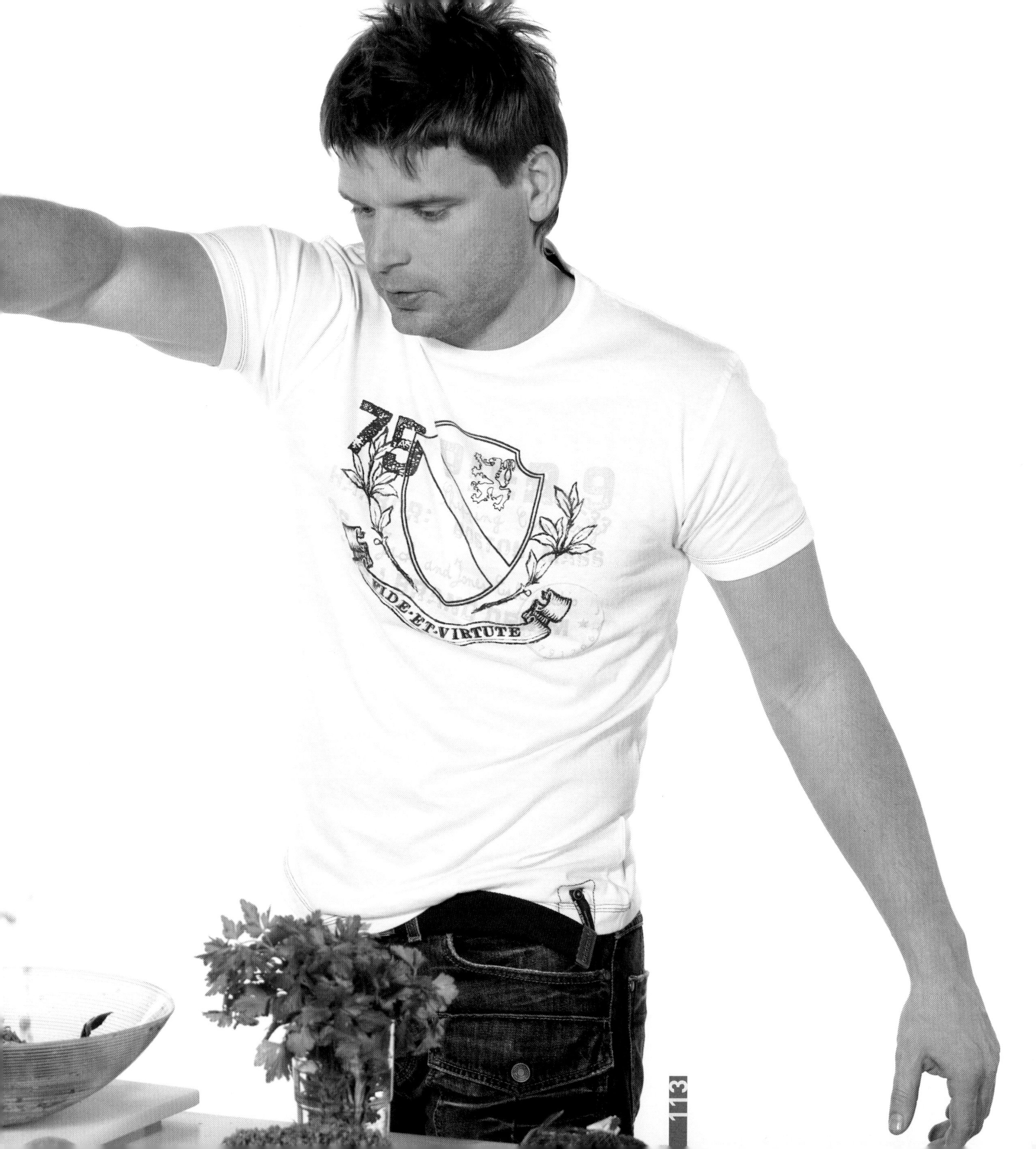
75
FIDE·ET·VIRTUTE

Bratapfel

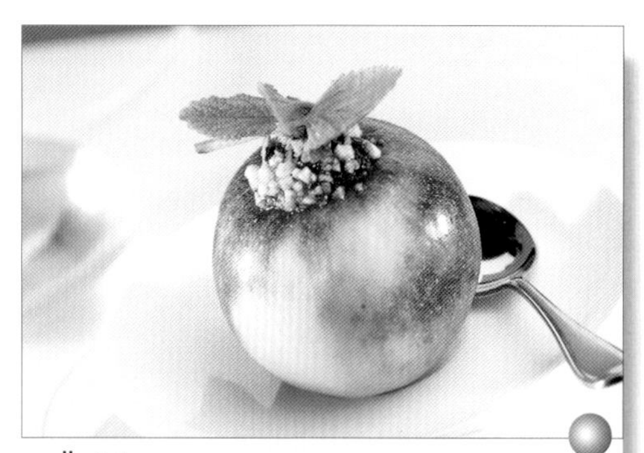

- Äpfel
- Rosinen
- gehackte Mandeln
- gehackte Haselnüsse
- Ahornsirup
- Zimt
- Preiselbeermarmelade
- Zitronenmelisse
- Zitronensaft

Vorbereitung zu Hause

■ Mit einem Apfelausstecher das Kerngehäuse aus dem Apfel entfernen. Mit Zitronensaft beträufeln.

■ Rosinen, Mandeln und Nüsse mit Ahornsirup, Marmelade, Zimt, gehackter Zitronenmelisse und etwas Zitronensaft vermengen. In die Apfelhöhlung füllen und in die Vorratsbox legen.

Zubereitung im Büro

■ Die Äpfel auf die Garplatte des Dampfgarers legen und 20–24 Minuten dämpfen.

Spargelbrot

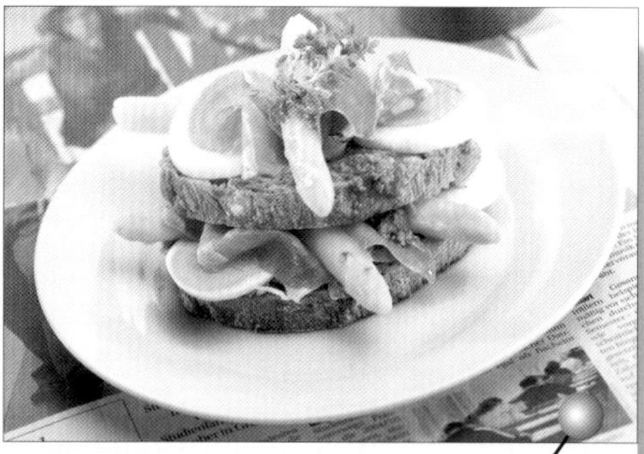

- Vollkornbrot (wahlweise auch Cottes Brot)
- weißer oder grüner Spargel (aus dem Glas)
- Parmaschinken
- Rucolapesto
- hart gekochte Eier

Komplette Zubereitung zu Hause

■ Brot in Scheiben schneiden und mit Rucolapesto bestreichen. Abwechselnd Spargel, Parmaschinken und Eischeiben auflegen. Mit der zweiten Brothälfte bedecken. In die Jausenbox (Brotzeitbox) legen.

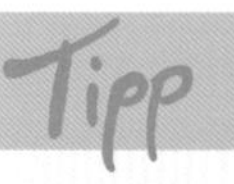

Cottes Brot (s. S. 37): Das französische Mehrkornbrot überzeugt durch seine Natürlichkeit und Frische. Der gesunde Natursauerteig gewährt lange Haltbarkeit und eine knusprige Kruste. Raffinierte Walnussstückchen verleihen dem Brot seine zart-nussige Note. Durch die traditionelle Herstellung wird jedes Brot zum Unikat – nicht nur geschmacklich.

Sojaburger

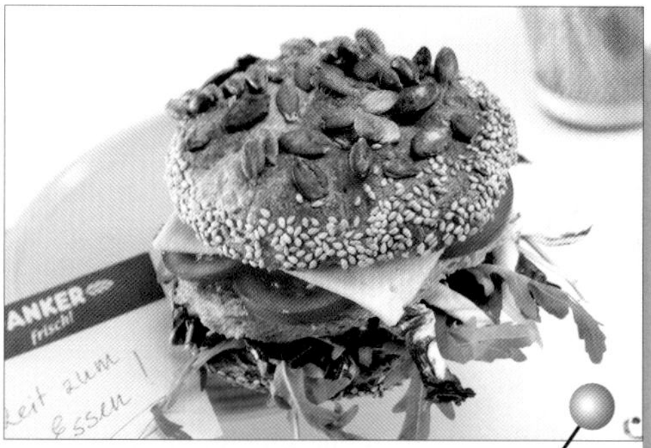

- Soja-Mix aus dem Reformhaus
- Vollkorngebäck oder -brötchen
- Salatblätter
- Tomate
- Tomatenpesto
- Senf
- Käsescheibe (fettreduziert)
- Olivenöl

Komplette Zubereitung zu Hause

■ Soja-Mix nach Packungsanweisung mit Wasser anrühren, Laibchen formen und diese langsam in wenig Olivenöl backen.

■ Salatblätter in Streifen schneiden, Tomate waschen und in Scheiben schneiden.

■ Das Vollkorngebäck in der Mitte durchschneiden. Den unteren Teil mit Tomatenpesto und Senf bestreichen. Den geschnittenen Salat und das Soja-Laibchen auflegen, dann die Käsescheibe und zum Schluss die zweite Hälfte des Brötchens.
Und ab in die Jausenbox (Brotzeitbox).

Tipp

Zögern Sie kleine Zwischenmahlzeiten ruhig mal bis zu 20 Minuten hinaus – bis aus Appetit wirklich Hunger wird.

Räucherlachs-Cracker

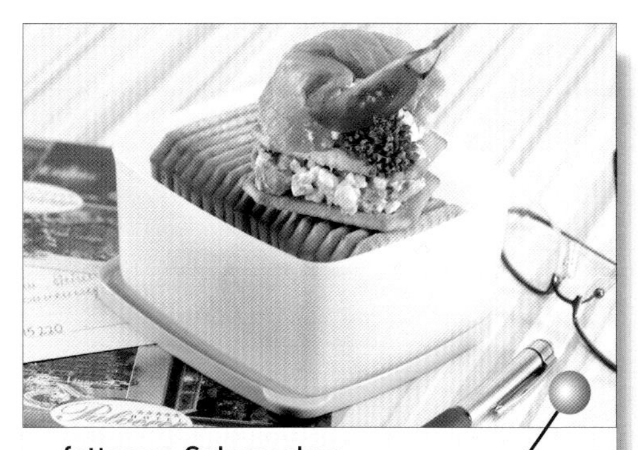

- fettarme Salzcracker
- Kapern
- Räucherlachs
- Avocado
- Frischkäse
- Curry

Komplette Zubereitung im Büro

■ Frischkäse mit gehackten Kapern und Curry würzen. Die Avocado schälen, in Scheiben oder Würfel schneiden und mit dem Räucherlachs auf den Cracker setzen.

Crêpe

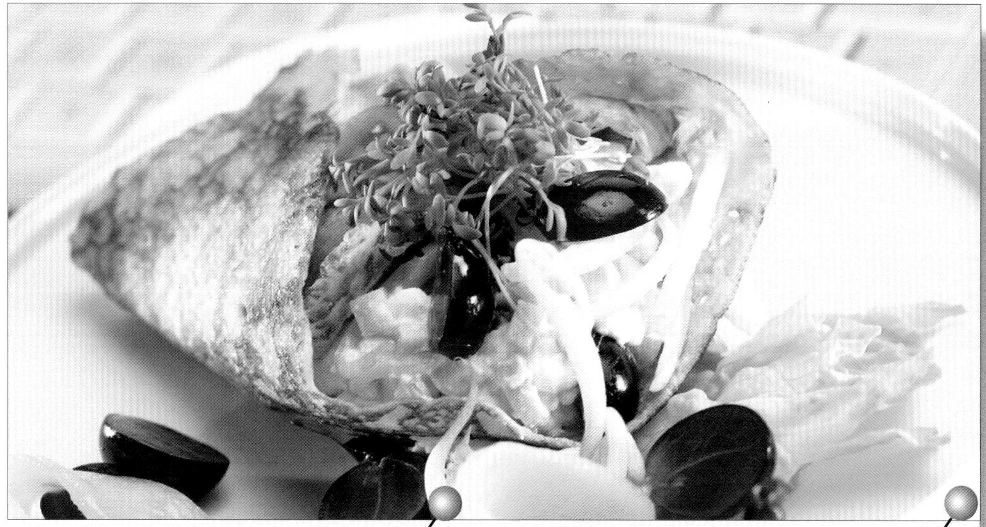

- Vollkornmehl
- Ei
- Fruchtsaft Mango
- Olivenöl
- Hüttenkäse
- Putenschinken
- blaue kernlose Trauben
- Sojasprossen
- Curry
- Salz, Pfeffer

Zubereitung zu Hause:

■ Vollkornmehl, Ei und Fruchtsaft in einen Schüttelbecher füllen und kräftig durchmischen. Den Putenschinken in Würfel schneiden, mit dem Hüttenkäse, den Weintrauben und Sojasprossen verrühren. Mit den Gewürzen abschmecken. In einer Pfanne wenig Olivenöl erhitzen. Aus dem Teig dünne Crêpes bereiten und mit der Käsefüllung bestreichen. Einrollen und warm oder kalt genießen.

■ Dazu passt hervorragend Blattsalat.

- Getrocknete Marillen (Aprikosen)
- Gewürznelken
- Fruchtsaft Pfirsich
- Zitronensaft
- etwas Wasser
- Zimt

Zubereitung zu Hause

■ Die Aprikosen (Marillen) mit Wasser, Pfirsich- und Zitronensaft einmal aufkochen und 1 Stunde auskühlen lassen. Danach mit Zimt abschmecken und mit einem Pürierstab fein mixen. Die Marmelade in die Crêpes füllen und in eine Snackbox legen.

Zubereitung im Büro

■ Die gefüllten Crêpes auf die Garplatte des Dampfgarers legen und ca. 3–4 Minuten dämpfen. Dazu eine Tasse Tee oder Kaffee.

Crevetten-Sandwich

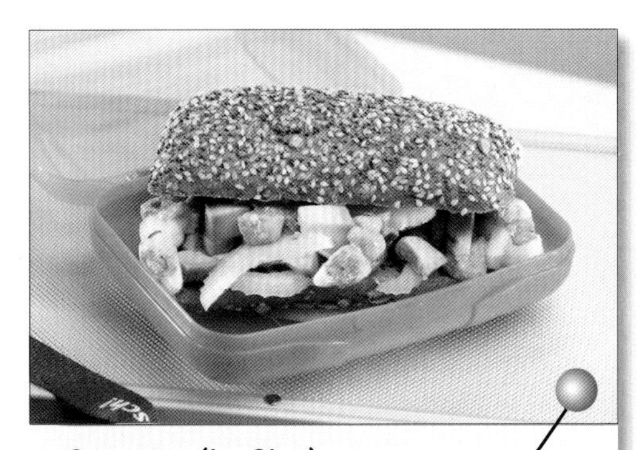

- Crevetten (im Glas)
- Avocado
- Stangensellerie
- Eisbergsalat
- Sauerrahm
- Kren (Meerrettich)
- etwas Tomatenmark
- Salz, Pfeffer

Vorbereitung zu Hause

Crevetten abseihen und abtropfen lassen. Die Avocado schälen und würfelig schneiden. Den Stangensellerie waschen und in Streifen schneiden, den Eisbergsalat waschen. Die Jausenbox (Brotzeitbox) mit Salatblättern auslegen und die Crevetten nebeneinander einschichten. Aus Sauerrahm, Kren (Meerrettich), Tomatenmark, Salz und Pfeffer eine dickflüssige Sauce bereiten, Avocado und Stangensellerie dazugeben und über die Crevetten gießen.

Auf dem Weg zur Arbeit

Besorgen Sie sich ein frisches Vollkorngebäck, wahlweise ein Sport Kerni bei Ihrem Bäcker, und lassen Sie es in der Mitte durchschneiden.

Zubereitung im Büro

Die Salatblätter mit den Crevetten aus der Box nehmen und zwischen die Brothälften legen.

Fruchtshakes

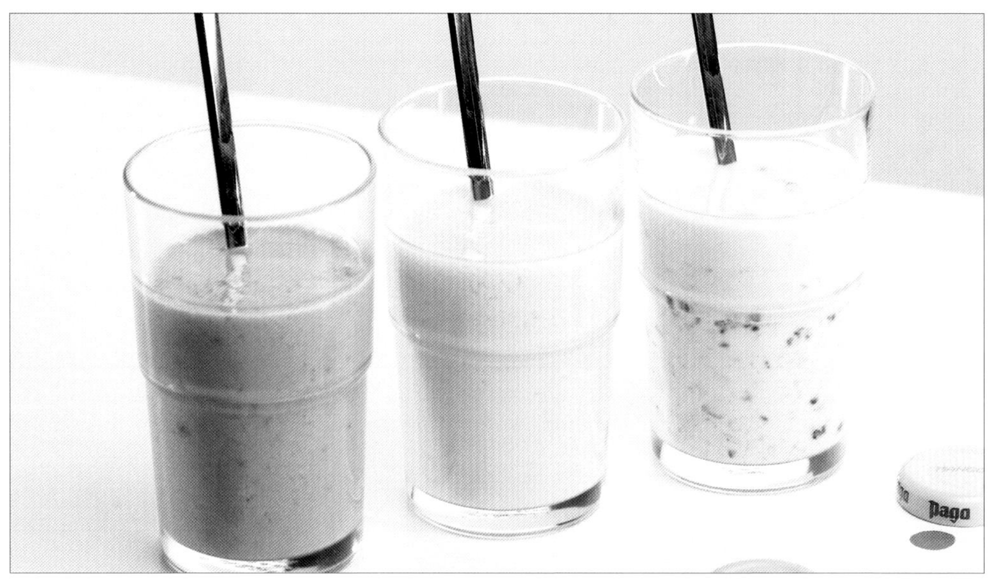

Buttermilch Shake

- Buttermilch
- Himbeeren
- Erdbeeren
- Fruchtsaft Erdbeere
- Mineralwasser
- Zitronenmelisse

Zubereitung im Büro

Buttermilch, Himbeeren, Erdbeeren, Fruchtsaft und Zitronenmelisse im Standmixer pürieren und mit Mineralwasser vermischen.

Pfirsich Melba

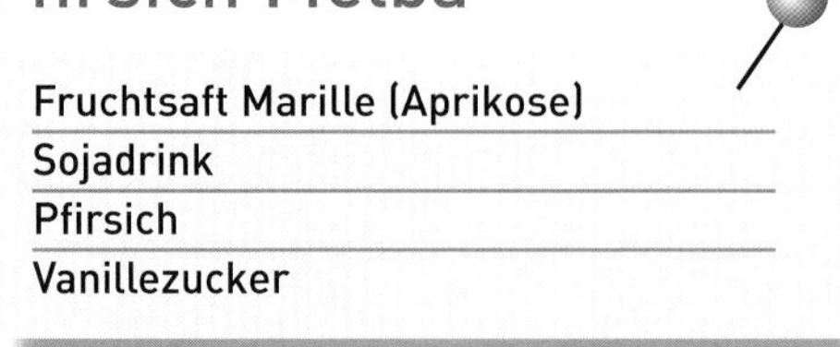

- Fruchtsaft Marille (Aprikose)
- Sojadrink
- Pfirsich
- Vanillezucker

Zubereitung im Büro

Den Pfirsich waschen und entkernen und mit den übrigen Zutaten im Standmixer pürieren.

Müsli Shake

- Naturjoghurt 1,5 % Fett
- Fruchtsaft Apfel
- 10-Früchte-Müsli
- Ahornsirup

Zubereitung im Büro

Naturjoghurt mit Fruchtsaft in den Stand mixer schütten. Auf kleiner Stufe das 10-Früchte-Müsli nach und nach dazugeben. Mit Ahornsirup abrunden.

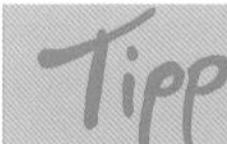

Der ultimative Kick für die Mittagspause. Kleben Sie einen farbigen Punkt auf die Tischplatte und spielen Sie mit Ihren Kollegen ein PAGO-Verschlussdeckel-Turnier. Wer näher rankommt hat gewonnen. So steigern Sie die Teamfähigkeit und gleichzeitig wird die Rauchpause zur Aktivpause. Viel Spaß.

Fisch mit Spinat und Paprika

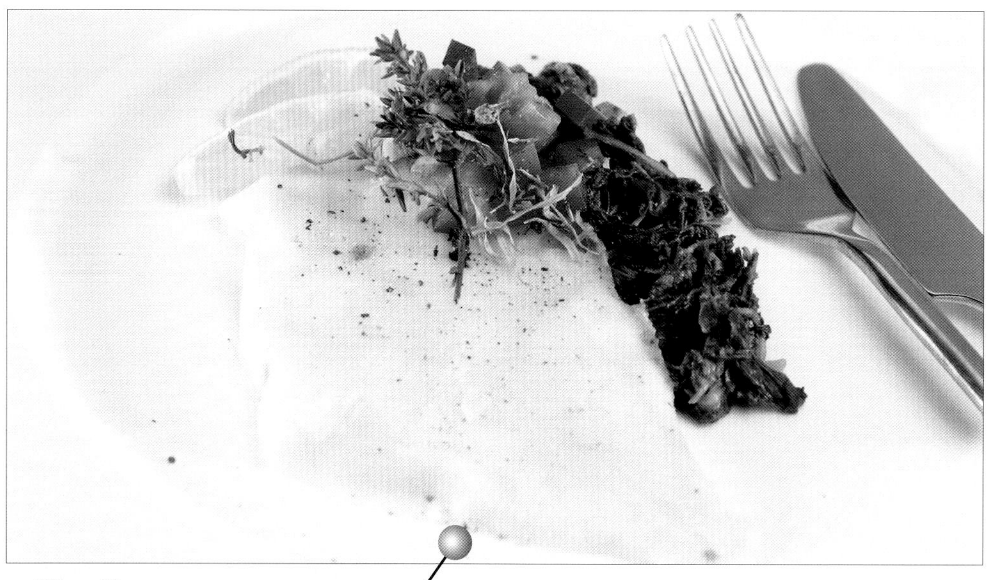

- Olivenöl
- Thymian
- rote Paprika
- Zwiebel
- Fischfilets
- Zitronensaft
- Blattspinat (tiefgekühlt)
- Senf
- Salz, Pfeffer

Vorbereitung zu Hause

■ Das Olivenöl mit dem Thymian mischen. Paprika waschen und in Streifen schneiden, Zwiebeln würfeln. Das Thymian-Öl-Gemisch in einer Pfanne erhitzen und die Zwiebel darin andünsten. Die Paprika dazugeben und 3 Minuten garen. Mit Senf, Salz und Pfeffer abschmecken.

■ Den Fisch mit dem Zitronensaft beträufeln und salzen.

■ Alles zusammen in eine Vorratsbox zum Mitnehmen geben.

Zubereitung im Büro

■ Den Fisch auf die Garplatte des Dampfgarers legen, den Blattspinat in einen der Dampfkörbe geben und beides ca. 18–24 Minuten dämpfen. Ein Minute vor Ende der Garzeit das Paprikagemüse über die Fischfilets geben.

■ Fertigen Spinat mit Salz und Pfeffer ab schmecken. Auf Teller anrichten. Den Fisch auf den Spinat legen und die Paprika darüber verteilen.

Hawaii-Burger

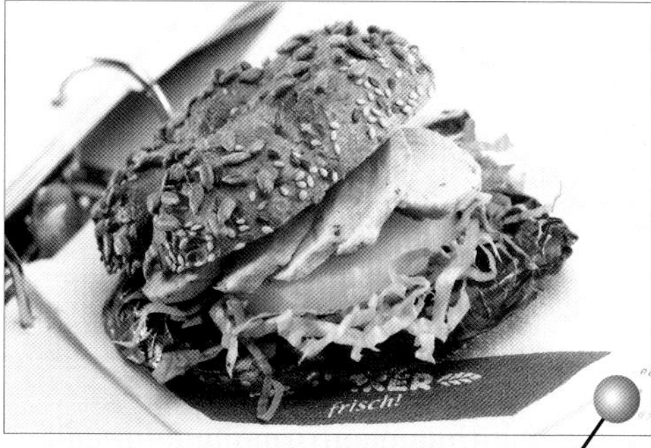

- Vollkorngebäck oder ein Sonnenblumenlaibchen
- Salatblätter
- Ananasscheibe
- gebratene Hühnerbrust
- Naturjoghurt 1,5 % Fett
- etwas Senf
- Curry
- Salz, Pfeffer

Zubereitung zu Hause

■ Legen Sie mehrere Salatblätter in die Jausendose (Brotzeitdose). Darauf eine Ananasscheibe und die geschnittene Hühnerbrust geben. Naturjoghurt mit den Gewürzen abschmecken und über die Hühnerbrust geben.

Auf dem Weg zur Arbeit

■ Holen Sie sich ein frisches Vollkorngebäck von Ihrem Bäcker und lassen Sie es gleich in zwei Teile schneiden.

Zubereitung im Büro

■ Legen Sie nun die obere Hälfte auf die Hühnerbrust, drehen Sie die Box kopfüber und legen die zweite Gebäckhälfte obenauf.

Gefüllte Paprika

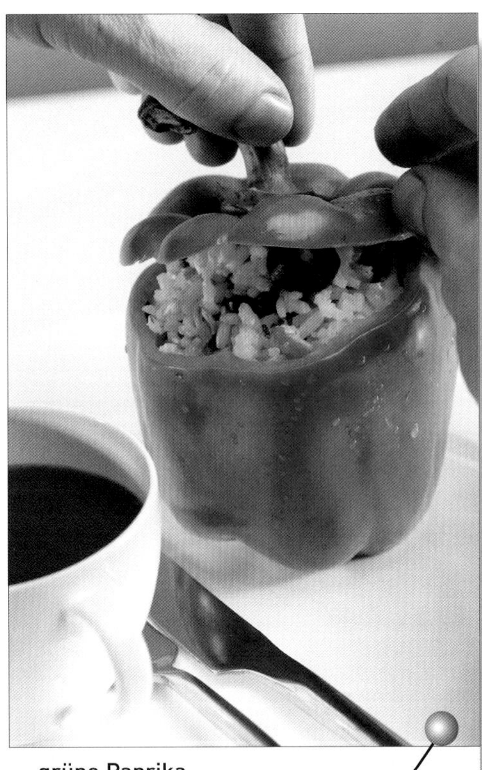

- grüne Paprika
- Schafskäse
- Zwiebel
- Knoblauch
- 1 Tasse Vollkornreis
- Tomate
- passierte Tomaten
- schwarze Oliven
- Gemüsebrühe
- Salz, Pfeffer
- Petersilie

Vorbereitung zu Hause

■ Den Deckel von den Paprika entfernen, Paprika waschen. Den Reis im Reisbehälter des Dampfgarers 12–15 Minuten dämpfen (Garzeiten Dampfgarer s. S. 119).

■ In der Zwischenzeit Zwiebeln und Knoblauch schälen und hacken. Tomaten und Schafskäse in kleine Stücke schneiden. Die Zwiebel anschwitzen, ansonsten ist der Geschmack der Zwiebel am nächsten Tag zu intensiv und sehr bitter! Reis, Tomaten, Schafskäse, Zwiebeln und Knoblauch in einer Schüssel vermengen. Mit Brühe, Salz, Pfeffer und Petersilie abschmecken. Die Paprikaschoten füllen.

■ Für die Sauce passierte Tomaten in einen Topf geben und mit Brühe, Pfeffer und Kräutern würzen. Die Sauce in einen Vorratsbehälter füllen und die gefüllten Paprika dazusetzen.

Zubereitung im Büro

■ Paprika ca. 25 Minuten im Dampfgarer dämpfen. 10 Minuten vor Garzeitende die Tomatensauce in den Reisbehälter schütten und mitdämpfen. Auf Teller anrichten und mit Sauce servieren.

■ Zum Füllen können Sie auch Zucchini oder Auberginen verwenden.

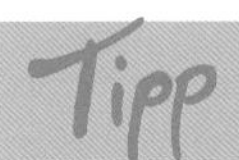

Paprikaschoten sind eine besonders gute Quelle für Vitamin C, ein lebenswichtiges Antioxidans.

Gefüllte Zucchini

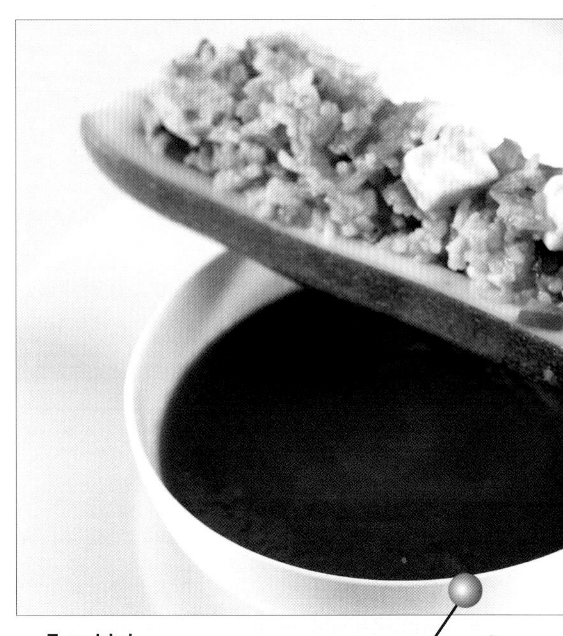

- Zucchini
- Reis, gekocht (s. nebenstehend)
- Schafskäse
- Tomaten
- italienische Kräuter
- Salz, Pfeffer
- Olivenöl
- passierte Tomaten

Vorbereitung zu Hause

■ Die Zucchini halbieren und mit einem Löffel aushöhlen. Einen Teil des Zucchinifruchtfleisches in eine Schüssel geben und zur Seite stellen. Schafskäse und Tomaten in kleine Stücke schneiden und in die Schüssel geben. Den fertigen Reis dazugeben.

■ Passierte Tomaten zu der Mischung geben und vermengen. Salzen und pfeffern. Etwas Öl dazugeben.

■ Die Masse in die Zucchinihälften füllen, mit italienischen Kräutern bestreuen und in die Mitnahmebox legen.

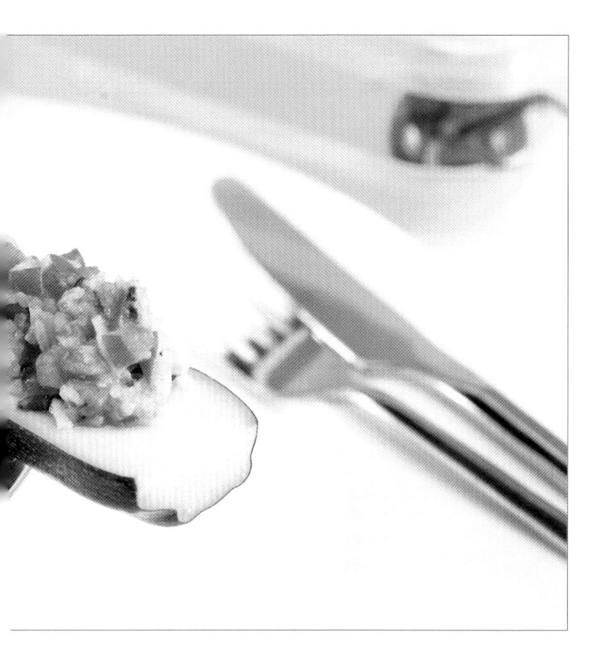

Zubereitung im Büro
■ Die gefüllten Zucchini auf die Garplatte des Dampfgarers legen und 25–30 Minuten dämpfen.

Reis im Dampfgarer

- 1 Tasse Reis
- 2 Tassen Wasser
- Salz, Pfeffer

Zubereitung im Büro
■ Den Reis in den ungelochten Reisbehälter geben und das Wasser dazufüllen. Salzen und pfeffern, 15–18 Minuten dämpfen.

Varianten:
■ Kräuterreis: etwas Butter und Kräuter unter den fertigen Reis mischen
■ asiatischer Reis: Curry und Ananasstückchen und/oder Rosinen unter den Reis geben
■ Gemüsereis: Erbsen oder Karottenraspeln 5 Minuten vor Ablauf der Garzeit unter den Reis mischen

Vollkornbaguette mit Topfenfüllung

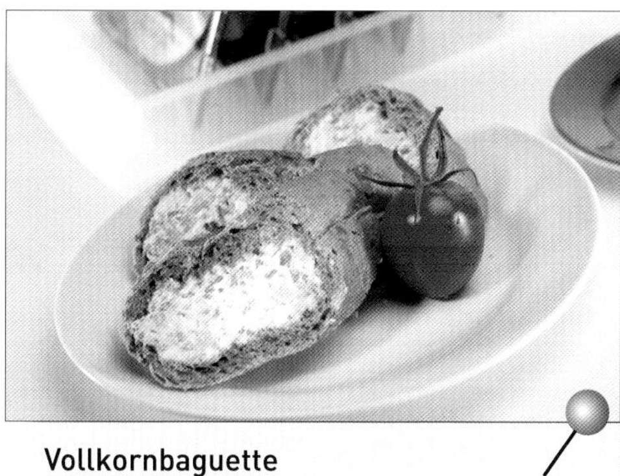

- Vollkornbaguette
- magerer Schinken
- Essiggurken
- Tomaten
- gelber Paprika
- frische Kräuter nach Belieben
- Magertopfen (Magerquark)
- Salz, Pfeffer

Komplette Zubereitung zu Hause
■ Schinken, Essiggurken, Tomaten, Paprika in Würfel schneiden. Die Kräuter waschen und fein hacken. Alle Zutaten mit dem Magertopfen (Magerquark) vermischen, salzen, pfeffern und gut verrühren. Die Baguette-Enden abschneiden und aushöhlen. Die Quarkmasse einfüllen und in Alufolie wickeln. Über Nacht kühl stellen.

Matjesbaguette

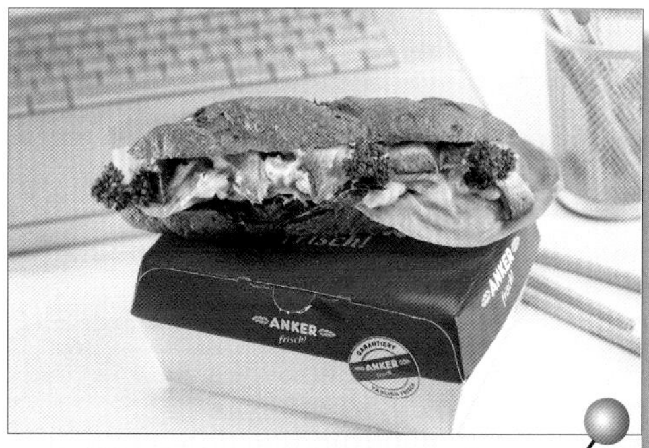

- Vollkornstange (Kornspitz)
- Salatblätter
- Magertopfen (Magerquark)
- Naturjoghurt 1,5 % Fett
- Essiggurken
- Zwiebel
- Rollmops
- Apfel
- Krauspetersilie

Vorbereitung zu Hause
■ Essiggurken, Zwiebel, Apfel und Rollmops in Würfel schneiden. Mit dem Magertopfen (Magerquark) verrühren. Etwas Joghurt dazugeben – für eine leichtere Konsistenz. Legen Sie Ihren Vorratsbehälter mit Salatblättern aus. Füllen Sie den Aufstrich darauf und bestreuen ihn mit viel Kresse.

Auf dem Weg zur Arbeit
■ Holen Sie sich ein frisches Vollkorngebäck von Ihrem Bäcker und lassen Sie es in der Mitte durchschneiden.

Zubereitung im Büro
■ Heben Sie den Aufstrich mit den Salatblättern auf den Unterteil des Vollkornbrötchens. Setzen Sie den zweiten Teil oben drauf.

Gefüllte Rinderschnitzel

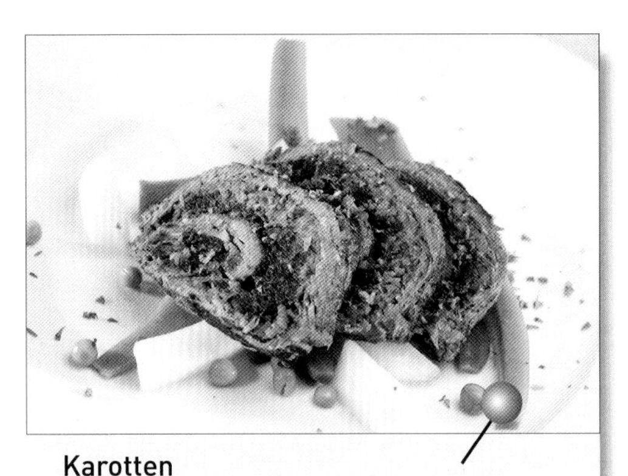

- Karotten
- Kohlrabi
- Kartoffeln
- grüne Bohnen (tiefgefroren)
- Erbsen (tiefgefroren)
- Petersilie
- Salz, Pfeffer
- gefüllte Rinderschnitzel (fertig vom Fleischer)

Vorbereitung zu Hause

Das frische Gemüse waschen, schälen und in kleine Stäbchen schneiden. Das Tiefkühlgemüse mit dem frischen Gemüse in eine Vorratsbox legen und über Nacht in den Kühlschrank stellen. Petersilie grob hacken und zum Mitnehmen bereitstellen.

Auf dem Weg zum Büro

Kaufen Sie bei Ihrem Fleischer einige Scheiben gefüllte Rinderschnitzel.

Zubereitung im Büro

Das Gemüse 10–15 Minuten im Dampf garen. Nach 8 Minuten legen Sie die Rinderschnitzelscheiben auf die Platte im Dampfgarer. Das Gemüse anrichten, salzen und pfeffern und mit der gehackten Petersilie bestreuen. Dazu legen Sie die gefüllten Rinderschnitzel.

Gemüse mit Shrimps und Entenbrust

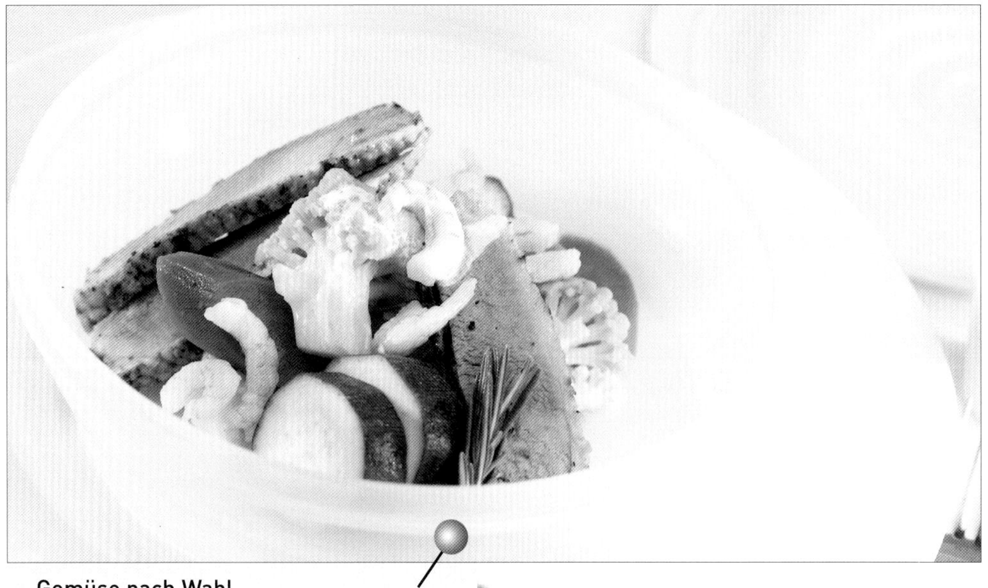

- Gemüse nach Wahl (z. B. Romanesco, Karotten, Zucchini)
- Frischkäse
- Gemüsebrühe
- Petersilie
- beliebige Kräuter
- Shrimps (tiefgekühlt)
- Entenbrust
- Salz, Pfeffer

Vorbereitung zu Hause

Das Gemüse putzen und klein schneiden. Die Shrimps über Nacht im Kühlschrank auftauen lassen. Alles zusammen in einen Vorratsbehälter geben.

Auf dem Weg zum Büro

Kaufen Sie eine schön gebratene, in Scheiben geschnittene Entenbrust.

Zubereitung im Büro

Das Gemüse in den Dampfkorb legen. ¼ Liter Gemüsebrühe auf die Garplatte des Dampfgarers schütten. 20–25 Minuten garen. Wenn die Gemüsebrühe heiß genug ist, den Frischkäse löffelweise dazugeben. Die Shrimps und die Entenbrust ca. 5 Minuten vor Garzeitende dazugeben. Am Ende mit gehackter Petersilie, Salz, Pfeffer und frischen gehackten Kräutern nach Belieben abschmecken. Die Sauce über dem fertigen Gemüse mit den Shrimps verteilen. Die Entenbrust dazu anrichten.

Gurkenkaltschale

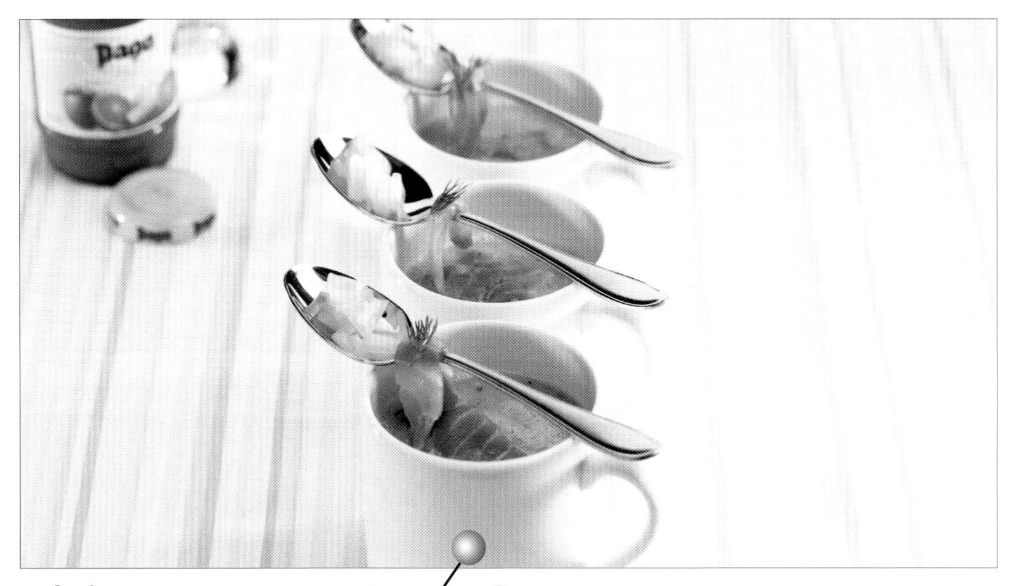

- Gurke
- Naturjoghurt 1,5 % Fett
- Fruchtsaft Orange-Karotte-Zitronen
- Zitronenmelisse
- geräucherte Lachsstreifen
- Vollkorntoast

Vorbereitung zu Hause

Die Gurke schälen, Kerne entfernen und grob schneiden. In den Standmixer geben, Naturjoghurt, Fruchtsaft und Melisseblätter nach Belieben und Geschmack dazugeben und fein pürieren. Leicht mit Zitronensaft und Salz verfeinern. In ein tropfsicheres Gefäß abfüllen. Den geräucherten Lachs in feine Streifen schneiden und zum Mitnehmen vorbereiten.

Zubereitung im Büro

Vollkorntoastscheiben in den Toaster geben. Die Gurkensuppe kräftig aufschütteln. In eine Tasse leeren mit den Lachsstreifen garnieren.

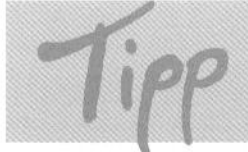

Atmen Sie die Duftstoffe der Gurke ein paar Mal tief ein, das wirkt erotisierend.

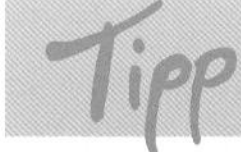

Bereiten Sie gleich mehr zu, dann haben Sie für den nächsten Tag ein hervorragendes Salatdressing, das Sie nur noch mit Balsamicoessig verfeinern müssen. Dazu schmeckt eine gedämpfte Hühnerbrust.

Haferflöckchen

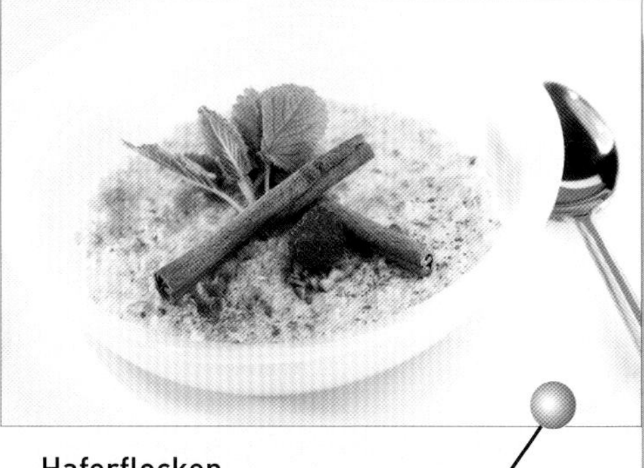

- Haferflocken
- Milch 1,5 % Fett
- Ahornsirup
- Salz
- eventuell Zimt
- klein geschnittenes Obst nach Belieben

Vorbereitung zu Hause

Haferflocken und Milch mit einer Prise Salz in einen Vorratsbehälter zum Mitnehmen geben. Wichtig: Erst am Morgen herrichten!

Zubereitung im Büro

Die Hafermischung in den Reisbehälter des Dampfgarers geben. 20–25 Minuten dämpfen. Anschließend süßen und je nach Geschmack mit Zimt abschmecken. Geschnittenes Obst dazumischen.

Hot Dog

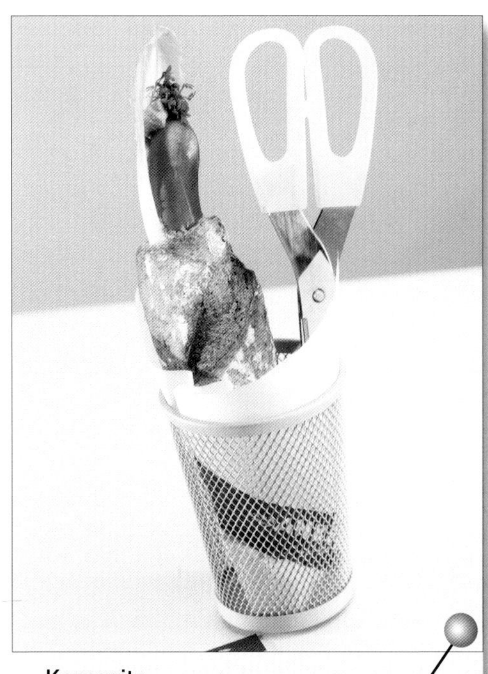

- Kornspitz
- Putenfrankfurter
- Ketchup ohne Zuckerzusatz
- Senf
- Zwiebel
- Essiggurken
- Chicoreespitzen

Vorbereitung zu Hause

■ Die Zwiebel und die Essiggurken würfelig schneiden und mit Ketchup und Senf vermischen. Den Salat waschen und in die Vorratsbox geben.

■ Legen Sie das Würstchen darauf und geben die Sauce darüber.

Auf dem Weg zur Arbeit

■ Kaufen Sie sich bei Ihrem Bäcker einen Kornspitz und lassen Sie ihn in der Mitte durchschneiden.

Zubereitung im Büro

■ Nehmen Sie die Chicoreespitzen und legen Sie sie mit dem Würstchen auf den Kornspitz.

Kalbfleisch „italienisch"

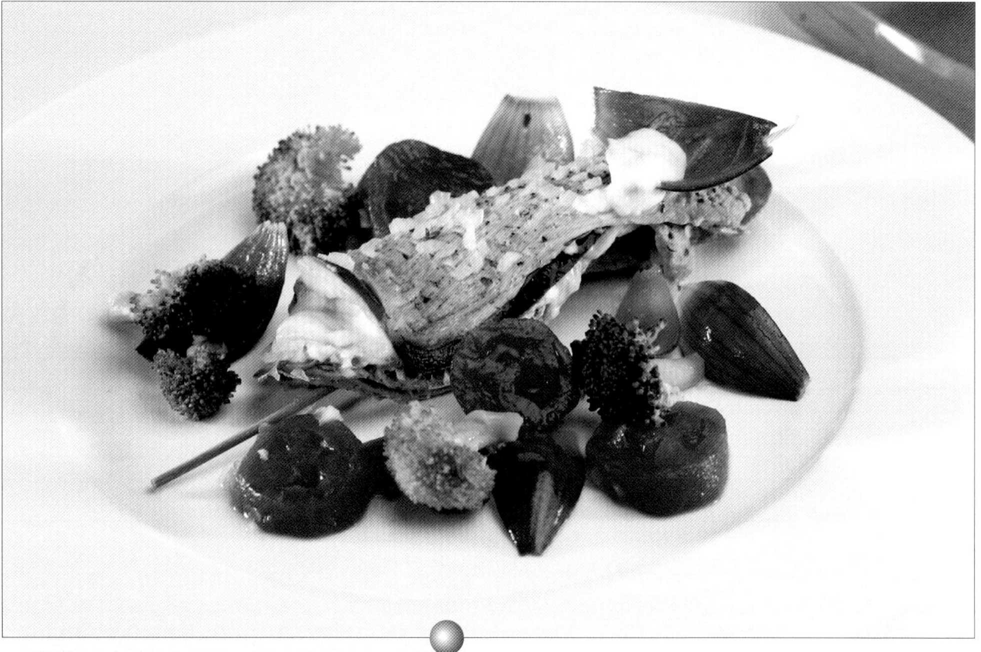

- Kalbsschnitzel
- Weißwein
- Aubergine
- Salbeiblätter
- Mozzarella
- Brokkoli
- Thymianzweig
- geschälte Tomaten
- Butter
- rote Zwiebel
- Salz, Pfeffer

Vorbereitung zu Hause

■ Die Aubergine längs in dünne Scheiben schneiden. Das Kalbfleisch beidseitig salzen und pfeffern. Auf das Schnitzel die Auberginenscheiben, Mozzarellascheiben und Salbeiblätter legen. Leicht salzen und pfeffern. Die grob geschnittene Zwiebel, die in Scheiben geschnittenen Tomaten, Brokkolirosen und den Thymian mit etwas Weißwein in einer Vorratsbox vermischen. Das Schnitzel einschlagen, mit einem Holzspieß fixieren und ebenfalls in die Vorratsbox legen.

Auf dem Weg zum Büro

■ Nehmen Sie Blattsalat ohne Dressing von einem Schnellrestaurant mit.

Zubereitung im Büro

■ Gießen Sie die Zwiebeln, Tomaten, Broccoli, Thymian und Weißwein auf die Garplatte des Dampfgarers. Die Kalbstasche legen Sie in die Saucenschale und garen alles 23 Minuten. Auf einem Teller anrichten, mit Sauce begießen. Dazu passt Blattsalat mit Balsamico, Öl, Salz und Pfeffer, eventuell auch mit Joghurt.

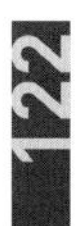

Käse-Feigen-Salat

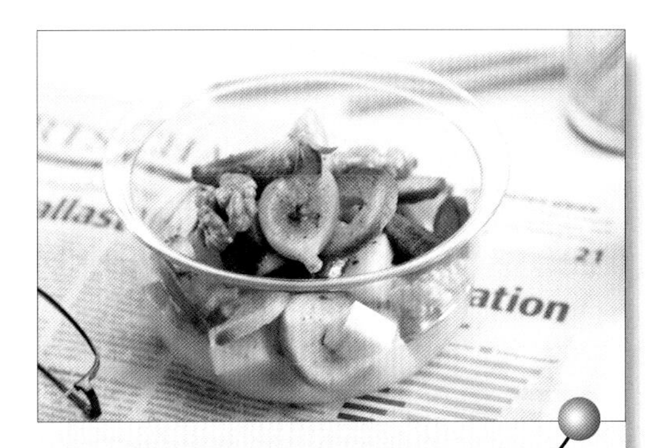

- 2–3 verschiedene Hartkäsesorten (fettreduziert, bis max. 30 % F.i.Tr.)
- Erdbeeren
- Kiwi
- Trauben
- Feigen (auch aus der Dose)
- Walnüsse
- Brotchips
- Buttermilch
- Zitronensaft
- Pfeffer

Vorbereitung zu Hause

■ Die Käsesorten in grobe Stücke schneiden. Früchte gut waschen, Kiwi schälen und in Scheiben oder Viertel schneiden.

■ Die Käsewürfel mit den Früchten und Walnüssen mischen. Buttermilch mit Zitronensaft und Pfeffer verrühren und über den Käsesalat geben. Zum Mitnehmen in eine Box füllen.

Zubereitung im Büro

■ Brotchips unter den Käsesalat mischen. Dazu passt hervorragend PAGO-Fruchtsaft Erdbeere oder PAGO Mango.

Chicken Nuggets mit Kohlrabi

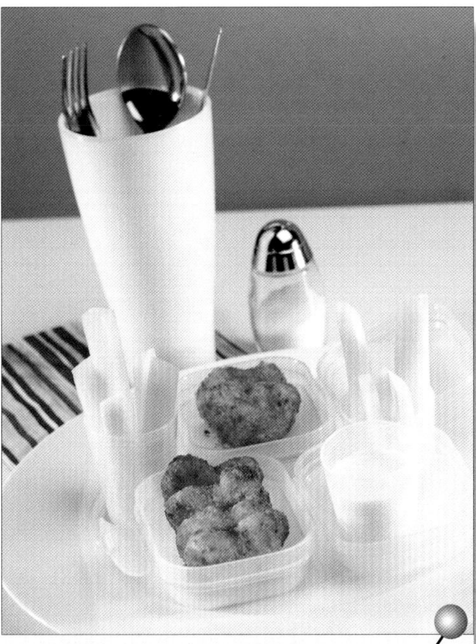

- Zutaten
- Kohlrabi
- Zitrone
- Salz, Pfeffer
- Sauerrahm (fettreduziert)
- Chicken Nuggets (tiefgefroren)

Vorbereitung zu Hause

■ Kohlrabi schälen, Wurzelansatz entfernen und in kleine Stücke schneiden. In die Mitnahmebox füllen.

Auf dem Weg zum Büro

■ Holen Sie vom Supermarkt Chicken Wings aus dem Tiefkühlfach.

Zubereitung im Büro

■ Die Chicken Wings in den TEFAL-Actifry legen, 1 EL Olivenöl dazugeben und ca. 20–25 Minuten garen. Dann das Gemüse in den Dampfgarer geben und ca. 15 Minuten dämpfen. Nach dem Garen mit Zitronensaft, Salz, Pfeffer und Muskatnuss abschmecken. Sauerrahm dazugeben und mit dem Gemüse vermischen.

Matjessalat

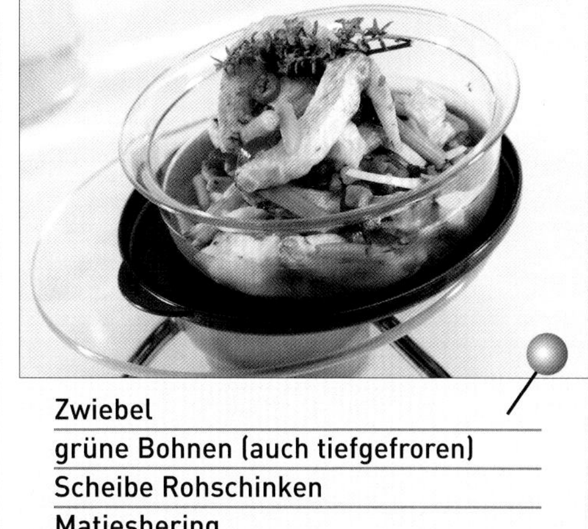

- Zwiebel
- grüne Bohnen (auch tiefgefroren)
- Scheibe Rohschinken
- Matjeshering
- Kartoffeln
- Chilischote
- Zitronensaft
- Salz, Pfeffer
- Olivenöl
- Petersilie

Vorbereitung zu Hause

■ Olivenöl in einer Pfanne erhitzen. Den würfelig geschnittenen Rohschinken dazugeben. Die Zwiebel und die Chilischote grob in Würfel schneiden und mit anschwitzen. Die Bohnen 2–3 Minuten dämpfen und dazugeben, kurz durchschwenken. Abkühlen lassen und in einen Vorratsbehälter füllen.

■ In einem verschließbaren Behälter Salz, Pfeffer, Olivenöl, Zitronensaft und gehackte Petersilie zu einer Marinade verrühren und die Matjesfilets einlegen.

Zubereitung im Büro

■ Kartoffeln schälen und in Stäbe schneiden. In die TEFAL-Actifry füllen und 1 TL Olivenöl dazugeben, ca. 12 Minuten frittieren. Den Salat mit den Kartoffelstäben vermischen und mit den Matjesheringen belegen.

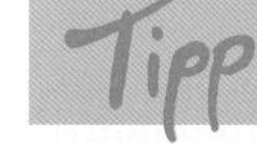

Durch die Zugabe eines Apfels wird das Gericht noch pikanter.

Milchreis mit Früchten

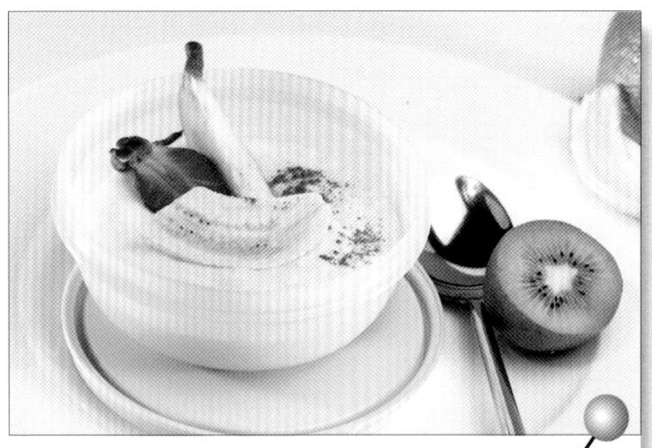

- Milchreis
- Milch 1,5 % Fett
- Ahornsirup
- Apfel
- Banane
- Orange
- Kiwi
- etwas Zimt

Vorbereitung zu Hause

■ Den Milchreis mit der Milch vermischen und in einen Vorratsbehälter füllen. Das Obst schälen und in Stücke schneiden und zum Mitnehmen abfüllen.

Zubereitung im Büro

■ Den Milchreis mit Milch in den Reisbehälter des Dampfgarers geben und 15–20 Minuten dämpfen. Das geschnittene Obst über den fertigen Milchreis verteilen, mit Ahornsirup süßen und mit Zimt abschmecken.

Office-Toast

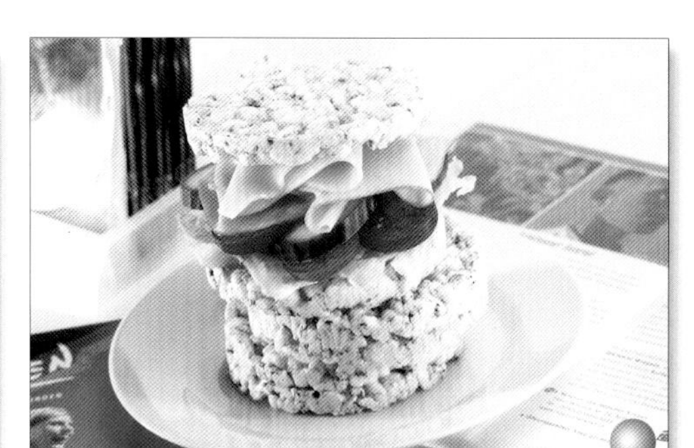

- (Vollkorn-) Reiswaffeln
- Putenschinken
- fettreduzierter Schnittkäse
- Blattsalat
- Tomate
- Gurke
- Naturjoghurt 1,5 % Fett
- Salz, Pfeffer

Komplette Zubereitung im Büro

■ Auf die erste Reiswaffel Putenschinken legen, darauf ein Salatblatt, Tomaten- und Gurkenscheiben geben. Den Joghurt mit Salz und Pfeffer abschmecken und auf die Gurken setzen. Nach Geschmack mit Kresse bestreuen und mit Käse und einer zweiten Reiswaffel abdecken.

Essen Sie reichlich Tomaten. Das in ihnen enthaltene Lycopen, ein Carotinoid das den Tomaten ihre rote Farbe verleiht, spielt eine wichtige Rolle in der Krebsvorbeugung.

Reissalat mit Meeresfrüchten

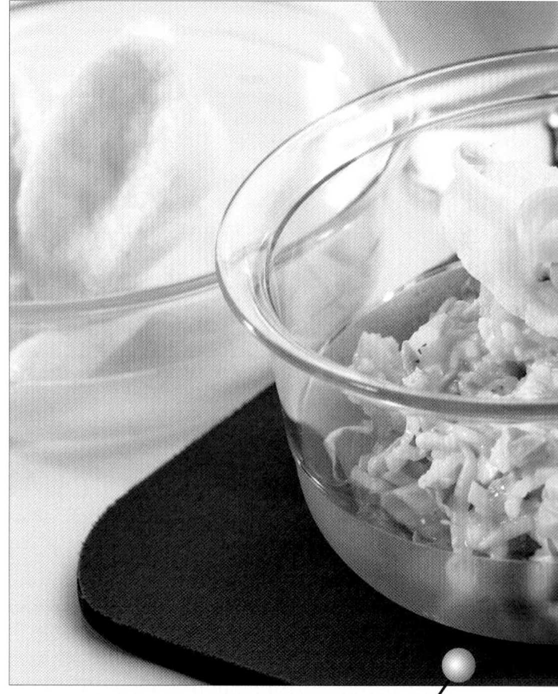

- gedämpfter Basmatireis (s. Zubereitung im Dampfgarer S. 119)
- Meeresfrüchtesalat aus dem Glas
- Orange
- Karotte
- Lauch
- Sojasprossen
- Cashewnüsse
- Hummerchips
- Naturjoghurt 1,5 % Fett
- Salz, Pfeffer
- Fruchtsaft Mango

Vorbereitung zu Hause

■ Den Meeresfrüchtesalat abseihen und mit dem Reis vermischen. Die Orange schälen, in Würfel schneiden, die Karotte putzen, in feine Stäbe schneiden und zu der Reismischung geben. Den Lauch waschen und in dünne Ringe schneiden, die Cashewnüsse grob hacken und zusammen mit den Sojasprossen unter die Mischung heben. Zum Transport in eine Vorratsdose füllen.

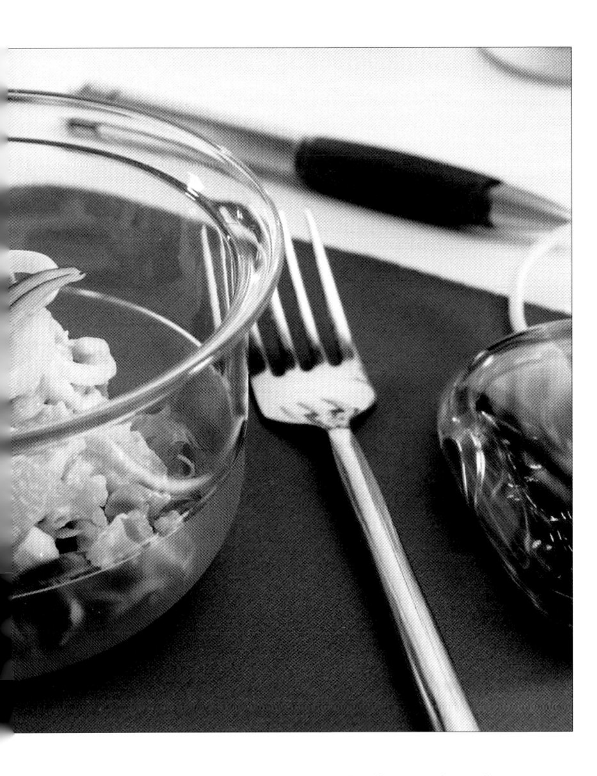

Für das Dressing Naturjoghurt mit Salz, Pfeffer und Fruchtsaft Mango nach Belieben abschmecken. Zum Mitnehmen abfüllen.

Zubereitung im Büro

Den Reissalat mit dem Dressing vermischen. Als Beilage empfehlen sich hervorragend Hummerchips.

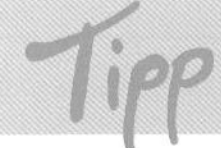

Omega-3-Fettsäuren aus Fisch und Meerestieren wirken cholesterinsenkend. Wechseln Sie auch einmal zu Lachs, Thunfisch oder Makrele.

Schinkenrolle

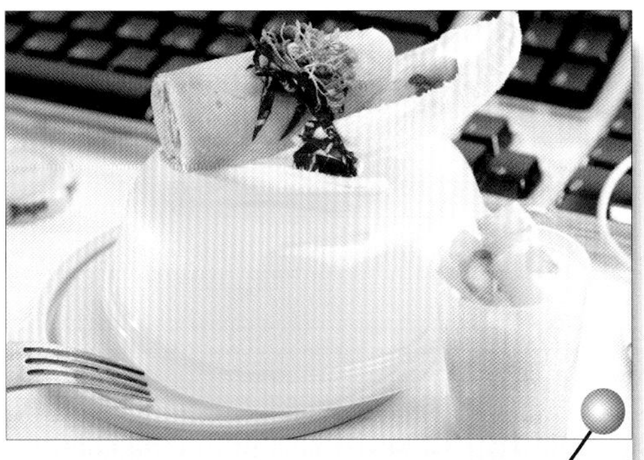

- Chicoree
- Räucherforellenfilet
- Magertopfen (Magerquark)
- Preiselbeeren
- Fruchtsaft Johannisbeere
- magerer Schinken
- Kartoffelwürfel
- Zitronensaft
- gerissener Kren (geriebener Meerrettich)
- Salz, Pfeffer
- Minze

Vorbereitung zu Hause

Die Räucherforelle mit Topfen (Quark), Preiselbeeren, Fruchtsaft Johannisbeere, Zitronensaft und den Gewürzen und Kräutern zu einer dicken Masse pürieren.

Die Creme auf die Schinkenblätter streichen und einrollen. Chicoreeschiffchen in eine Vorratsdose legen und mit Essig, Öl, Salz und Pfeffer marinieren. Die Schinkenrollen darauflegen.

Zubereitung im Büro:

Die Kartoffel schälen und in grobe Würfel schneiden. Mit 1 EL Olivenöl in der TEFAL-Actifry ca. 12 Minuten frittieren, anrichten.

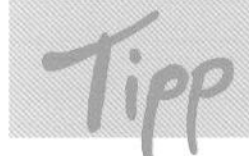

Probieren Sie statt des Schinkens auch einmal fettreduzierten Käse. Für eine besondere Geschmacksnote geben Sie Radieschensprossen in die Füllmasse.

Schnelles Müsli

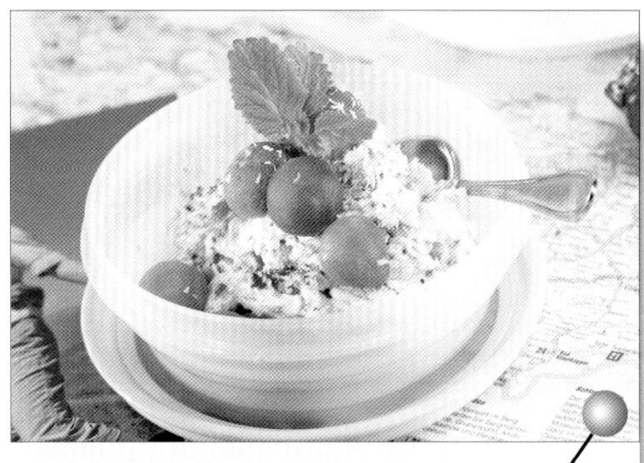

- 10-Früchte-Müsli ohne Zucker
- Joghurt
- reife Papaya
- Zitronensaft
- Zimtpulver
- Kokosraspeln

Zubereitung

Das Müsli mit Joghurt in einer Schale vermischen. Die Papaya schälen, entkernen und das Fruchtfleisch in kleine Würfel schneiden, mit Zitronensaft beträufeln. Die Papayawürfel unter das Müsli mischen und mit etwas Zimt bestäuben. Mit Kokosraspeln bestreuen.

Tipp

Verwenden Sie auch mal Sojajoghurt, der enthält kein tierisches Eiweiß und schmeckt ebenfalls köstlich.

Schüttelsalat

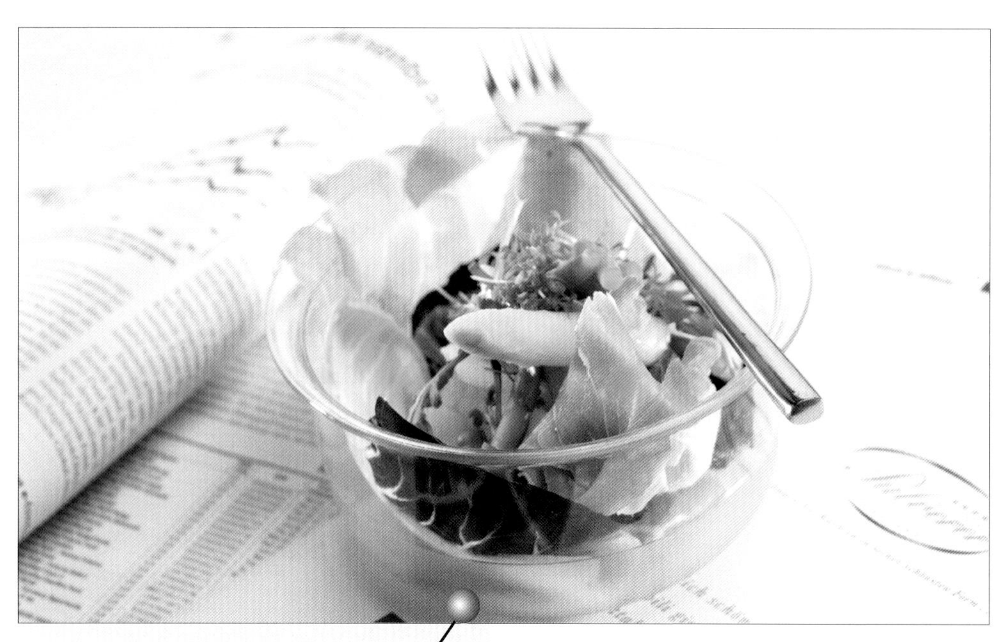

- Kopf Radicchio
- Chicoree
- Rucola
- weißer Spargel (kann auch aus der Dose sein)
- grüne Bohnen (gegart)
- Honigmelone
- Parmaschinken
- viel frische Kresse
- Parmesan
- Olivenöl
- Essig
- Senf
- Salz, Pfeffer

Vorbereitung zu Hause

■ Den Vorratsbehälter mit Parmaschinken auslegen. Salate waschen, abtupfen und schneiden. Zusammen mit dem zerkleinerten Spargel, Bohnen und der in Stücke geschnittenen Melone auf die Parmaschinkenscheiben geben. Die Kresse darüberstreuen und frischen Parmesan daraufhobeln.

Zubereitung im Büro

■ Vinaigrette aus Olivenöl, Essig, Senf, Salz und Pfeffer bereiten und über den Salat geben. Deckel drauf und kräftig durchschütteln.

■ Dazu passen wunderbar Dinkel-Grissini-Stangen

Tipp

Zelebrieren Sie den Schüttelvorgang bei offenem Fenster, indem Sie auch Ihren Körper dabei hin- und herbewegen. Das bringt den müden Kreislauf in Schwung.

Spaghetti mit Blattspinat

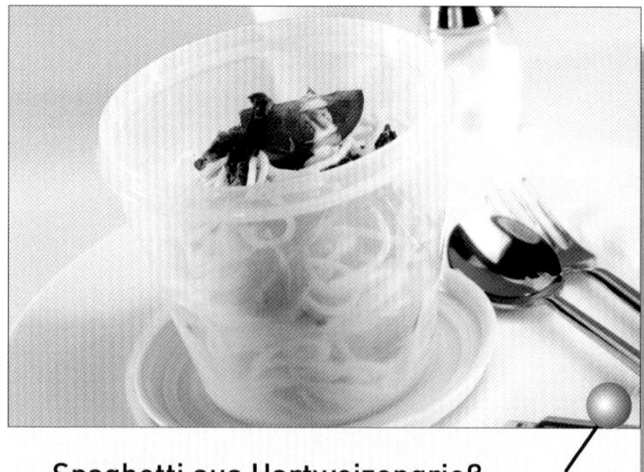

- Spaghetti aus Hartweizengrieß
- Blattspinat (tiefgefroren)
- Zwiebel
- Cocktailtomaten
- Salz, Pfeffer
- Sauerrahm
- Parmesan

Vorbereitung zu Hause

■ Spaghetti im Topf al dente kochen, abseihen, abkühlen lassen, mit Öl beträufeln und in eine Plastikschüssel füllen.

■ Blattspinat auftauen lassen. In eine Vorratsschüssel geben.

■ Zwiebel klein schneiden, über dem Spinat verteilen, mit Salz und Pfeffer würzen.

■ Tomaten waschen und halbieren und dazu legen.

Zubereitung im Büro

■ Blattspinat mit den Zwiebeln in den Dampfgarer geben, 15 Minuten dämpfen.

■ In den zweiten Dampfkorb die Tomaten geben und 5 Minuten mitdämpfen.

■ Spinat und Tomaten mit dem Sauerrahm vermengen und nach Geschmack würzen.

■ Währenddessen die Spaghetti in den Dampfkorb geben und 2–3 Minuten erhitzen.

■ Die Spinat-Tomaten-Sauce unter die Spaghetti mischen. Nach Geschmack mit Parmesan verfeinern.

Puten-Mozzarella-Spieß

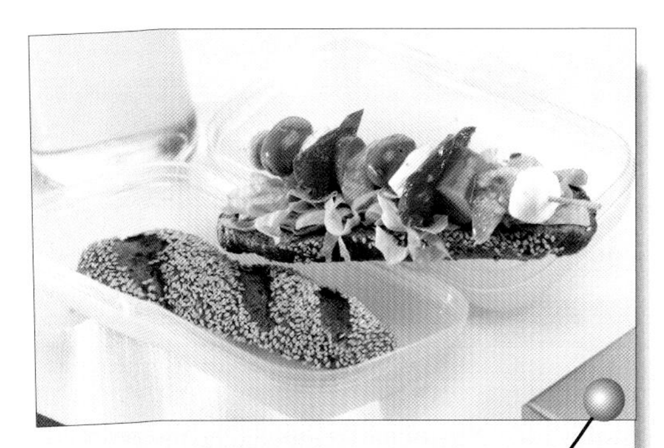

- Mozzarellakugeln
- Putenwürstchen
- eingelegtes italienisches Gemüse (Antipasti aus dem Glas)
- grüne Oliven ohne Kern
- Holzspieße

Vorbereitung zu Hause

Die Antipasti abwechselnd mit Oliven, Mozzarellakugeln und Putenwürstchen auf den Holzspieß aufspießen. In eine Mitnahmebox legen.

Auf dem Weg zur Arbeit

Holen Sie sich von Ihrem Bäcker einen Kornspitz und lassen Sie ihn gleich der Länge nach durchschneiden.

Zubereitung im Büro

Erst den Antipasti-Spieß zwischen die Brothälften legen. Dann das Brot gut festhalten und den Holzspieß entfernen.

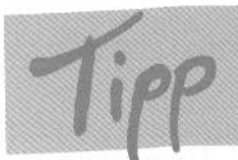

Tipp

Verwenden Sie anstatt der Mozzarellakugeln auch mal Feta-Käse oder geräucherten Tofu. Mit genügend Salbei garniert wird die Speise dadurch noch viel leichter verdaulich.

Thunfisch-Wrap

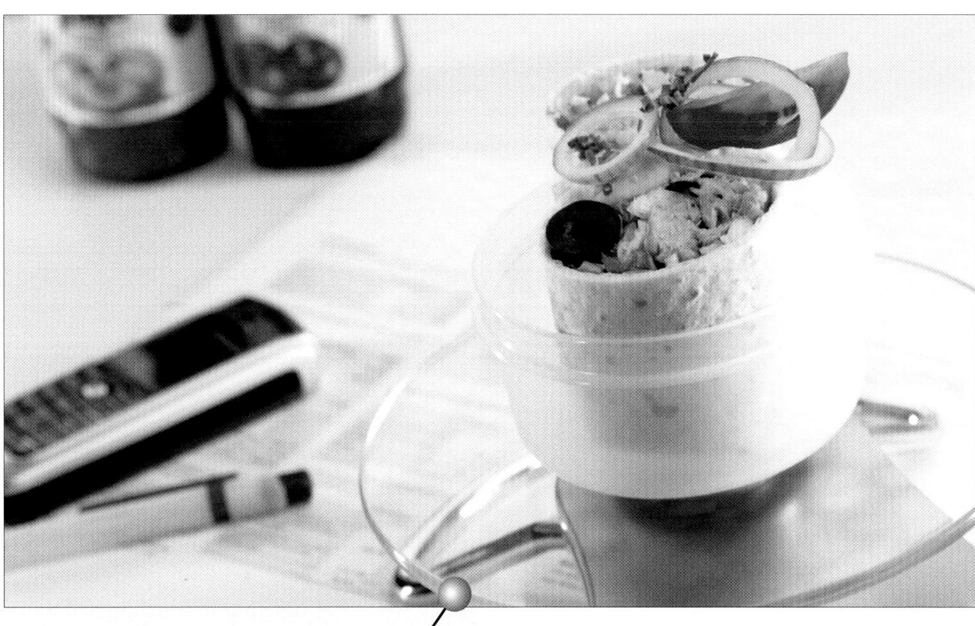

- Weizen-Wraps (gibt es fertig im Handel)
- Endiviensalat
- Sellerie
- Apfel
- Thunfisch im eigenen Sud
- schwarze Oliven
- Naturjoghurt 1,5 % Fett
- Salz, Pfeffer
- verschiedene frische Kräuter
- fettreduzierter Hartkäse
- Fruchtsaft Marille (Aprikose)

Vorbereitung zu Hause

Endiviensalat waschen und in Streifen schneiden, den Sellerie putzen und fein raspeln, den Apfel schälen und blättrig schneiden.

Thunfisch abseihen, die Oliven halbieren. Das Wrap kurz in das Backrohr legen, danach mit Salat, Sellerie, Apfel, Thunfisch und Oliven belegen. Aus dem Naturjoghurt und den Gewürzen eine Sauce bereiten und über den Wrap-Belag gießen. Die frischen Kräuter hacken und darüberstreuen, mit geriebenem Hartkäse verfeinern. Das Wrap einschlagen, einrollen und in Alufolie wickeln. In die Vorratsbox legen und verschließen.

Zubereitung im Büro

Das Wrap kann kalt verzehrt werden. Wer es warm mag, legt es für 3 Minuten auf die Garplatte des Dampfgarers. Dazu passt perfekt PAGO-Fruchtsaft Marille.

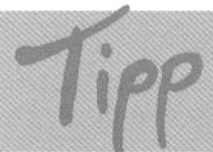

Tipp

Den Endiviensalat nur kurz waschen, denn die enthaltenen Bitterstoffe regen die Magensäfte an und wirken verdauungsfördernd.

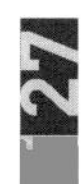

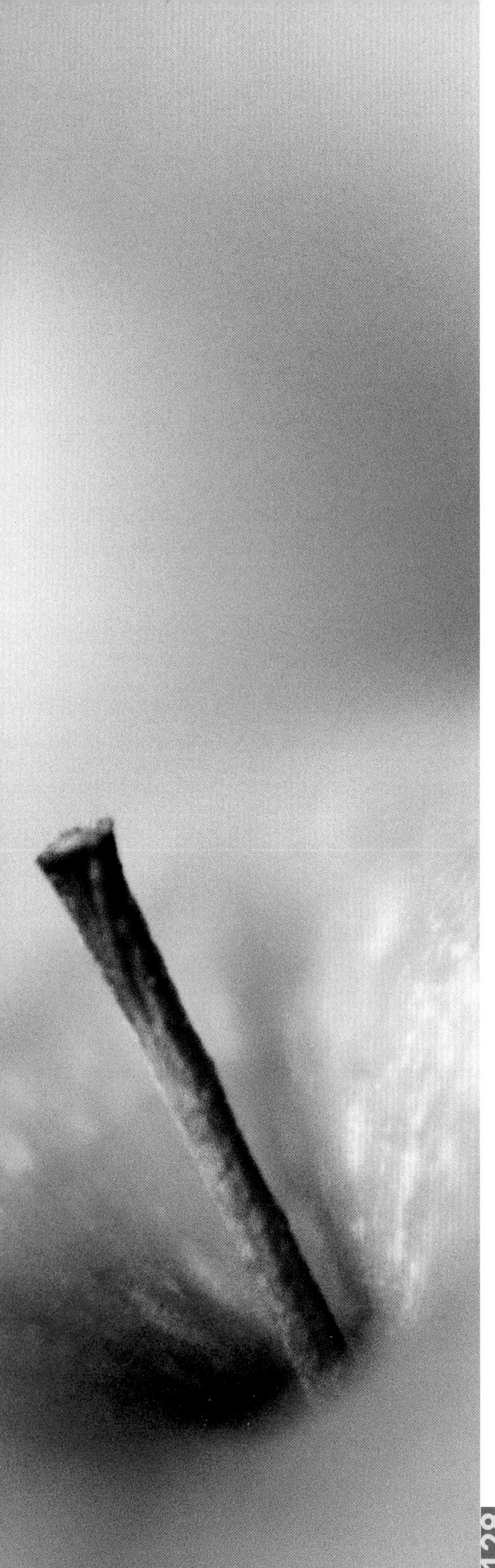

Adressen von Partnern

Ankerbrot AG
Absberggasse 35
1100 Wien
www.ankerbrot.at
kontakt@ankerbrot.at

Pago International Ges.m.b.H.
Vertrieb Österreich
Schrödingerstr. 61
9021 Klagenfurt
www.pago.cc

THERMENWELT Hotel PULVERER*****
Thermenstraße 4
A-9546 Bad Kleinkirchheim
reservierung@pulverer.at
www.pulverer.at

Kärnten Information
Casinoplatz 1
9220 Velden, Österreich
www.kaernten.at
info@kaernten.at

Tupperware Deutschland GmbH
Praunheimer Landstraße 70
60488 Frankfurt am Main
www.tupperware.de
Tupperware-Infoline: 01805 – 644 544
(0,14 €/min)

Groupe SEB Deutschland GmbH
Herrnrainweg 5
63067 Offenbach/Main
www.tefal.de

Jentschura International GmbH
Dülmener Straße 33
48163 Münster
info@p-jentschura.de
www.p-jentschura.de

Martin Stickler
Fotografie
A-1140 Wien
Siriusweg 4
martin@sticklerfotografie.at
www.sticklerfotografie.at

Bildnachweis
Martin Stickler

außer
digital vision (Lorry Eason) auf den Seiten:
2 (l.), 3 (l.), 4, 5, 10, 11, 14, 16, 17, 20 (l.), 21 (l. und m.), 26, 28, 29, 48, 83, 88, 89, 91, 92, 98, 102, 105, 109, 110, 111, 128,
Titelbild (oben l.), als Hintergrundbilder auf den Seiten: 32, 33, 40–45, 49, 50–57, 60–63, 66–77, 103,

® Bildarchiv woerthersee.com auf den Seiten:
2 (m.), 7 (r.), 12, 13, 18, 19, 22, 23, 85, 97, 106, 108

Fotolia auf den Seiten: Gilles Deniaud 25 (u.), araminta 25 (o.), Philip Lange 35, Witold Krasowski 96

P. Jentschura auf den Seiten: 46, 99, 107,

DGHS auf der Seite: 6

Tefal auf der Seite: 24

Fotostudio Eisenhut & Mayer auf den Seiten:
20 (r.), 36

Rezeptfotografie
Martin Stickler

Food-Assistentin und Food-Styling
Edith Üblacker